# 回医方剂学

高如宏 —— 主编

图书在版编目（CIP）数据

回医方剂学／高如宏主编．—北京：中医古籍出版社，2021.12
ISBN 978-7-5152-2330-8

Ⅰ.①回… Ⅱ.①高… Ⅲ.①回族-民族医学-方剂学 Ⅳ.①R291.3

中国版本图书馆 CIP 数据核字（2021）第 185151 号

## 回医方剂学

高如宏　主编

| | |
|---|---|
| 责任编辑 | 张　磊 |
| 封面设计 | 宝蕾元公司 |
| 出版发行 | 中医古籍出版社 |
| 社　　址 | 北京市东城区东直门内南小街 16 号（100700） |
| 电　　话 | 010-64089446（总编室）　010-64002949（发行部） |
| 网　　址 | www.zhongyiguji.com.cn |
| 印　　刷 | 北京中献拓方科技发展有限公司 |
| 开　　本 | 880mm×1230mm　1/32 |
| 印　　张 | 13.125 |
| 字　　数 | 272 千字 |
| 版　　次 | 2021 年 12 月第 1 版　2021 年 12 月第 1 次印刷 |
| 书　　号 | ISBN 978-7-5152-2330-8 |
| 定　　价 | 65.00 元 |

# 《回医方剂学》编委会

主　编　高如宏

副主编　康菊英　卢海瑞

编　委　（以姓氏笔画为序）

火明才　卢海瑞　杨丽娟　杨森

何婷　莫婷　徐静　高如宏

康菊英　廉凤霞

# 前　言

回医方剂学是研究和阐明回医治疗法则、方剂理论及其临床运用的学科，是回医学重要的基础学科之一。

本书分为上、下两篇。上篇总论包括回医方剂发展简史、回医方剂与治疗原则、回医方剂分类、回医方剂组成与变化、回医方剂剂型、服用方法等基本知识，并附回医古方药量考证；下篇各论为方便临床以病索方，主要依据病证分类法，将方剂分为暗风、痹证、缠肠风、消渴、头痛、郁证等50类，选入基础方、代表方和临床常用方共234首，从组成、用法、功用、主治、方解、运用(辨证要点、加减变化、现代运用、使用注意)、文献摘要7个方面对每首方剂进行说明。最后附方名索引、回药中药名对照表。

本书所选方剂主要来自《回回药方》《瑞竹堂经验方》《饮膳正要》等回医典籍，具有典型性、代表性，方剂名原则上与原著保持一致，部分方剂重新命名，但每首均体现回医理论和技术特色。首先，书中方剂大量使用香药、树脂树胶类药，体现了回医善用香药及树脂类药的特点。其次，书中方剂以舐剂为主要剂型，次为露酒剂、滴鼻剂、油剂、饼剂、漱口剂等，赋型剂更是丰富多彩，如葡萄酒、蜜水、药汁、醋、骆驼奶子、鸡子清、玫瑰露等，相较于以汤剂为主，丸、散、膏、丹等剂型为辅的中医方剂而言，彰显了回医方剂组方与制剂工艺特色。再次，本书为便于临床以病索方，采用以病证分类结合功用分类的方法，选取回医治疗优势病种、典型证型，列出代表性方剂，充分体现了回医治疗病证的优势技术。第四，回医古方计量单位虽大多沿用中医古方两、钱等计量单位，但也有如迪尔汗等特有的计量单位，本书为规范所有计量单位，统一换算为今制通用"克"，以便临床应用。综上所述，本书所选方剂既充分体现了回医方剂的特色与优势，又十分注重临床疗效与实际应用。

全书旨在筛选整理具有特色突出、疗效显著的回医方剂，进一步完善回医药理论，为回医药临床、科研与教学提供更好更全面的参考。书中方剂涵盖学科广泛，组方精良，可为临床各科重点掌握和理解方剂组成、运用及变化规律，并触类旁通、执简驭繁，提供重要指导。

高如宏

2018年5月

# 目 录

绪言 / 1

## 上篇·总论

第一章　回医方剂发展简史 …………………………… 3

第二章　回医方剂与治疗原则 ………………………… 11

第三章　回医方剂的分类 ……………………………… 15

第四章　回医方剂的组成与变化 ……………………… 18

第五章　回医方剂的剂型 ……………………………… 21

第六章　回医方剂的服用方法 ………………………… 24

附：回医古方药量考证 ………………………………… 26

## 下篇·各论

一　喘嗽 ………………………………………………… 37

二　喘证 ………………………………………………… 41

| 三　肺痈 | 45 |
| --- | --- |
| 四　肺胀 | 50 |
| 五　心悸 | 53 |
| 六　胸痹 | 59 |
| 七　惊悸不寐 | 68 |
| 八　癫狂 | 76 |
| 九　痞满 | 81 |
| 十　积滞 | 99 |
| 十一　呕吐 | 105 |
| 十二　噎膈 | 110 |
| 十三　缠肠风 | 113 |
| 十四　泄泻 | 124 |
| 十五　痢疾 | 137 |
| 十六　便秘 | 140 |
| 十七　胁痛 | 143 |
| 十八　黄疸 | 150 |
| 十九　积聚 | 155 |
| 二十　鼓胀 | 159 |
| 二十一　头痛 | 163 |

| | | |
|---|---|---|
| 二十二 | 眩晕 | 169 |
| 二十三 | 中风 | 176 |
| 二十四 | 暗风 | 205 |
| 二十五 | 浊风 | 209 |
| 二十六 | 水肿 | 219 |
| 二十七 | 淋证 | 225 |
| 二十八 | 癃闭 | 235 |
| 二十九 | 阳痿 | 240 |
| 三十 | 郁证 | 245 |
| 三十一 | 痰证 | 250 |
| 三十二 | 消渴 | 262 |
| 三十三 | 内伤发热 | 266 |
| 三十四 | 虚劳 | 271 |
| 三十五 | 痹证 | 302 |
| 三十六 | 痿证 | 324 |
| 三十七 | 腰痛 | 329 |
| 三十八 | 疝气 | 334 |
| 三十九 | 脱发 | 341 |
| 四十 | 虫证 | 345 |

四十一　蛊证 ················· 347

四十二　牙痛 ················· 349

四十三　金疮 ················· 352

四十四　疔疮疖肿 ··············· 356

四十五　风瘙痒 ················ 361

四十六　荨麻疹 ················ 365

四十七　月经不调 ··············· 368

四十八　产后腹痛 ··············· 371

四十九　产后风 ················ 374

五十　小儿疳积 ················ 378


附一：方名索引 ················ 383

附二：回药中药名对照表 ············ 395

参考文献 ··················· 406

# 绪 言

回医方剂是在回医辨证审机、确立治法的基础上，经过选择合适药物、酌定适当剂量、规定适宜剂型及用法等一系列过程，最后确定的药物治疗处方。回医方剂学是研究和阐明回医方剂制方原理、药物配伍及临床运用规律的一门回医基础应用学科。

回医方剂学的任务是引导回医学习者掌握回医方剂的组方原理和配伍规律，培养回医药临床、科研、教学人员分析、运用回医方剂以及临证组方的能力，并为创新和研发回药奠定理论基础。

回医方剂学的研究以回医基础理论、回医诊断学、回医特色诊疗技术等前期基础学科内容为基础。因此，回医方剂学在回医基础学科和临床学科之间起着重要的纽带和桥梁作用，是回医理、法、方、药体系中的重要环节。

# 【上篇·总论】

# 第一章　回医方剂学发展简史

回医方剂学是在历代回医药学家广泛实践的基础上逐步发展成熟的,并且与回医药历史发展的背景密切相关。

**一、回医方剂学的起源**

伊斯兰教创始人穆罕默德曾说过:"学问远在中国,亦当求之。"中阿于公元651年正式友好往来,医药方面的交往也兴于此时。因此,许多阿拉伯学者,特别是一些哲学家不断总结自己民族的医疗实践经验,同时还将其他国家的医学著作译成阿文,如格夫退叶在《哲学家传记》一书中提道:"巴士拉医生马西尔朱卫是哈里发奥马·阿不杜·阿齐兹时代以色列学者,其真名叫马西尔·吉斯,精通医学,在奥马尔时主持翻译爱赫兰·格斯的医学著作,成书于哈里发穆尔时代,他的另两部著作是《食物的力量及益损》和《草药的功能及益损》。"在哈里发奥马尔时代(717—719年)还请精明医生充当教育和医学顾问。倭玛亚王朝的另一个哈里发哈立德·叶其德是第一个将希腊文天文学、医学、化学等专著译成阿拉伯文的人,由于其哲学、文学修养高深,贡献卓著,被阿拉伯后世学者称为贤哲。不言而喻,随着文化交流不断深入,医学理论相互补益渗透现象在后世阿拉伯医著中不乏其例,这与中国传统医药著作《海药本草》《备急千金要方》《本草纲目》等记载阿拉伯医药同属一理,都是历史事实。

## 二、回医方剂学的发展

早在中世纪，阿拉伯医学家阿维森纳的足迹遍及伊拉克、波斯、阿塞拜疆、巴基斯坦，他一生大胆实践，潜心钻研，广征博求，于980—1037年著成熔古希腊医学、印度医学、中国医学、阿拉伯医学与哲学于一炉的巨著——《医典》，成为现代医学和阿拉伯医学的奠基人。

由于阿拉伯医学广泛吸收希腊医学、罗马医学、印度医学（包括中医学的脉学在内）等精髓，在漫长的历史过程中逐渐形成了自己的医学体系，其理论核心是"四大物质学说""四津学说"。到12世纪，伊朗著名医家拉齐斯的医学巨著《综合医学》（10卷）和阿巴萨德·达维亚的《综合百科全书》问世，更加丰富了阿拉伯医学的治疗学内容，是时，阿拉伯医学已成为有理论有丰富经验的古代医学。

中国回医学的发展，相伴于中阿医药交流。中阿医药交流历史源远流长，最早可追溯到西汉。张骞两次出使西域后，中国与西域的交流日益频繁。但阿拉伯与中国的正式友好往来则始于唐代，医药方面也兴于此时。

在唐代不仅有香药输入中国，一些方剂、医疗技术也传入中国，如《千金翼方·养性》中所记载的"悖散汤"（又名牛乳补虚破气方），本为波斯、大秦医方，曾在朝野间广为流传，对治疗气痢、一切气病、气窒证等效甚佳。

到了宋代，中国与西域的陆路交通不如海路发达，在东南沿海一带如广州、泉州、杭州、扬州等地集居了大量的大食人，其中不乏香药巨商与医家，且人数日增。宋代的中阿海外贸易较唐代有很大的发展，贸易品种由唐代的珍宝犀牙为主、香药为辅,渐变为以香药贸易为主。由于大量香药的引进,大大丰富了中医方药及治疗方法。宋代医方较唐代医方在香药的应用或组方上有明显变化,就《太平圣惠方》而言,仅卷48"诸心痛门"以香药命名的医方有沉香散3首、沉香丸1首、木香散6首、木香丸6首、丁香丸1首;《圣济总录》卷56"心痛门"以香药命名的医方有木香煮散、木香汤、豆蔻汤、丁香汤、沉香散等31方次,计应用香药8种。《太平惠民和剂局方》是宋代太平惠民和剂局的成药配本,书中以香药命名的医方不下30种,其中有不少名方,众所周知的苏合香丸、至宝丹、牛黄清心丸等便是。苏合香丸中的15味药有13味是进口药,至今苏合香丸对于中风所致的神志不清、牙关紧闭、半身不遂等重症都起效迅捷。其间,大食医家及学者功不可没。

元代一统天下,时将国内民族分为四等,即蒙古人、色目人、汉人及南人。色目人与蒙古人享受同等待遇,无论在法律上或事实上都优于汉人。同时,在元代"回回"一名开始代替"大食人",被人们认为是信仰伊斯兰教者的名称。如此则为阿拉伯医药广泛传播与兴盛打下了良好的政治基础。且元人统一中国之后,继续奉行南宋时的海外贸易政策,推行少数民族医药共存的方针,回医药在此时得以兴旺发达。由于元代统治者对阿拉伯药物高度重视,阿拉伯人在当时政府中的医药机构里占绝对势力,广惠司是回医家的大本营。金元之际,医学文化领域学术活跃,百家争鸣,中医界出现了金元四大家,回回医药文化此时也发展到鼎盛时期,涌现出与回回药物有关的、集阿拉伯医药学与中国传统医学为一体,具有中国回医特色的大型综合性医著《回回药方》。

除《回回药方》外,还有《海药本草》《瑞竹堂经验方》《饮膳正要》等回医典籍,也对回医方剂的发展产生了深远影响。

### 三、回医方剂经典著作

1.《回回药方》

《回回药方》是中国回医学大型综合性典籍,著撰人不详,约成书于元末,原书36卷,残存4卷,红格明抄本,现藏于国家图书馆。全文基本用汉文记述,其中亦有部分阿拉伯、波斯药物名称、医学述语及医药音译词语。现残存卷为目录卷下、卷12、卷30、卷34。目录卷下包括卷19至36(据目录可见),卷19为咳嗽门,包括众嗽、干嗽湿嗽、喘嗽、嗽血、嗽痰、肺经肿嗽、说治咳嗽等类。卷20为胸膈门,包括胸膈凝聚、胸膈热促、胸弱、胸疼痛、胸奄浊、胸冷湿、胸中生疮、开胸膈等类。卷21为肠风肚腹门,包括肠风、肠中生疮、肠中生虫等类。卷22为泻痢门,包括论、方及泻从遍身来的、胃经泄泻、肠经泄泻等类。卷23为呕吐门、吐泻门、痔证门、秘涩门、劳瘵门、补益门。呕吐门包括呕吐类;吐泻门包括吐泻、泄泻、止吐、止泻等类;痔证门包括痔证类;秘涩门包括脏腑不通类、能通小水类;劳瘵门包括劳热、劳虫、劳嗽等类;补益门包括补益类。卷24为众热门、众冷门。众热门包括一切热类,众冷门包括胸膈冷、胃经冷、一切冷等类。卷25为众气门、众血门、时气斑疹门、疟疾门。众气门包括众气、禀气不依常度、气喘急等类;众血门包括治吐血、能吐血、下血、止血等类,时气斑疹门包括时气、斑疹等类,疟疾门包括疟疾类。卷26为身体门,包括身体肥瘦、身体疼痛、斑痕花绣、治体气、治生虱、手足等类。卷27为黄病门、虫证门、积聚门。黄病门包括黄证等类,虫证门包括虫证等类,积聚门包括积聚类。卷28为脚气门、脱肛痔漏门、谷道门。脚气门包括身体疼痛脚气、热肿脚气、冷肿脚气、寒湿脚气、一切脚气等类,脱肛痔漏门包括痔疮、肠风痔漏、痔风、脱肛等类;谷道门包括谷道等类。卷29为杂证门,包括论16条,方189首。卷30为杂证门,载方307首。卷31为妇人众疾门、小儿众疾门。妇人众疾门包括妇人身内动静、乳上证候、怀孕动静、子宫证候、众疾等类,小儿众疾门包括小儿众疾类。卷32为众疮肿毒门,包括肿毒、疠疮、恶疮等类。卷33为众疮肿毒门、疥癣门,众疮肿毒门包括疥疮、甜疮、疳疮、癞疮、臭疮等类,疥癣门包括疥疮、癣疮、一切疥癣等类。卷34为金疮门、折伤门、针灸门、汤火所伤门、棒疮门、治人齿所伤门。金疮门包括刀箭所伤、取箭头刺签等类,折伤门包括伤损、接骨、骨脱出等类,针灸门包括灸各体证候类,汤火所伤门包括汤火所伤类,棒疮门包括棒打伤类,治人齿所伤门包括治人齿咬伤类,卷35为众虫兽伤门、众毒门、辟虫门。众虫兽所伤门包括众虫兽伤类,众毒门包括治疗以及说众毒物、辨验何等毒物所伤、解服药毒、解众虫兽所伤等类,辟虫门包括辟众虫、辟恶物等类。卷36为修合药饵门、修合诸般马準门、众香汤煎门、活物治病门、众花果菜治病门。修合药饵门包括治疗以及制药法、相合药法、比量用药、说造良方、药性期度、药饵分两等类,修合诸般马準门包括方87首(均已分见各门)及论,众香汤煎门包括汤药类,活物治病门包括活物治病类,众花果菜治病门包括众果物、众菜物、众花物等类。

从上述部分内容所涉及的病种门类可以看出,《回回药方》是一部包括内、外、妇、儿、骨伤、皮肤等科,内容十分丰富的中国回医学方书。从现存3卷所载方剂推测,全书载方6000~7000首。《回回药方》以叙方为主,方论结合,回回药物与传统中药并用,突出特色是香药、树脂树胶类药应用广泛。从现有方剂来看,无明显君、臣、佐、使之配伍。据研究,《回回药方》在药物剂型的运用方面,既有中国式的丸、散、膏、汤,又彰显了阿拉伯药物舐剂、滴鼻剂、露酒剂、油剂等剂型特色;有些医方的临床应用如菖蒲煎治疗中风等,又是借鉴了中国传统医学经验并与回医药相结合的一种用法。《回回药方》有自己独特的思想体系,反映了成书时回医对疾病的认识在理论上已经成熟,这种理论既有阿拉伯医学的特征,也有中国传统医学的成分。

《回回药方》学术观点鲜明,涉猎学科广泛。同时,其诊断技术、治疗方法、药物制剂等内涵丰富、方法独特,对大多疾病采用内外并治或药物配合手法治疗的方法,至今都有一定的指导性。

2.《海药本草》

本书成书于五代时期,作者李珣,祖籍波斯,又名李波斯,既是医药学家,又是文学史上花间派的词人。家族数代定居长安西市一带,经营香药,主要通过海船输入海外药品。该书于南宋末年已亡佚,故不知其确实收载药物及内容,但在《证类本草》和《本草纲目》中对其内容有一些记载。《海药本草》收药124种,大多数来自波斯等地及南海诸地区。其中包括玉石部8种,草部38种,木部48种,兽部3种,虫鱼部16种,果部9种,米谷部1种,器用部1种。124种药品中,李珣新增药品

16种,有车渠、金钱矾、波斯白矾、瓶香、宜南草、藤黄、师草子、莎木面、返魂香、海红豆、落雁木、奴会子、无名木皮、海蚕沙、郎君子。此书为记载海外名香奇药的专著,收录了大量香药。书中对茅香、蜜香、甘松香、乳香、安息香、必栗香、迷迭香、龙脑香及大食国境内产的绿盐、石硫黄、矾石、蒟酱、莳萝、婆罗得等多种药品的产地、功能、主治介绍详备,还补充了《名医别录》《本草经集注》《新修本草》《本草拾遗》等书之不足,纠正了前著的一些错记,极大地丰富了祖国药学,是回族医药学的重要典籍。

3.《瑞竹堂经验方》

原著在明代中叶后国内已失传,但书中许多内容散见于国内外诸多医药文献,其原序两则及明清两代若干辑佚本和抄本,分别被中国和日本有关部门和私家珍藏。作者及成书年代不详,清乾隆年间修纂的《四库全书》曾将明代《永乐大典》中本书散佚内容搜采编辑为5卷24门,集得内、外、妇、儿、眼、齿、调补、美容科等方170余首。当时"计亡阙已十之五六",中国中医科学院现藏有清代抄本《瑞竹堂经验方》及仿明刻日刊本《瑞竹堂经验方》。有专家认为,本书作者是回族医家——沙图穆苏·萨谦斋,官至元朝御史兼太守。本书成书年代不晚于泰定三年(1327年),陈垣先生在其名著《励耕书屋丛刊·元西域人华化考》中早已将本书作者考证为"华化"了的回族人。

清代《抄本瑞竹堂经验方》现亡阙者多,但明刻日刊本可能近《瑞竹堂经验方》原帙。日刊本按明刻本分15卷,每卷1门,集方300余首,即诸风门、心气痛门、疝气门、积滞门、痰饮门、喘嗽门、滋补门、泻痢门、头面口眼门、耳鼻门、发口门、咽喉门、杂治门、疮肿门、妇女门、儿门。该书用香药较多,书中记载的悬吊水桶淋浴式技术是回族自古以来独特的卫生习惯。另有治急气疼方、治恶疮方、治疗疮方在方名上标有"海上方"等字样,表明这些方药均引自海外阿拉伯国家传入中国的经验医方。

4.《饮膳正要》

本书是我国第一部营养学专著,成书于元代天历三年(1330年),作者忽思慧(又作和斯辉),史书无载。是书主要由论、方和食物本草组成。其论重点论述养生、饮食避忌和妇幼保健等,强调疾病重在预防,主张"治未病,不治已病",提出了一系列疾病避忌方法和趋利避害的法则;其方主要体现在"食疗诸病"等235方,各方都详细论述了方剂组成、制法、功效和主治病证,系全书之精华;食物本草选撷效显、无毒性的药物7类、236种,以图文并茂的形式,重点论述了方药性味、功用、主治病证及制作方法,强调食疗和养生保健要因人、因地、因时制宜。书中收录了富有营养价值及医疗价值的方剂,记载了十分丰富的防治疾病经验,详细论述了营养卫生、防病治病、饮食保健、药物功用、食物宜忌、食物中毒解救和回医回药应用等技术与方法,如"聚珍异撰"第一方马思答吉汤,《本草纲目·菜部》蒔萝条附马思答吉注:"元时饮膳用之,云极香料也。不知何况,故附之。"书中多引用回回豆子、回回葱、回回青、回回小油。许多食品冠以"胡"字,如胡葱、胡麻、胡椒、胡荽等。以胡葱为例,《本草纲目》指出:"元人《饮膳正要》作回回葱,似言自胡地,故曰胡葱耳。"《洛阳伽兰记·城南》记:"狮子者,波斯国胡王所献也。"故《饮膳正要》是一部十分珍贵的养生保健学文献典籍。

## 第二章　回医方剂与治疗原则

回医方剂和疾病治疗原则都是回医学理、法、方、药体系的重要组成部分。辨证论治是一个由分析问题到解决问题的连续过程,只有辨证准确,治疗原则的针对性才能明确和具体,根据治疗原则组方遣药才能获得预期的疗效。因此,防治原则是防治疾病必须遵循的总原则,治法是构成治则的基础,没有具体治法,治则的作用和意义就无从体现。证又是法的基础,临证组方遣药首先确立治则,在治则的统领下,确立治法,有是证、是法,才有是方。

回医治疗原则是在辨清禀性、审明病因病机、辨明证候的前提下,对疾病进行全面分析、综合判断,针对不同病情确定各种相应的治疗原则。

**一、方剂与治疗原则的关系**

治疗原则是指导组方遣药的准则,方剂是体现和完成治疗原则的主要手段。方剂必须针对病机、体现治则。辨证阶段的关键是审查病机,抓住病机;论治阶段的关键是确立治疗原则,并在治则统领下,制定具体的治法,按照治法再组方遣药。

**二、回医治疗原则**

回医治疗原则主要源于《回回药方》,包括调理禀性、纯化体液、平衡动静、表根慢急、激发元气、祛邪复力、七因定则等。

1. 调理禀性

回医学认为,疾病是在禀性因素的基础上,受到致病因素的干扰、破坏后发生相应的病理变化。禀性衰败是机体为响应内外环境干扰与刺激,改变禀性气质体液功能应变能力的一种态势。禀性衰败突出了身心受到病因干扰刺激后,产生的生理、病理变化以及抗病反应时的特定机能状态,它可以从结构、功能、代谢甚至遗传因素等方面对疾病做出实质性的定位。正常情况下,禀性是个体生理特性,这种特性是个体身心脏器、气质体液等内在结构、功能和认知心理、应变能力综合作用后的整体显现。而禀性衰败则是机体生命活动、抗御疾病能力,在脑及气质体液统一调控下,维持在弱稳态、低水平的状况,这是亚病理状态,对个体来说,是一种亚健康的状态。回医学认为,人的形体源于清、浊父母之性,染于火、气、土、水之侵构,又囿于万变不同之阴阳之气,染于万变不同之习俗,浊而有朽,皆因源头有异,禀性有亏,故而"衰败"。病理根源的产生多由禀性衰败所致,生理状态下的禀性、气质体液和病理状态下的禀性衰败、病理根源是回医学十分重要的内容,因此,调理禀性是回医治疗疾病的根本原则。在生理状态下,禀赋之气以"风"胜,则体液清中至清;禀赋之气以"水"胜,则体液稍清;禀赋之气以"火"胜,则体液为清中之浊;禀赋之气以"土"胜,则体液为浊,故体液的合成、释放、输布、更新皆能反映出禀性四气。病理状态下,若禀性衰败而冷,白体液受侵染,多为浊水病理根源,常见于白疾根源、白浊根源、恶润及浊润根源、浊风根源证候;禀性衰败而热,黄体液受侵染,多为黄水病理根源,常见于湿浊根源、黄水根源、黄疸根源证候;禀性衰败而湿,红体液受侵染,多为瘀血病理根源,常见于风疾根源、血瘀根源和黑血根源证候;禀性衰败而干,黑体液受侵染,多为浊疾病理根源,常见于浊疾根源、黑浊血根源和暗风根源证候。根据以上证候,确立治法。比如病理状态下禀性衰败而冷,要调理禀性生热;禀性衰败而热,要调理禀性生寒;禀性衰败而干,要调理禀性生湿;禀性衰败而湿,要调理禀性生干等相应的治法。

2. 纯化体液

回医学认为,体液是由营养物质转化并濡养机体的液体。健康的体液具有转化为机体营养物质的能力。体液转化过程中,残留部分称为非健康的或"坏"的体液。体液有初级、次级之分。初级体液有血液、黏液、黄胆汁、黑胆汁;次级体液包括位于邻近组织的细小管道出口处有濡养组织功能的体液,像露水一样,能渗透组织,并能在需要时转化为营养物质。如果组织因某种因素而干燥,次级体液就会立即发挥作用。几乎处于凝固状态的体液,可形成一种能变为组织结构的营养物质,根据需要或参与构成组织的均衡物,或成为组织结构的基础物质,由此成为组织的一部分。体液有红液质、白液质、黑液质、黄液质。体液辨证是回医辨证体系的重要组成部分。因此,纯化体液也是回医学的一大治则,只有体液纯净稳定,各司其职,运行正常,才能使身体各项机能平衡协调,从而发挥正常的生理功能。比如红液质病证多因湿热偏盛,气患为病,治疗需养血生血,充盈血道;黑液质病证多因干寒偏盛,土患为病,也称为"黑疾根源",治疗要清除异常黑液质,祛寒通阻。

### 3. 平衡动静

动静平衡指元气自然生化不断运动的过程，其最突出的特征集中体现于"动""静"两个方面。正如《天方性理》所言："于其动者，谓之阳；于其不动者，谓之阴，此一气化而为两分之由来也。"《正教真诠》言："元始以来，静极而动，动极而静，一动一静，互为其根。"回医学将两种相反相成的运动方式及其相互作用视为重要的连续性的运动过程，以此突出阴阳的动态特征。没有运动，就没有世界，更没有生生化化。回医学以此立论，把"阴"概括为"动少静多"，把"阳"概括为"动多静少"。在论及"无形"与"有形"，亦言"有形动而无形静""有形静而无形动"，均立足于在动态过程中论及阴和阳。回医学中有阴阳"动静相召"的论述，认为动静之机，阴阳之母，动之则分，静之则合。回医学认为，治病求本主要是维持人体原来的动静平衡。动静关系的变化是事物发展的动力，也是疾病产生发展的根本，维持好动静关系，为治疗疾病的根本。所以，平衡动静也是回医学重要的治疗原则。

### 4. 表根慢急

表根，是用以概括和说明在一定范围内疾病相对两个方面及其内在联系的概念。"根"是对"表"而言，从疾病本身而言，病因是根，症状是表。治疗时，应用"表""根"理论，则可帮助分析主次急慢，并运用急则治表、慢则治根，或表根兼治的原则来指导临床施治疾病。在一般情况下，慢则治本，适用于病势缓和的疾病或某些慢性疾病，此类疾病以体液型气质失调者为多。表症不急，治疗当采用治根的办法，即研究或找出病质、主因、主证进行治疗、根除，则表症自愈。

5. 激发元气

激发人体的元气,调补人体的气力,使用给力添精、祛除疾病、促进康复能力的药物或其他疗法,并配合恰当的营养性食物或治疗性食物以及功能锻炼,提高人体的抗病能力和自然修复能力,以达到祛邪治病的目的。激发人体的元气,调补气力,对于一些防御能力较弱而病邪不甚强盛者较为适宜。根据具体病情,激发元气,分别通过调补生命力、精神力和自然力以达到补脑、补心、补肝等目的。

6. 祛邪复力

使用攻逐消除病邪的药物,或运用手法治疗,或埋沙、温泉浴、日光浴等,祛除病邪,达到邪去力复的目的。根据病邪强弱之不同,分别运用寒化、干化、热化、湿化、发汗、攻下、涌吐、利尿、滴鼻、放血、拔罐等治法。

7. 七因定则

七因定则,即因时、因地、因人及因病种、病级、病期、病危等制定治则。也就是根据季节、地区、体质、年龄、性别及疾病的种类、原因、等级、分期、高峰期等不同,而制定治疗方法。因为疾病的发生和发展是内外各种因素决定的,故治病时应考虑各方面的因素,区别对待,制定适宜的治则,确立相应的治法。

## 第三章　回医方剂的分类

方剂的分类,历代医家见仁见智,先后创立了多种分类方法,其中主要有"七方"说、病证分类法、祖方分类法、功用分类法、综合分类法等。

## 一、"七方"说

"七方"说始于《黄帝内经》。《素问·至真要大论》说："君一臣二,制之小也。君一臣三佐五,制之中也。君一臣三佐九,制之大也。""君一臣二,奇之制也。君二臣四,偶之制也。君二臣三,奇之制也。君二臣六,偶之制也。""补上治上制以缓,补下治下制以急,急则气味厚,缓则气味薄。""近而奇偶,制小其服;远而奇偶,制大其服。大则数少,小则数多,多则九之,少则二之。奇之不去则偶之,是谓重方。"这是"七方"说的最早记载。从《素问·至真要大论》所述内容来看,"七方"说是根据病邪微甚、病位表里、病势轻重、体质强弱以及治疗的需要,概括地说明制方的方法,并不是为了方剂分类而设。至金代成无己《伤寒明理论》指出"制方之用,大、小、缓、急、奇、偶、复七方是也",明确提出"七方"的名称,并将《黄帝内经》的"重"改为"复",于是后人引申"七方"为最早的方剂分类法,故"七方"说成为古代一种组方理论。

## 二、病证分类法

按病证分类的方书首推《五十二病方》,该书记载了52种疾病,医方283首,涉及内、外、妇、儿、五官等各科,但组方简单,用量粗略,部分病名、药名已无从查考。汉代张仲景所著《伤寒杂病论》、唐代王焘所著《外台秘要》、宋代王怀隐等编《太平圣惠方》、明代朱橚等编《普济方》、清代张璐所著《张氏医通》、清代徐大椿所著《兰台轨范》等,均为按病证分类的代表作。这种分类方法,便于临床以病索方。

病证分类法还包括了以脏腑病证分类、以病因分类等不同方法,如《备急千金要方》《外台秘要》《三因极一病证方论》等都是以病证分类为基础、相关方法结合的方书。

**三、祖方(主方)分类法**

明代施沛所编著的《祖剂》,选《黄帝内经》《伤寒论》《金匮要略》《太平惠民和剂局方》以及后世医家的部分基础方剂,冠以祖方,用以归纳其他同类方剂。清代《张氏医通》除按病因、病证列方外,另编一卷《祖方》,选古方34首为主,各附衍化方剂若干首,这种分类方法对归纳病机、治法等共性的类方研究具有较好的指导作用,但往往不能推本溯源,始末不清。如以宋代《局方》二陈汤为祖方,而将唐代《千金方》的温胆汤反作附方。

**四、功用(治法)分类法**

方剂的功用与其所体现的治法是一致的,故以治法分类的方法是在早期功用分类的基础上逐渐发展成熟的,这种方法始于"十剂"说。唐代陈藏器《本草拾遗·条例》提出:"药有宣、通、补、泄、轻、重、涩、滑、燥、湿十种",并于"宣可去壅""通可去滞""补可去弱""泄可去闭""轻可去实""重可去怯""滑可去著""涩可去脱""燥可去湿""湿可去枯"之下,各举数药为例。由此可见,陈氏归纳的"十种"之说,是针对药物按其功用分类的一种方法。宋代赵佶《圣济经》则于每种之后加一"剂"字,如《圣济经·审剂篇》云:"故郁而不散为壅,以宣剂散之。"金代成无己《伤寒明理论》说:"制方之体,宣、通、补、泄、轻、重、滑、涩、燥、湿十剂是也。"至此,方书中才有"十剂"这个名称。但对十剂分类,还不足以完全概括临床常用方药。所以,后世各家又有增益,明代缪仲淳增加升、降二剂,明代徐思鹤增加了调、和、解、利、寒、温、暑、火、平、夺、安、缓、淡、清等,共为24剂,等等。

**五、综合分类法**

清代汪昂《医方集解》开创了新的综合分类法,既能以法统方,又能结合方剂功用和证治病因及专科进行分类,分别为补养、发表、涌吐、攻里、表里、和解、理气、理血、祛风、祛寒、清暑、利湿、润燥、泻火、除痰、消导、收涩、杀虫、明目、痈疡、经产、救急22类。这种分类法,概念清楚,提纲挈领,切合临床,照顾面广,为后世多数医家所推崇,如清代吴仪洛的《成方切用》、清代张秉成的《成方便读》都是借用汪氏的分类方法。

综上所述,历代医家对方剂的分类各有取义、繁简不一。古今方书浩瀚,前人所累积的有效方剂,代有传颂。加之一方可以多用,一方常兼几法,在整理历代方剂时,如何使分类细而不繁琐,简而不致笼统或挂漏,还需认真研究总结。

本书从有利于临床、科研和教学的目的出发,遵循病证分类法,选取回医方剂治疗的优势病种、优势证型,列出具有代表性的方剂,并对其组成、用法用量、功效主治、方解、临床应用及文献摘要等进行详细阐述,便于学习和掌握,为临床辨证论治和组方遣药奠定良好基础。

## 第四章　回医方剂的组成与变化

回医临床用药多数采用复方形式,在辨证审因、确定治法之后,便进入具体的组方遣药阶段。

## 一、方剂配伍目的

药物功用各有所长,也各有所短,只有通过合理的组方,调其偏性,制其毒性,增强或改变原有功能,消除或缓解其对人体的不良因素影响,发挥其相辅相成或相反相成的综合作用,使各具特性的群药组合成一个新的有机整体,才能符合辨证论治的要求。这种运用药物的组合过程,中国传统医学称之为"配伍"。"配",有组织、搭配之义;"伍",有队伍、序列之义。大多数单味药都具有多功用的特点,在治疗疾病时往往需要发挥其中部分功用;况且,药物既有其治疗作用的一面,也有因其药性偏胜而致不同程度毒、副作用的一面,这就要求必须熟练掌握药物功用(包括毒副作用及运用技巧)。因此,正确、全面地学习和掌握方剂配伍知识及技能,掌握方剂常用的配伍组合规律,对正确组方遣药、灵活运用成方、减少临床运用方药的随意性、提高防治疾病能力、保证临床疗效等具有重要意义。

运用配伍方法组方遣药,其目的不外增效、减毒两个方面。"用药有利有弊,用方有利无弊",如何充分发挥药物对治疗疾病有"利"的一面,同时又能控制、减少甚至消除药物对人体有"弊"的一面,这是方剂学药物配伍最根本的目的。一般来说,药物通过配伍,可以起到下列作用:

(1)增强药力。功用相近的药物配伍,能增强治疗作用,这种配伍方法在组方运用中较为普遍。

(2)增强协同作用。药物之间具有一定的协同作用,常常通过配伍而增强某种疗效。

(3)控制多功用单味中药作用方向。这是方剂配伍中十分重要的方面。

(4) 扩大治疗范围，适应复杂病情。针对病机与辨证，通过随证配伍，可使基础方剂扩大治疗范围。

(5) 控制药物的毒副作用。

## 二、方剂的基本结构

每一首方剂都是根据病情，在辨证立法的基础上选择合适的药物，妥善配伍而成。但在组织不同作用的药物时，还应符合严密的组方结构，这样才能做到主次分明，全面兼顾，扬长避短，提高疗效。回医方剂虽不似中医方剂有明确的"君、臣、佐、使"组方基本结构，但也有特定的组方结构，即针对主病或主证起主要治疗作用的药物药味较少，但用量较大，针对重要的兼病或兼证起主要治疗作用的药物相对药味较多，但药量较轻。至于有些药味繁多的处方，或多个基础方剂组合而成的"复方"，分析时只需按其组成方药的功用归类，分清主次即可。

## 三、方剂的变化形式

临证不依证型、治法选用成方，谓之"有方无法"；不据病情和证型加减而墨守成方，又谓"有方无药"。因此，在临证运用成方时，我们应根据病人体质状况、年龄长幼、四时气候、地域差异以及病情变化、证型而灵活加减。方剂的运用变化主要有以下形式：

1. 药味加减的变化。药物是决定方剂功用的主要因素。当方剂中的药物增加或减少时，必然会使方剂组成的配伍关系发生变化，并由此导致方剂功用的改变。这种变化主要用于临床选用成方，使其更加适合变化了的病情和证型需要。药味增减变化，是指在主病、主证、病机以及主药不变的前提下，改变方中次要药物，以适应变化了的病情和证型需要，即通常所说的"随证加减"。在选用成方加减时，一定要注意所治病证的病机、主证都与原方相符，否则，事与愿违。此外，对成方加减时，不可减去主药，否则就不能说是某方加减，而是另组新方了。

2. 药量增减的变化。药物用量直接决定药力的大小。某些方剂中用量比例变化还会改变方剂的配伍关系，从而可能改变该方功用和主治证候的主要方面。药量增加或减少，可以是单纯药力的改变，也可以随着配伍关系的改变而使其功用、主治发生改变。

3. 剂型的变化。回药制剂种类较多，各有特点。剂型不同，在功用、主治上也有区别。由于剂型的选择常由病情和证型的需要及药物特点决定，所以，剂型的变化有时也能改变方剂的功效和主治证候。

上述药味、药量、剂型等变化形式，可以单独应用，也可以相互结合使用，有时很难截然分开。这些变化，能充分体现方剂在临床中具体运用的特点，只有掌握这些特点，才能制裁随心，以应万变之病情和证型，达到预期的治疗目的。

## 第五章　回医方剂的剂型

方剂组成以后，还要根据病情与药物特点制成一定的形态，称为剂型。回医方剂的剂型历史悠久，有着丰富的理论和宝贵的实践经验。

由于回医善用香药及树脂类药物，所以，回医方剂的剂型多以舐剂、露酒剂、油剂、散剂、丸剂、饼剂等固体、半固体剂型为主，液体制剂较少使用，如汤剂，这与中医多用汤剂有较大区别。这是因为香药有效成分以芳香挥发油为主，汤剂不利于挥发油作用的发挥。同时，树脂树胶类药需在酒或药汁中化开，然后与其他药末相和为丸、膏或饼剂等，这些胶类药在方剂中除了发挥自身的药效外，在一定程度上也起到赋形剂的作用。

回医制剂的赋形剂种类繁多，如葡萄酒、制过的净蜜、蜜水、各种药汁、醋、骆驼奶子、鸡子清、玫瑰露、各种油、黄腊等，它们不仅起到赋形剂的作用，还发挥着一定的药物功效，增强药物的治疗作用，甚至起到矫味剂的作用，同时也便于服用。

一、分类

1. 按物态分

固体：散剂、丸剂、饼剂（片剂）。

半固体：舐剂、油膏、糊剂。

液体：汤剂、煎剂、药露、灌肠剂。

2. 按给药途径分：主要分为口服制剂和外用制剂，即经胃肠道给药和不经胃肠道给药。

口服：舐剂、饼剂、油剂、糊剂、散剂、丸剂。

外用：散剂、漱口剂、滴鼻剂、搽剂、油剂、灌肠剂。

使用较多的剂型：舐剂、搽剂、丸剂、散剂。

特色剂型：舐剂、漱口剂、滴鼻剂、饼剂、油剂、药露。

二、常用剂型的定义、服法或用法、制法、用量

1. 舐剂：又称马肫方、马準方、马竹尼方，为阿拉伯语舐剂方、糖果剂方的音译名。《回回药方》将此种舐剂多译为"膏

子药"。是指药材加工成细粉或提取物,与炼蜜或者蜜砂糖水调和而成的稠厚状半流体剂。主要供内服,少数供外用。一般方中有香料(即树胶树脂类、挥发油类)的先用葡萄酒化开,炼蜜用量一般为药量的两倍。服药方法:一般用葡萄酒、蜜水、热水、冷水或者药煎汤送下。服用量一般为1~5钱(3~15g)。

2. 散剂:又称末子药。是指一种或多种药材加工成粉末状混合而制成的制剂,可供内服和外用。内服每服1~2钱(3~6g),服用方法:砂糖调和、冷水空腹服、温热水调服、茴香水调服、马兀阿撒里调服、蜜醋煎水调服、玫瑰花汁调服等。外用者,药材研极细末,用药方法:以捻子蘸药干用,或撒伤损处,或用兔毛、棉子、棉花蘸鸡子清后蘸上药末,涂伤损处。

3. 丸剂:又称哈必方,即阿拉伯语药丸、丸剂的音译。是指药材加工成细粉,或药材提取物加适量的黏合剂或其他辅料制成的球形、类球形制剂。主要供内服,分为水丸和浓缩丸。

水丸:药材加工成细粉,以水或液体(酒、醋、稀药汁、蜜水、糖液等)为黏合剂制成的丸剂。

浓缩丸:药材或部分药材提取的清膏或浸膏,与处方中其余药材加工的细粉或适宜的赋形剂制成的丸剂。制作方法:将可化者(胶类)在葡萄酒或药汁内化开,余药捣罗为末,制为丸。

服药方法:温热水、骆驼奶、葡萄酒、刺辛水、可刺夫失水等送下。服用量2~4钱(6~12g)。

4. 舍剌必:又称沙剌必,为波斯语露酒、果子露、饮料、汤、药露的音译。指药材或者水果用水、酒、砂糖水或蜜水,采用适宜方法提取,经浓缩制成的内服液体剂型。特点是口感好。服用量一般为1~4两(30~120g)。

5. 饼剂:又称片剂。是指药粉用适当的黏合剂(如水、净蜜、葡萄醋、葡萄酒、砂糖水等)相和,制成饼子,阴干的一种剂型。制作方法:通常将胶类药物先在葡萄酒中化开,然后与其他药粉相和,制成饼子。服药方法:用陈葡萄酒或稀药汁送服。服药量一般1~2钱(3~6g)。

6. 油方:是指药材用一定的溶剂(如水、酒、油等)经过加工处理所得的药油。制作方法:一种是将药材半捣成粗末,用水、酒、油同煎;或者先用水煎至一定量,加入油再煎,去水存油,滤去药渣而得,供外用或内服;另一种是将胶类、黄腊在葡萄酒或加热的油内化开,然后加入药末相和成膏,多外用。

7. 漱口剂:把药物调制成药水,用于漱口,以缓解症状、治疗疾病的一种外用制剂。制作方法:将药物粉末与净蜜调和成膏,用温水或玫瑰煎、蜜醋煎、小麦麸醋等药汁化开即可。

8. 滴鼻剂:用药物调成药水,滴入鼻内取嚏治疗疾病的一种外用制剂。制作方法:将药物浸出液或者药丸、药末、锭子等,用加工后的葡萄醋、药油(紫花油)或药汁化开滴入鼻内。

9. 搽药:是指外搽皮肤表面的一种外用药剂,多将药材加工成细粉或提取物与赋形剂调和而成。

## 第六章　回医方剂的服用方法

回医方剂的服法包括服药时间和服药方法。服法是否恰当,对疗效有一定影响。

## 第六章　回医方剂的服用方法

中药多以温开水服,回医服药方式除以水服药外,还有多种多样的服药或敷药溶剂,如蜜水、药汁、水果汁、蔬菜汁、油等。

一般情况下,宜在饭前1小时服药,以利药物尽快吸收,若对胃肠有刺激的方药,宜饭后服用,以防产生副作用;滋补方药,宜空腹服用;治疟方药,宜在发作前2小时服用;安神方药,宜在睡前服用;急证重病可不拘时间服用;慢性病应定时服用,使之能持续发挥药效。根据病情的需要,有的可一天数服,有时则采用煎泡代茶,时时饮用。

运用汤剂,通常是1日1剂,将头煎、二煎兑合,分2次或3次温服。但特殊情况下,亦可1日连服2剂,以增强药力。散剂和丸剂根据病情和具体药物定量,日服2次或3次。散剂可直接用水送服,有些粗末散剂,可加水煮沸取汁服用;外用散剂用于外敷或掺撒疮面;散剂点眼或吹喉。各种丸剂都可以直接用水送服。至于其他不同剂型,可参考制剂情况及方药功用酌情而定。

使用峻烈药物或毒性药物,应审慎从事,宜先进小量,而后逐渐增大药量,至有效止,不可过量,以免中毒。总之,在治疗过程中,应根据病情和药物的性能来决定不同的服用方法。

附：

# 回医古方药量考证

唐宋至今，回医学在医药理论、临证诊断、医病疗疾、药物炮制、制剂加工及体疗、食疗、卫生保健等方面都独具民族特色。其记载的古方剂量符合史籍记载并有实物佐证，亦符合历史度量衡沿革史实，经得起自然科学考证。

## 一、回医古方历史年代考证

回医古方主要来自《回回药方》《海药本草》《瑞竹堂经验方》《饮膳正要》等著作，虽然这些著作成书年代存在学术争议，尚不能明确，但可以肯定回医文献成书均在唐代末期以后。自度量衡成为计量制度标准之后，《汉书·律历志》对度量衡单位也做了明确规定。然而朝代更迭，制度变迁，各个时期的度量衡既不断传承，又不断变化，回医处方用药剂量也顺应历史变迁，符合当时朝代的度量制度。

## 二、回医药计量单位的传承考证

回医药文献记载的药物剂量具有明显的时代和民族地域特色，所用剂量单位除了标准度量衡以外，还存在很多数量、拟量或估量性的计量方式。由于回医药文献成书年代基本在唐代以后，相对较晚，所以用药剂量相对准确。为精确考证回医古方的计量方式和换算比例，以下将从回医古方成书时间考证当时朝代的度量衡制度。

1. 唐宋医药称量　唐朝典籍《唐六典》对度量衡制记载："凡度，以北方秬黍中者，一黍之广为分，十分为寸，十寸为尺，一尺二寸为大尺,十尺为丈。凡量,以秬黍中者,容一千二百黍为龠,二龠为合,十合为升,十升为斗,三斗为大斗,十斗为斛。凡权衡,以秬黍中者,百黍之重为铢,二十四铢为两,三两为大两,十六两为斤。凡积秬黍为度量权衡,调钟律,测晷影,合汤。及冠冕之制用之。内外官悉,用大者。"以累黍定度量衡之标准药,实际上累黍定尺只合于汉制,唐继隋之后,单位量值已大幅度增长,故累黍所得之长度、体积、重量均无法与当时的量值相合,故《唐六典》中论及累黍之法,只是将汉制与当朝之制的比例关系记录下来,即尺度是汉时的1.3倍,容量和重量均为汉时的3倍。唐代的大小量制予以法定,尺度的比值为1∶1.2,即大尺为小尺的一尺二寸;容量和衡重为1∶3,即三小升为一大升,二小两为一大两,三小斤为一大斤,并规定了二者的使用范围,"官方和民间的经济往来,农业、手工业生产中用大制;音律、天文、医药和制作冠冕礼制服饰用小制"。唐代法制,对度量衡管理也有极严格的法律条文,以至宋、元、明、清历代相沿承袭。

至唐代,重量单位名称中又增加了一个"钱"。"钱"这一重量单位是从铜"钱"的钱转借过来的。唐初铸"开元通宝"规定,每枚重二铢四累,十枚重一两。此后约定俗成,便把十枚铜钱重一两作为重量标准,即十钱为一两,并且在实际运用上取代了二十四铢为一两的汉制,而在民间通行。

宋代度量衡单位制承袭了隋、唐、五代以来的大量制。医药称量,多使用等秤。不过宋代医药用衡制单位还是大小制并用,凡使用大量制的,特别注明大斤、大两、大升,不标明的为小制。宋代正式采用"钱"作为法定的单位。此外,又把长度单位中的分、厘、毫、丝、忽等单位名借用为重量的小单位而置于钱位以下，并全部采用十进位。重量单位采用了钱、分、厘、毫十进制以后，原有的铢、累、黍三个单位也就被废置不用了。"钱"的出现，逐渐形成了"一两等于十钱"后世十进位的普遍认可。"分"重量单位，经考证，不是后来通用的钱以下的衡量单位，即非1/10钱为"分"，而是六铢为一分、四分为一两的"分"。唐旧衡制二十四铢为一两，后又以十钱为一两，从而得出1钱等于0.4分，或1分等于2.5钱。"分"是介于两与钱之间的非十进单位，直接用"钱"完全替代"分"经历了一个时期，以至唐以后的医家在校订古方时不得不加以注释和说明。

总而言之，唐宋时期的度量衡制度，继承了隋朝统一的制度，五百多年间单位量值相对稳定，这与严格的管理制度有必然联系。随着度量衡使用范围日趋广泛和对精度要求的不断提高，唐宋时期在度量衡单位制和器具制造上也有所改进。秦汉以来，长度和容量皆为十进位制，唯重量非十进位。唐初制造"开元通宝"，规定每枚重二铢四累，十枚重一两，后来感到十钱为一两比二十四铢为一两更便于计算，于是就改用十钱为一两。现存唐尺颇多，有拨镂牙尺，刻花铜尺，鎏金、错银铜铁尺，骨、木制尺，共30余支。收集到的唐尺，尺度均在29～30.5厘米，从38支唐尺中求得每尺的平均值为30.2厘米。此外，从唐代银铤中折算出每斤的重量约合今664克。容量制度不明。宋代又用十进位的分、厘代替了钱以下的累、黍。值此，重量单位除延用十六两为一斤外，其他单位都采用了十进位制。唐"开元通宝"使用了近三百年，唐以后流通了一千多年，对于稳定单位量值起到了重要的作用。北宋初期，虽然统一了度量衡制度,但所规定的标准器则不准确,在执行中产生许多弊端和争讼。北宋(1004—1007年),掌管内藏库的官员刘承珪,创制了两种小型精密的戥秤作为国家衡重的标准器,一种为、钱、分、厘、毫十进位制,最大称量为一钱半,分度值为一厘;另一种为两、铢、累、黍非十进位制,最大称量为一两,分度值为一累。两者互相参校,可以得到两、钱、分。

2. 元、明、清及以后医药称量　元代的度量衡制度基本延续宋代的度量衡制度,在原有基础上略有减少,元代杆秤的制造,确实已做到规范化、定型化,并且有比较严格的管理制度,如秤砣上刻有斤秤、斤锤,说明制造杆秤时已注意到控制力臂与重臂之间的比值,以保证称量的准确。从有记重刻铭的铜权和元宝、银锭折算结果可知,元代每斤单位量值约为625克。

明代度量衡管理制度已经基本完备,律法严明,保证了规定器具统一。据记载,用宝源局量地铜尺量斛,明代宝源局铜尺合今32.64厘米,可计算出铁斛容积,明代五斗为一斛,每斗合10 223.5毫升。今见中国历史博物馆藏成化兵子铜斗一只,容9 600毫升。明代铜砝码有锭形和长方体形两种,分、钱、两砝码十八枚集装于一个长方形铜盒内,组成一套十两砝码。今测明代砝码十枚,均属地方使用的各种标准器,平均每斤合593.1克。

清朝重订度量衡制度,以康熙四十三年(1704年)造铁斗尺寸为准,并与法国米制互为参证,定出一尺合32厘米;量器以漕斛为准,每升合米制1 035毫升;衡重采用一立方寸纯水在4℃时的重量作为一两的标准,合米制37.301克。清朝制定了国家实物基准器,其度量衡管理制度大体沿袭明朝遗制。

清朝末年,各国度量衡制度在我国开始使用,故采用万国公制作为标准制。《中华民国权度标准方案》公布后,制定了全国度量衡划一程序,公布《度量衡法》推行公制和市用制,成立全国度量衡局,又在《度量衡法》的基础上制定了实施细则。中华人民共和国成立以后,市用制普遍通行于全国。1984年,国务院发布命令,在全国范围内推行以国际单位制为基础,同时选用一些非国际单位制构成中华人民共和国法定计量单位,并规定至1990年以前全国完成向法定计量单位过渡。

由此可见,虽然医药单位的确定自唐以后跟随朝代更迭,但具体变化并不大,只是在精确度上不断提高,衡量容器不断标准化,并逐渐在民间普及。随着各阶段的衡量器皿的变化,在精确度上古方用量存在着变化及换算的问题。

### 三、医药用量之变

我国历代医药书籍中,关于用药计量单位的名称,虽然大体相同,但其具体轻重、多少,往往随着各个朝代变迁和制度改革而颇有出入。总的来说,古制小于今制。东汉至五代的药物称量,1斤为220~250克,1两为13.75~15.625克,1升为200毫升。魏晋南北朝的称量虽有增大,但药物剂量仍沿用东汉制。隋唐五代实行大小两制,汤药基本上用小制,亦为东汉量值。东汉末至五代700多年中,张仲景《伤寒杂病论》的药物剂量长期被奉为圭臬。明清医家也十分重视医药用量的变化,重视古今药量折算。如明代朱橚《普济方》云:"按《药书汉方汤液……此犹是小剂。"李时珍《本草纲目》亦指出,"今古异制,古之一两,今用一钱可也。古之一升,即今之二合半也"。

清代汪昂在《汤头歌诀》中说:"大约古用一两,今用一钱是矣。"虽然明清也有医家坚持医药用量小(古)制,然而李时珍之说却影响深远,从而后世直接将一两折合成一钱。现代关于古方医药用量多从李时珍之说,以"一钱等于3.125克"应用于临床。

综观我国古代的药物剂量,可以发现,东汉时期的剂量标准在相当长的时期内被作为临床用药的准绳。隋、唐以后度量衡发生明显增大的变化。

回医药所用度量衡必然与当时度量衡变化相适应,如《回回药方》多用当时通用计量单位斤、两、钱、分等,也还使用了如迪尔汗等剂量单位。但是回医方剂中也存在很多以个数(枚、个)、容积(升、合)、长度(尺)、比类估量(鸡子大、大、小)等非标准重量计量药物用量,如杏仁若干枚、石膏鸡子大等记录。本书所选方剂均注明其原始出处。为了方便读者参阅考证,以下以历史朝代顺序明确标记回医文献中所用剂量单位制度与现今计量单位对应和换算比例,以及历代学者关于古今剂量的折算和计数、容量等非标准重量药物量化折算参考值。见下表(表1—表五)。

### 表1 《海药本草》度量制度(唐代末)

| 制度 | 统一换算 |
|---|---|
| 1石=4钧,1钧=30斤<br>1斤=16两,1两=24铢 | 1石=79320克,1斤=661克,1两=41.3克,<br>1钱=4.13克,1分=0.41克 |
| 1斛=10斗,1斗=10升,<br>1升=10合 | 大:1斛=60000毫升,1斗=6000毫升,<br>　　1升=600毫升,1合=60毫升<br>小:1斛=20000毫升,1斗=2000毫升,<br>　　1升=200毫升,1合=20毫升 |
| 1丈=10尺,1尺=10寸,<br>1寸=10分 | 大尺:1丈=360厘米,1尺=36厘米,1寸=3.6<br>厘米,1分=0.36厘米<br>小尺:1丈=300厘米,1尺=30厘米,<br>　　 1寸=3厘米,1分=0.3厘米 |

### 表2 《瑞竹堂经验方》和《饮膳正要》中的度量制度(元代)

| 制度 | 统一换算 |
|---|---|
| 1石=120斤,1斤=16两<br>1两=10钱,1钱=10分 | 1石=75960克,1斤=633克,<br>1两=40克,1钱=4克,1分=0.4克 |
| 1石=2斛,1斛=5斗,<br>1斗=10升,1升=10合 | 1石=95000毫升,1斛=47500毫升,<br>1斗=9500毫升,1升=950毫升,1合=95毫升 |
| 1丈=10尺,1尺=10寸,<br>1寸=10分 | 1丈=312厘米,1尺=31.2厘米,<br>1寸=3.12厘米,1分=0.312厘米 |

## 表3 《回回药方》度量制度(明代)

| 制度 | 统一换算 |
| --- | --- |
| 1石=120斤,1斤=16两,<br>1两=10钱,1钱=10分 | 1石=70800克,1斤=590克,1两=36.9克,<br>1钱=3.69克,1分=0.37克 |
| 1石=2斛,1斛=5斗,<br>1斗=10升,1升=10合 | 1石=100000毫升,1斛=50000毫升,<br>1斗=10000毫升,1升=1000毫升,<br>1合=100毫升 |
| 1丈=10尺,1尺=10寸,<br>1寸=10分 | 1丈=320厘米,1尺=32厘米,1寸=3.2厘米 |

## 表4 历代学者关于古今剂量的折算

| 医家 | 结论 |
| --- | --- |
| 唐代孙思邈《备急千金要方》 | 隋人以三两为一两 |
| 唐代李淳风《隋书·律历志》 | 隋古称三斤为一斤 |
| 唐代杜佑《通典》 | 六朝称三两,当今一两 |
| 宋代沈括《梦溪笔谈》 | 秦汉以前三斤,当今三两 |
| 宋代庞安时《伤寒总病论》 | 古之三两,今一两 |
| 金代刘完素《素问玄机原病式》 | 仲景之世四两,为之一两 |
| 金代李东垣《用药法象》 | 古云三两,今之一两 |
| 明代李时珍《用药法象》 | 古今异制,古之一两,今用一钱 |
| 明代张介宾《景岳全书》 | 古一两为六钱 |
| 清代汪昂《汤头歌诀》 | 大约古一两,今一钱 |
| 清代徐灵胎《医学源流论》 | 汉晋升斗权衡,以今较之,不过十之二。即仲景一两,谓合今之二钱 |
| 清代钱天来《伤寒溯源集》 | 汉之一两,今之二钱七分 |
| 清代陈修园《伤寒真方歌括》 | 大抵古之一两,今为三钱 |
| 清代王朴庄《考证古方权量书》 | 古一两,今七分六厘 |

### 表5 计数、容量等非标准重量药物量化折算参考值

| 药物 | 原剂量 | 折算剂量(克) |
|---|---|---|
| 石膏 | 如鸡子大 | 50~60 |
| 杏仁 | 1升 | 112 |
| 蜀椒 | 1合 | 4.2 |
| 赤小豆 | 1升 | 150 |
| 芒硝 | 1升 | 124 |
| 五味子 | 1升 | 76 |
| 半夏 | 1升 | 84 |
| 大枣 | 1枚 | 2.5 |
| 瓜蒌子 | 1枚 | 70;大者120 |
| 诃子 | 1枚 | 4 |
| 杏仁 | 1枚 | 0.3 |
| 乌头 | 1枚 | 3;大者7 |
| 附子 | 1枚 | 15;大者30 |
| 粳米 | 1升 | 160 |
| 竹叶 | 1把 | 10 |
| 豉 | 1升 | 160 |
| 乌梅 | 1枚 | 2.3 |
| 栀子 | 1枚 | 0.5 |
| 鸡子黄 | 1枚 | 12.5 |

# 【下篇·各论】

# 一 喘 嗽

## 1. 祛风滴鼻散

**【组成】** 腽肭脐 胡椒 捆都石 撒苔卜各等分

**【用法】** 上药捣罗为末,吹入鼻内。每次0.1g,每日3次。

**【功用】** 和调禀性,祛风散寒。

**【主治】** 禀性衰败而冷,风寒感冒证候。咳嗽声重,气急,咽痒,咳痰稀薄色白,恶风寒,鼻塞流涕,头痛,汗出,苔薄白,脉浮缓。

**【方解】** 腽肭脐生干生热,补脑安神,祛寒平喘,祛风解痉除润,止疼痛,通经利尿;胡椒生干生热,主治湿寒性或黏液质性疾病,能消食开胃,通气除胀;捆都石生干生热,平喘止咳,收敛生肌,温胃止呕,健胃消食,固精缩尿;撒答卜生干生热,通经利尿,散气除胀,温中止痛,给力化浊。全方共奏和调禀性、祛风散寒之功。

**【运用】**

(1) 辨证要点　本方是治疗禀性衰败而冷,风寒感冒证候的常用方。临床应用以咳嗽声重、气急、咽痒、咳痰稀薄色白,苔薄白、脉浮缓为辨证要点。

(2) 加减变化　伴喘促者,加麻黄、杏仁,以宣肺定喘;夹有痰湿者,加半夏、厚朴、茯苓,以燥湿化痰。

(3) 现代运用　本方常用于治疗急慢性支气管炎、肺炎、支气管哮喘、支气管扩张、肺气肿等属禀性衰败而冷、黏液质证候者。

(4) 使用注意　体液亏耗、燥热内盛者忌用。

## 2. 秘痰丸

【组成】人参　木香　天麻　白术(煨)　茯苓　青皮(去瓤)　陈皮(去白)各30g　槐角　半夏各18g　皂角(去皮弦、酥炙)15g。

【用法】上为细末，生姜汁打糊为丸，如梧桐子大(6g)。每服4丸，食后临卧温水(姜汤更佳)送下，每日3次。

【功用】祛风化痰。

【主治】风痰喘嗽证。咳嗽，喉中痰涎壅盛，咯痰黏腻难出或白色泡沫痰，喘急胸满，夜不能寐，舌苔厚浊，脉滑实。

【方解】人参增益精神力、生命力和自然力，滋生良性体液，健脑增智，补心提神，增强食欲，厚肠止泻；木香能增强支配器官功能，除湿化浊，温中健胃，强筋壮肌，散风止痛，补身壮阳；天麻熄风止痉，平抑肝阳，祛风通络；白术、茯苓健脾益气，化痰除湿；青皮疏肝理气，消积化滞；陈皮辛行温通，行气止痛，健脾和中，化痰止咳；槐角清热泻火，凉血净血；半夏燥湿化痰，降逆止呕，消痞散结；皂角祛痰开窍，散结消肿；生姜发汗解表，祛风散寒，温胃止呕，和中降逆，温肺止咳。全方共奏祛风化痰之功。

【运用】

(1) 辨证要点　本方是治疗风痰喘嗽的常用方。临床应用以咳嗽、喉中痰涎壅盛、咯痰黏腻难出或白色泡沫痰、喘急胸满、舌苔厚浊、脉滑实为辨证要点。

（2）加减变化　痰壅喘急,不能平卧者,加葶苈子、白芥子,以祛痰降气;感受风邪者,加苏叶、防风、蝉蜕,以加强祛风化痰之力。

（3）现代运用　本方常用于治疗急慢性支气管炎、肺炎、支气管哮喘、支气管扩张、肺气肿等属风痰壅盛者。

（4）使用注意　体液亏耗、热甚烦躁者忌用。

【文献摘要】

原书功用　《瑞竹堂经验方·卷六·喘嗽门》载:"治风痰喘嗽。"

## 3. 僵蚕汤

【组成】好末茶　僵蚕各30g。

【用法】上为细末,放碗内,倾沸汤一小盏,用盏盖盖定,稍倾温服。临卧再添汤服。

【功用】化痰散结,祛风解痉。

【主治】风痰结聚,气道痉挛之喘嗽。咳嗽,喘促气急,遇风加重,喉中如锯,不能平卧,痰多,胸闷脘痞,舌苔白腻,脉濡滑。

【方解】好末茶止渴,促进消化,燥湿化痰,延缓衰老,健脑;僵蚕生干生热,祛寒补心,燥湿益脑,爽心悦志,止咳平喘,主治湿寒性或黏液质性疾病,如咳嗽、哮喘。全方共奏化痰散结、祛风解痉之功。

**【运用】**

(1) 辨证要点　本方是治疗风痰结聚、气道痉挛之喘嗽的常用方。临床应用以咳嗽、喘促气急、遇风加重、喉中如锯、不能平卧、痰多、舌苔白腻、脉濡滑为辨证要点。

(2) 加减变化　咳逆气急、痰多胸闷者,加白前、苏子、莱菔子,以祛痰降气;寒痰重者,加干姜、细辛、白芥子,以温化寒痰。

(3) 现代运用　本方常用于治疗急慢性支气管炎、肺炎、支气管哮喘、支气管扩张、肺气肿等属风痰结聚、气道痉挛者。

(4) 使用注意　血虚者及孕妇忌用。

**【文献摘要】**

原书功用　《瑞竹堂经验方·卷六·喘嗽门》曰:"治喘嗽,喉中如锯,不能睡卧。"

## 二 喘 证

### 1.补里西古膏

【组成】法剌夫荣 阿里浑 可马达而玉西 沙黑迷罕咱里 乌思突忽都西各60g 扎兀失儿 撒吉别拿只 法体剌撒里荣 咱剌顽的(圆者) 白胡椒 肉桂 甘松 札阿达 咱法兰各15g

【用法】以上药捣罗为末,与蜜相和,加盐3g。每服15g,每日2次。

【功用】除浊痰,净黑血,止痛,舒筋。

【主治】浊痰、黑血根源证。咳喘,痰多,咽喉痛、气窄、声音嘶哑等。以及胃经疼,腹疼,子宫疼,脊背疼,腰子疼,肾经疼,筋松,疥疮癣疮等。

【方解】法剌夫荣生干生热,清除异常黏液质,强筋健肌,醒脑,散寒止痛,燥湿退肿,通利肠阻;阿里浑生干生热,清除异常黏液质和异常黑胆汁,化痰平喘,开通肝脏和肾脏阻滞,化浊退热,祛寒止痛;可马达而玉西生干生热,开通阻滞,利尿通经,软坚止痛,温肺止咳;沙黑迷罕咱里生干生寒,清除异常黏液质,开通脑阻,散结止痛,泻下燥湿,消除黄疸;乌思突忽都西生干生热,清除异常黏液质,清脑健脑,强筋壮肌,消炎止痛,祛风散寒,养精安神;扎兀失儿祛风散寒,清除异常黏液质,通阻壮筋,利尿退肿,健胃除胀,止咳平喘,通经止痛；撒吉别拿只生干生热，清除异常黏液质和异常胆液汁，燥湿退肿，祛寒止痛，驱虫安胃；法体剌撒里荣生干生热，温经利尿，散寒止痛，燥湿开胃，暖宫通经；圆咱剌顽的生干生热，燥湿健脑除癫，安神健胃，生干生热，祛寒止痛，通经堕胎，止咳平喘，清除多余体液；白胡椒生干生热，消食健胃，通滞除胀，止咳化痰，健脑止痛；肉桂生干生热，祛寒温中，化浊开胃，除胀止泻，温补肝脏，增进消化，养心除悸，温肾壮阳；甘松生干生热，祛风除润，利尿通经；咱法兰生干生热，补血给力，净血通血道，破血通阻，健脑悦志，强心安神，增智催眠，靓肤悦色，养肝明目，升提内脏。全方共奏除浊痰、净黑血、止痛、舒筋之功。

**【运用】**

（1）辨证要点　本方为治疗浊痰、黑血根源证的常用方。临床应用以咳喘、痰多、咽喉痛、声音嘶哑为辨证要点。

（2）加减变化　腰身、脏器疼痛者，加芍药、甘草，以解痉止痛；筋松者，加桑寄生、怀牛膝，以补肝肾，强筋骨；疔疮疥癣者，加藜芦、蛇床子、硫黄、花椒，煎汤外洗。

（3）现代运用　本方常用于上呼吸道感染、支气管炎、肺炎等属浊痰、黑血根源证者。

（4）使用注意　热证、虚证者忌用。孕妇忌用。

**【文献摘要】**

原书功用　《回回药方·卷三十·杂证门》载：同"阿牙剌只阿而可阿尼昔"。"治凡证候因浊生白痰或浊生黑血根源生者，又初间眼中水下证候，服之皆得济……又胡思吉疼（即是喉咙)、气窄、声音哑,又胃经疼或腹内疼,或子宫疼,又脊背疼,腰子疼,肾经疼……又亦而捆纳撒(即筋松及筋长了病证)证候……人为疯狗所伤……又疥疮癣疮……皆得济。"

## 2. 古阿里失者里奴西膏

【组成】甘松 丁香 草果 牡丹皮 肉桂 高良姜 干姜 咱法兰 白胡椒 荜茇 木香 广香附 兀的八刺珊 哈不里阿西 白薇 哈撒卜咱里刺各3g 麻思他其18g 白锭子砂糖65g

【用法】以上药捣罗为末,与制过净蜜相和,收藏7日后服,如藏日愈久,则力愈胜矣。每服8g,空腹服,若食后用亦可,每日2次。

【功用】祛风散寒,添气力,香口气,净面色,去秽疮。

【主治】冷风、白痰根源证。咳嗽,口臭,面色秽浊,神疲乏力,尿频等,以及痔疮、冷头疼、脚气、癣、秽疮,或腰子有沙,白发等。

【方解】甘松生干生热,祛风燥湿,利尿通经;丁香生干生热,化浊益胃,增进消化,散寒舒筋,补脑增智,温肾壮阳;草果燥湿生热,调节异常黏液质,温胃消食,降逆止呕,除湿止泻;牡丹皮微寒,能清血分实热,擅清透阴分伏热;肉桂生干生热,祛寒温中,燥湿开胃,除胀止泻,温补肝脏,增进消化,补心除悸,温肾壮阳;高良姜祛寒燥湿,温胃消食,散气止痛,开通阻滞,补肾壮腰,填精壮阳;干姜温胃消食,温中止泻,发散风寒,壮阳止带;咱法兰生干生热,补血净血,破血通阻,补脑悦志,强心安神,增智催眠,靓肤悦色,养肝明目,升提内脏；白胡椒生干生热，消食开胃，通气除胀，止咳化痰，健脑止痛；荜茇生干生热，健胃消食，通气除胀，填精壮阳，利尿通经，止咳化痰，散寒止痛；木香、香附健脾化浊，温中开胃，强筋健肌，散风止痛，补身壮阳；兀的八刺珊除湿健脑，提神强身，止咳平喘，温暖肝胃，祛风除润；哈不里阿西生干生寒，凉血止血，除润止泻，收敛止汗，消肿止痛，滋长毛发，主治湿热性或血液质性疾病；白薇清热凉血，利尿通淋；麻思他其生干生热，祛寒除湿，健胃消食，通滞除胀，增强消化，主治湿寒性或黏液质性疾病；白砂糖润肺止咳，和中调味。全方共奏祛风散寒、添气力、香口气、净面色、去秽浊之功。

【运用】

（1）辨证要点　本方为治疗冷风、白痰根源证的常用方。临床应用以面色秽浊、尿频为辨证要点。

（2）加减变化　咳喘者，加杏仁、紫苏，以止咳平喘；神昏者，加苏合香、冰片、石菖蒲，以开窍醒神。

（3）现代运用　本方常用于支气管炎、心脑血管病、痔疮等属冷风、白痰根源者。

（4）使用注意　热盛者忌用。孕妇忌用。

【文献摘要】

原书功用　《回回药方·卷三十·杂证门》云："能助各体的力，消散风。若因尿胞冷，多有小便，服此能止之。又能去白痰盛生的嗽，添精神，香口气，净面色；又能去痔疮所生的风；又因病无智识者，及冷头疼、脚气、癣、斑点，用此皆得济；又有秽疮或腰子有沙者，用此亦皆得济。又治发黑不白，如人服此药二十一日，则有上所说之证皆可愈矣。"

## 三 肺痈

### 1. 荅洼兀里禄其撒尼而膏

【组成】大黄 紫苏梗 木香 没药 福可黑亦即黑而 哈不里阿而 突鲁迷昔 胡芦巴 黑胡椒各30g

【用法】以上药捣罗为末,与制过净蜜相和。每服4g,以阿福散汀汤(即艾汤)冲服,每日2次。

【功用】泻火毒,开气结,祛瘀血,消肿痛。

【主治】禀性衰败而热或湿之肺痈。发热,咳嗽,胸部胀满疼痛,咯吐脓痰甚则脓血,食欲差,便秘,舌红,苔黄腻,脉滑数。

【方解】大黄主治湿寒性或黏液质性疾病,能通便,通气止痛,调节寒热,退热消肿,利尿除润,通经;紫苏梗宽胸利膈,顺气除胀,治疗胸腹气滞,痞闷胀痛;木香化浊健胃,温中开胃,强筋健肌,散风止痛;没药生干生热,祛湿寒,止疼痛,止咳,祛润化痰;哈不里阿而主治湿寒性或黏液质性疾病,止咳平喘;突鲁迷昔生干生热,清除异常黏液质,祛润消肿,散寒止痛,疏风养筋,止咳平喘;胡芦巴调节异常胆液质,清热消肿,利咽止痛,清热止咳;黑胡椒生干生热,主治湿寒性或黏液质性疾病,止咳化痰,健脑止痛。全方共奏泻火毒、开气结、祛瘀血、消肿痛之功。

【运用】

（1）辨证要点　本方为治疗禀性衰败而热或湿之肺痈常用方。临床应用以发热、咳嗽、胸部胀满疼痛、咯吐脓痰甚则脓血，舌红、苔黄腻，脉滑数为辨证要点。

（2）加减变化　高热者，加金银花、鱼腥草、蒲公英、紫花地丁，加强泻火解毒之力；咯痰黄稠不利者，加桑白皮、射干、瓜蒌，清热化痰；咯痰脓浊、量多者，加瓜蒌子、葶苈子，泻肺除浊。

（3）现代运用　本方常用于肺脓疡、肺部感染、肺坏疽、支气管扩张继发感染等属禀性衰败而热、而湿者。

（4）使用注意　脾胃虚寒及无实热者忌用。孕妇忌用。

## 2. 达荅兀里卜黎提膏

【组成】黄硫黄　白天仙子　吉而的马拿　米阿（湿者）没药　撒荅卜　木香各30g　阿肥荣　咱法兰　白胡椒各8g　牡丹皮30g

【用法】以上捣罗为末，与制过净蜜相和。每服4g，每日2次。

【功用】祛白痰，除黑血，排石利尿，解毒。

【主治】白痰、黑血根源证。发热、身颤、气窄、咳嗽、咯吐脓痰或脓血，蛊证，脾经疼，肾或膀胱结石，小便不通，药物中毒，毒虫所伤等。

【方解】黄硫黄杀虫解毒，祛风除湿，软坚消积，收敛止痒，祛润除痰，壮阳通便；白天仙子生干生寒，安神催眠，镇静止痛,祛润止血;吉而的马拿生干生热,温肺止咳,祛润化痰,强筋健肌,除癫安癔,祛寒止痛;米阿生干生热,化湿止咳,主治湿寒性或黏液质性疾病;没药生干生热,祛寒湿,止疼痛,止咳祛润化痰;撒苔卜主治湿寒性或黏液质性疾病,通阻利尿,强筋壮肌;木香生热祛寒,除润愈疮,化浊健胃,疏风止痛;阿肥荣生干生寒,燥湿清热,安神止痛,凉血止血,防腐生肌;咱法兰生干生热,补血净血化瘀,破血通阻;白胡椒生干生热,消食开胃,通气除胀;牡丹皮微寒,能清血分实热,擅清透阴分伏热。全方共奏祛白痰、除黑血、排石利尿、解毒之功。

**【运用】**

(1)辨证要点　本方为治疗白痰、黑血根源证的常用方。临床应用以发热日久、身颤、气窄、咳嗽、咯吐脓痰或脓血等为辨证要点。

(2)加减变化　气窄者,加枳实、香橼,以理气;咯痰脓浊、量多者,加瓜蒌仁、葶苈子,泻肺降浊。

(3)现代运用　本方常用于肺脓疡、肺部感染、肺坏疽、支气管扩张继发感染等属白痰、黑血根源者。

(4)使用注意　阴虚火旺者忌用。孕妇忌用。

**【文献摘要】**

原书功用　《回回药方·卷三十·杂证门》曰:"凡白痰根源、黑血根源证,日久发热、身颤、气窄、从胸膈吐出脓、白痰根源嗽、蛊证、脾经疼,用之皆得济。又能推腰子或尿胞内有沙子出,又能开小便。又凡所伤药等,如阿肥荣、少可阑(毒芹、毒人参)、鲁法黑根等,用此能解其毒。又凡为蝎子、鲁他亦刺等所伤,用此亦能解其毒也。"

## 3. 化痰散瘀膏

【组成】白胡椒 黄硫黄 天仙子各20g 吉而的马拿30g 乳香 没药(净者)各40g 咱法兰 荜茇 木香 咱刺顽的(长者) 鲁法黑根的皮 法而非荣各10g

【用法】以上药捣罗为末,与制过净蜜相和。每服3g,每日2次。

【功用】祛痰浊,散瘀滞,止咳平喘,散寒止痛,解毒。

【主治】禀性衰败而冷,痰瘀阻肺证。咳嗽,气息喘促,咯痰色白黏腻,胸闷痛,舌暗淡,有瘀斑,苔白腻,脉弦滑。

【方解】白胡椒生干生热,消食开胃,通气除胀,下气消痰;黄硫黄杀虫解毒,祛润止痛,收敛止痒,软坚消积,化痰,壮阳通便;天仙子生干生寒,祛润,止血;吉而的马拿生干生热,温肺止咳,除润,强筋健肌;乳香生干生热,平喘止咳,收敛生肌,温胃止呕吐,健胃消食;没药生干生热,祛湿健脑,止咳平喘;咱法兰生干生热,补血净血化瘀,破血通阻;荜茇生干生热,通气除胀,止咳化痰,散寒止痛;木香生热祛寒,化浊愈疮,健胃,散风止痛;长咱刺顽的生干生热,燥湿健脑,祛寒止痛,止咳平喘,祛腐生肌;鲁法黑根的皮生干生寒,止咳平喘,镇静止痛,清热消肿;法而非荣生干生热,清除异常黏液质,强筋健肌,燥湿退肿。全方共奏祛痰浊、散瘀滞、止咳平喘、散寒止痛、解毒之功。

【运用】

(1)辨证要点　本方为治疗禀性衰败而冷、痰瘀阻肺证的常用方。临床应用以咳嗽、气息喘促、咯痰色白黏腻、胸闷痛,舌暗淡、有瘀斑、苔白腻,脉弦滑为辨证要点。

(2)加减变化　寒气盛者,加桂枝、生姜,以散寒通阳;痰盛者,加陈皮、半夏,以除润祛痰。

(3)现代运用　本方常用于支气管炎、支气管哮喘、肺炎等属禀性衰败而冷、痰瘀阻肺者。

(4)使用注意　阴虚火旺者忌用。孕妇忌用。

## 四 肺胀

### 1. 马竹尼阿剌西徒马黑西

【组成】肉桂 木香 别而咱的 腽肭脐 阿肥荣 黑胡椒 荜茇 米阿(湿者)各30g 蜜200g

【用法】以上先将别而咱的在蜜内化开,后将余药捣罗为末,相和,在琉璃器或银器或瓷器内收藏。每服3g,与蜜汤加生芝麻油3滴送下,每日2次。

【功用】温肺散寒,化痰降逆,通气消胀,解毒。

【主治】寒痰壅遏胸肺证。喘息急促,咳嗽,咯痰或咯吐脓血,胸部满闷,上吐下泻,或尿胞内证候,或子宫气结证,或日久发热,或毒物所伤。

【方解】肉桂生干生热,散寒温中,散发浊润,开通阻塞,清除胸部异常体液;木香生热祛寒,化浊愈疮,除湿健胃,散风止痛;腽肭脐生干生热,散寒平喘,除湿祛风解痉;黑胡椒生干生热,止咳化痰,通气除胀,主治湿寒性或黏液质性疾病;荜茇生干生热,通气除胀,止咳化痰,散寒止痛,填精壮阳;米阿生干生热,化痰止咳,止泻,解毒,通经止痛温筋;蜜生干生热,止咳平喘,润肠通便,滋补身体,开通阻塞。全方共奏温肺散寒、化痰降逆、通气消胀、解毒之功。

【运用】

(1)辨证要点 本方是治疗寒痰壅遏胸肺证的常用方。临床应用以喘息急促、咳嗽、咯痰或咯吐脓血、胸部满闷等为辨证要点。

(2)加减变化 痰多者,加陈皮、半夏,以除润祛痰;气喘难平者,加葶苈子、杏仁,以涤痰平喘;吐泻者,加茯苓、白术、半夏、生姜,以健脾祛润。

(3)现代运用 本方常用于慢性支气管炎、支气管哮喘、支气管扩张、肺结核等属寒痰壅遏胸肺者。

(4)使用注意 热证者忌用,孕妇慎用。

【文献摘要】

原书功用《回回药方·卷三十·杂证门》道:"凡胸膈内证候,并身中出入气的物内证候,又此物内生的疮,又此物来的脓或血,又胸膈连筋肉上或出入气的连筋肉上有肿,又上吐下泻,或泄泻,或尿胞内证候等,或子宫内气结证,或日久发热,用之皆得济。又能解毒物所伤。"

## 2. 人参汤

【组成】新罗参(去芦,剉)　紫苏叶　砂糖各60g　橘皮30g

【用法】新罗参另炖,余药用水熬,去滓,澄清,与新罗参汤混匀,频服。

【功用】顺气化痰,开通胸膈,生津止渴。

【主治】痰壅胸膈,气道不通证。咳嗽,痰黏不易咯出,喘促短气,胸膈满闷,口渴,不思饮食等。

【方解】新罗参补气生津；紫苏叶生湿生热，温中养胃，宽胸平喘，温肺化痰，主治干寒性或黑胆质性疾病；砂糖既可调味，又增强体力，以助药力；橘皮既能燥湿化痰，又能温化寒痰，且辛行苦泄而能宣肺止咳。全方共奏顺气化痰、开通胸膈、生津止渴之功。

【运用】

(1)辨证要点　本方为治疗痰壅胸膈、气道不通证的常用方。临床应用以咳嗽、痰黏不易咯出、喘促短气、胸膈满闷等为辨证要点。

(2)加减变化　兼见脾虚不思饮食者，加白术、茯苓、神曲，以健脾助运；兼有消渴证者，加黄芪、熟地黄、天花粉等，以益气生津。

(3)现代运用　本方常用于慢性支气管炎、支气管哮喘、支气管扩张、肺结核、慢性阻塞性肺疾病等属痰壅胸膈、气道不通者。

(4)使用注意　热证者忌用。

【文献摘要】

原书功用　《饮膳正要·卷二·诸般汤煎》载："顺气，开胸膈，止渴生津。"

## 五　心　悸

### 1. 祖鲁迷思乞马準

【组成】白薇　阿的黑儿　小茴香　甘松　芸香各10g　草果　丁香　咱儿那八的　都龙知　琥珀　珍珠各8g　麝香0.4g　冰片0.2g

【用法】一同捣罗为末，炼蜜调成膏子。每服4g，蜜水下，每日2次。

【功用】疏风顺气，助气力，宁心。

【主治】风浊内扰，气道壅阻证。心悸、心烦、气短，乏力，肢体酸痛重着，胡思乱想、失眠多梦，神疲健忘，食欲不振，胃脘胀痛，舌淡，苔白腻，脉弦滑。

【方解】白薇善入血分，能清热凉血，益阴除烦；阿的黑儿生干生热，成熟异常黏液质或清除异常体液，强筋健肌，行气止痛，通阻消肿；小茴香开通阻塞，消除脓性体液，宁心苏醒，降逆止泻；甘松生干生热，健脑养心，安神宁悸，强筋健肌，利尿通经；芸香生干生热，通阻利尿，理气止痛；草果除润生热，调节异常黏液质，温胃消食，降逆止呕，除润止泻；丁香生干生热，祛润健胃，散寒温筋；咱儿那八的祛风散寒，开通阻滞，消除异常黑胆汁，强心益脑，爽心悦志，健胃止呕；都龙知生干生热，养心安神除烦，祛润强筋；琥珀生干止血，祛润止泻，爽心悦志，防腐生肌，主治各种心悸心烦；珍珠补益脑、心、肝，爽心悦志,定惊安神,治疗心悸;麝香、冰片生干生热,芳香开窍,增强人体自然力,提高内外感觉力,爽心悦志,主治湿寒性或黏液性疾病。全方共奏疏风顺气、助气力、宁心之功。

【运用】

(1)辨证要点 本方是治疗风浊内扰、气道壅阻证的常用方。临床应用以心悸、心烦、气短、乏力、肢体酸痛重着,舌淡、苔白腻,脉弦滑为辨证要点。

(2)加减变化 胃脘胀痛明显者,加陈皮、木香,以通气道,止疼痛;气短乏力明显者,加党参、黄芪,以给力强体。

(3)现代运用 本方常用于神经衰弱、冠心病、高血压、慢性胃炎等属风浊内扰、气道壅阻者。

(4)使用注意 禀性衰败有热者慎用。孕妇忌用。

【文献摘要】

原书功用 《回回药方·卷十二·众风门·众风杂治类》云:"疏风顺气,助动气力,宁心。"

## 2. 甜荅洼兀里迷西其膏

【组成】珍珠 琥珀 珊瑚 生丝各6g 广戌 都卢拿只各4g 红八黑蛮 白八黑蛮 草果 撒苔只忻的 甘松 丁香 腽肭脐 干姜 荜茇各2g 麝香0.1g

【用法】一同捣罗为末,用炼蜜调和成膏。每服4g,每日2次。

【功用】通血道,顺气宁心。

【主治】黑血根源病证。心悸,气窄,暗风,口眼歪斜,厘卜亦(即隔一日发一遭热的病证)发热,回归热,间歇性发热,舌暗或有瘀点瘀斑,脉涩。

【方解】珍珠补益心、肝,爽心悦志,定惊安神;琥珀生干止血,燥湿止泻,爽心悦志,健胃补肾,通利小便;珊瑚生干生寒,主治湿热性或血液质性疾病,安神宁悸,除润敛疮,清热消肿,爽心悦志,止血,止泻;生丝生干生热,补益心神,燥湿健脑,爽心悦志,止咳平喘;广成祛风散寒,开通阻滞,清除异常黑胆汁,强心补脑,爽心悦志;都卢拿只生干生热,补益心气,安神除烦,祛润舒筋,养肌;红八黑蛮、白八黑蛮生干生热,补心壮阳,肥体填精,爽心悦志,除润固精;草果燥湿生热,调节异常黏液质,温胃消食,降逆止呕,化浊止泻;甘松主治寒性或黑胆汁性或黏液质性疾病,补脑养心,安神宁悸,健胃养肝,祛风化浊,强筋健肌,利尿通经,净血祛斑;丁香生干生热,化浊健胃,增进消化,散寒温筋,益脑增智,爽心悦志;腽肭脐生干生热,补脑安神,祛寒平喘,疏风解痉,除湿止痛,通经利尿;干姜、荜茇主治湿寒性或黏液质性疾病,能温胃消食,通气除胀;麝香生干生热,芳香开窍,增强人体自然力,提高内外感觉力,爽心悦志,主治湿寒性或黏液质性疾病。全方共奏通血道、顺气宁心之功。

【运用】

(1)辨证要点 本方是治疗黑血根源病证的常用方。临床应用以心悸、气窄、暗风、口眼歪斜、发热为辨证要点。

(2)加减变化 心悸气窄重者,加香附、丹参,以增强开通阻滞之力;发热重者,加白薇、牡丹皮,以清热除烦。

(3) 现代运用　本方常用于心脑血管病、呼吸道感染等属黑血根源病证者。

(4) 使用注意　禀性衰败而热者慎用。孕妇忌用。

【文献摘要】

原书功用　《回回药方·卷三十·杂证门》载："人有黑血根源，并心跳、气窄、暗风、口眼歪斜、厘卜亦（即隔一日发一遭热的病证）发热，用之得济。"

## 3. 甜祖鲁迷思膏子

【组成】芸香　官桂　丁香　甘松　肉豆蔻　白豆蔻　草果　香附　阿的黑儿　陈皮　沉香　把的郎吉波也叶　麦儿桑过失　干姜　荜茇各18g　珍珠　琥珀　生丝末　珊瑚　红八哈蛮　白八哈蛮　撒荅各10g

【用法】同为细末，炼蜜调和成膏。每服8g，温水送下，每日2次。

【功用】祛风散寒，助胸力，强筋骨。

【主治】浊风寒气凝滞证。心悸，紫癜，半身不遂，口眼歪斜，神志恍惚，手足无力等。

【方解】芸香、撒荅生干生热，通阻利尿，通滞止痛，靓肤除斑；官桂生干生热，散寒温中，开通阻塞，除润温胃；丁香生干生热，除润散寒；甘松生干生热，祛风除润，强筋健肌，净血祛斑；肉豆蔻生干生热，散寒止痛，强筋健肌，收敛；白豆蔻化浊行气，温中止呕；草果燥湿生热，调节异常黏液质；香附生热,芳香化浊,通滞止疼,益脑补心,强筋健肌,养颜生辉;阿的黑儿生干生热,成熟异常黏液质或清除异常体液,强筋健肌,理气止疼,通阻消肿,祛风止痒,收敛止血;陈皮温通,行气止痛,健脾和中;沉香生干生热,祛润健脑,散寒温阳,理气止痛,解毒;把的郎吉波也叶生干生热,温补心脏,散寒止痛,净血降压,燥湿养筋,消肿解毒;麦儿桑过失成熟黑胆汁,软化通阻,理气止痛,除润消肿,除白斑,净血祛瘀,收敛愈伤;干姜温胃消食,发散风寒,温肾助阳;荜茇生干生热,通气除胀,利尿通经,散寒止痛,强筋健肌;珍珠补益心、肝,爽心悦志,定惊安神,散风祛斑;琥珀生干止血,化浊止泻,爽心悦志,防腐生肌,主治各种内外出血;生丝生干生热,散寒补血,燥湿健脑,爽心悦志,止咳平喘;珊瑚生干生寒,化浊收敛,清热解毒,爽心悦志,止血;白八哈蛮、红八哈蛮生干生热,温心壮阳,爽心悦志,化浊固精,泻黄除润,暖宫生辉。全方共奏祛风散寒、助胸心、强筋骨之功。

**【运用】**

(1)辨证要点 本方是治疗浊风寒气凝滞证的常用方。临床应用以心悸、心弱、紫癜、半身不遂、口眼歪斜、神志恍惚、手足无力为辨证要点。

(2)加减变化 疼痛者,加栀子、乳香,以消肿止痛。

(3)现代运用 本方常用于心脑血管病、紫癜、骨关节病等属浊风寒气凝滞者。

(4)使用注意 热盛者忌用。孕妇忌用。

**【文献摘要】**

原书功用 《回回药方·卷十二·众风门·众风杂治类》曰："专治心跳、心弱、紫癜,助胸力,治半身不遂、口眼歪斜、恍惚、手脚无力病证。"

## 六 胸 痹

### 1. 疏风顺气膏子

【组成】可刺夫失子 白芥子(炒) 难花各8g 丁皮 丁香 高良姜各10g 柏子仁18g

【用法】同为细末,炼蜜调和。每服10g,每日2次。

【功用】疏风顺气,消食,助胸中之力。

【主治】禀性衰败而冷,风气搏结证。胸闷痛,心悸,气结,饮食不振,胃脘疼痛,肢体欠温等。

【方解】可刺夫失子生干生热,散寒利尿,通阻止痛,健胃消食,化浊通经;白芥子主治各种湿寒性疾病,除寒祛润,通阻止痛,温中开胃,祛腐生辉;难花生干生热,消除黏液性体液,温胃消食,理气止痛,祛风散寒,通经利尿;丁皮散寒理气,止痛止泻;丁香生干生热,化浊健胃,爽心悦志;高良姜主治寒性体液如黏液质和黑胆汁过盛引起的疾病,祛寒除润,温胃消食,理气止痛,开通阻滞;柏子仁养心安神,敛汗,润肠通便。全方共奏疏风顺气、消食、助胸力之功。

【运用】

(1)辨证要点 本方是治疗禀性衰败而冷、风气搏结证的常用方。临床应用以胸部闷痛、心悸、气结、食欲不振、肢体欠温为辨证要点。

（2）加减变化　胸部闷痛较重者，加川芎、桔梗，以开胸化滞；胃脘冷痛者，加桂枝、白芍，以散寒止痛。

（3）现代运用　本方常用于冠心病、消化不良等属禀性衰败而冷、风气搏结者。

（4）使用注意　孕妇慎用。

【文献摘要】

原书功用　《回回药方·卷十二·众风门·疏风顺气类》说："疏风顺气，消食，助胸中之力。"

## 2. 化浊祛瘀散

【组成】难花　可剌夫失子　阿你松各18g　乳香15g　阿的黑儿　芸香　木香各10g　白芥子（炒）60g

【用法】一同为末，用砂糖调和。每服8g，冷水空腹下，每日2次。

【功用】疏风通阻，散胸中浊物。

【主治】风浊瘀滞证。胸部刺痛，固定不移，心悸，时作时止，眩晕，舌紫暗，或有瘀斑，苔白腻，脉弦涩。

【方解】难花生干生热，温胃消食，理气止痛，祛风散寒，通经利尿；可剌夫失子生干生热，散寒利尿，通阻止痛，健胃消食，除润通经；阿你松生干生热，成熟异常黏液质，温经健肌，蠲痹止痛，利尿通经；乳香生干生热，增强记忆，平喘止咳，收敛生肌，温胃止呕，增进饮食，固精缩尿；阿的黑儿生干生热，成熟异常黏液质或清除异常体液，强筋健肌，理气止痛，通阻消滞,健胃;芸香生干生热,通阻利尿,散寒止痛,补脑益智,强筋壮肌;木香化浊顺气,温中开胃,强筋健肌,散风止痛;白芥子除寒祛润,通阻止痛,温中开胃,祛腐生辉。全方共奏疏风通阻、散胸中浊物之功。

**【运用】**

(1)辨证要点　本方是治疗风浊瘀滞证的常用方。临床应用以胸部刺痛、固定不移,眩晕,舌紫暗、苔白腻,脉弦涩为辨证要点。

(2)加减变化　血道瘀滞者,加桃仁、红花、丹参,以通畅血道;痰浊阻滞者,加陈皮、半夏,以化浊。

(3)现代运用　本方常用于冠心病属风浊瘀滞者。

(4)使用注意　阴虚火旺者忌用。孕妇忌用。

**【文献摘要】**

原书功用　《回回药方·卷十二·众风门·疏风顺气类》云:"疏风,能散胸中浊物。"

## 3. 搜风膏子

**【组成】**干撒苔卜 30g　难花　黑子儿　可深　香菜　莳萝　番茴香　法他剌撒里荣　胡椒　荜茇　夫苔纳知　祖夫苔　沙黑未烈知　阿儿子各10g　腽肭脐 8g

**【用法】**上药者捣罗,又撒阿因8g、天竺黄10g,用水调化,用蜜比药加倍,上火化开,下药同搅匀,作膏子。每服6g,热水下,每日2次。

【功用】散风祛寒,化浊止痛。

【主治】风痰壅盛,浊润内阻证。胸中疼痛,心悸不安,肢体沉重,舌暗淡,苔白腻,脉浮紧。

【方解】干撒苔卜生干生热,通阻利尿,理气止痛,益脑增智,强筋壮肌,健胃纳食;难花生干生热,温胃消食,散滞止痛,祛风散寒,通经利尿;黑子儿益气养心,祛风止咳;可深调节异常胆汁,降肝火,清胃热,泄黄水,利尿退肿;香菜调节异常血液质,清目安神;莳萝生干生热,开通阻塞,成熟体液,利尿消肿,除胀止痛,通经;番茴香生干生热,成熟异常黏液质,温经健肌,理气止痛,利尿通经;法他剌撒里荣生干生热,散寒利尿,通滞止痛,燥湿开胃,温经通络;胡椒、荜茇主治湿寒性或黏液质性疾病,温胃消食,通气除胀;夫苔纳知生干生热,降压强心,安神益脑,健胃,行气止痛;阿儿子主治湿寒性或黏液质性疾病;腽肭脐生干生热,补脑安神,散寒平喘,祛风解痉,除湿止痛,通经利尿;撒阿因化痰止咳;天竺黄清热豁痰,凉心定惊。全方共奏散风祛寒、化浊止痛之功。

【运用】

(1)辨证要点　本方是治疗风痰壅盛、浊润内阻证的常用方。临床应用以胸中疼痛、心悸不安、肢体沉重,舌暗淡、苔白腻,脉浮紧为辨证要点。

(2)加减变化　寒邪盛者,加附子、桂枝,以温经散寒。

(3)现代运用　本方常用于冠心病、心脑血管病等属风痰壅盛、浊润内阻者。

(4)使用注意　禀性衰败有热者忌用。

【文献摘要】

原书功用 《回回药方·卷十二·众风门·胸膈风类》曰："治散胸中中风。"

## 4. 疏风马准

【组成】香菜 阿你松 玫瑰花 可刺夫失子 难花 番茴香各10g 牡丹皮 芸香 撒吉木你牙 官桂各6g 柴胡18g 可西刺 刺辛各4g

【用法】同为细末,炼蜜调和。每服10g,每日2次。

【功用】疏风祛痰,通阻止痛。

【主治】风痰痹阻胸膈证。胸部闷痛,心悸,痰多,或伴咳嗽,舌淡,苔白腻,脉弦滑。

【方解】香菜调节异常血液质,清目安神;阿你松生干生热,成熟异常黏液质,温经通络,行气止痛,利尿通经;玫瑰花滋补胃肠,促进消化,芳香开窍,安神止痛,祛风除润,润肠通便,润肤悦色;可刺夫失子生干生热,散寒利尿,通阻止痛,健胃消食,祛润通经;难花生干生热,温胃消食,理气止痛,祛风散寒,通经利尿;番茴香生干生热,成熟异常黏液质,温经健肌,行气止痛,利尿通经;牡丹皮净血散瘀,清热凉血;芸香生干生热,通阻利尿,温经止痛,补脑益智,强筋健肌;撒吉木你牙生干生热,清除异常黏液质和异常胆汁,化浊除润泄黄水,散寒止痛,驱虫益胃;官桂生干生热,散寒温中,化浊健胃,消胀止泻,温补肝脏,增进消化,强心除悸,温肾壮阳;柴胡疏风散热,疏肝解郁,升阳举陷;可西刺矫正百味之害,止咳,止血,清音利喉,通利小便,消肿愈疮;刺辛除润健胃,温中止痛,强筋健肌。全方共奏疏风祛痰、通阻止痛之功。

【运用】

(1)辨证要点　本方是治疗风痰痹阻胸膈证的常用方,临床应用以胸部闷痛、心悸、痰多、舌淡、苔白腻,脉弦滑为辨证要点。

(2)加减变化　心胸疼痛重者,加丹参、苏合香,以通络止痛;痰浊盛者,加瓜蒌、半夏,以散痰祛浊。

(3)现代运用　本方常用于冠心病、心脑血管病等属风痰痹阻者。

(4)使用注意　禀性衰败有热者忌用,孕妇慎用。

【文献摘要】

原书功用　《回回药方·卷十二·众风门·胸膈风类》云:"治心气痛,因痰。治胸间重风。"

## 5. 通阻止痛马準

【组成】牡丹皮　黑马马　甘松　难花　小茴香　白薇　可刺夫失子　香黑子　西撒里雨思　达达茴香　别的阿思苔儿　咱刺弯(长者)　芸香　莳萝各等分

【用法】为细末,炼蜜调和而服。每服6g,每日2次。

【功用】疏风行气,通阻止痛。

【主治】风气阻滞证。心胸胀痛,腹胀腹痛,胁肋不舒,食欲不振,肢体活动不利等。

【方解】牡丹皮净血散瘀,清热凉血;黑马马化湿行气,温中止呕;甘松主治寒性或黑胆汁性或黏液质性疾病,益脑养心,安神除癫,健胃补肝,祛风燥湿,强筋健肌,利尿通经,活血祛斑;难花生干生热,温胃消食,行气止痛,祛风散寒,通经化滞;小茴香开通阻塞,泄下黄水,宁心安神,降逆止泻;白薇清热凉血,通经化滞,解毒愈疮;可刺夫失子生干生热,散寒利尿,通阻止痛,健胃消食,祛润通经;香黑子生湿生寒,降低偏盛的胆汁,清热利尿,润燥止渴,止痛;西撒里雨思生干生寒,调节异常血液质,清目安神;达达茴香生干生热,成熟异常黏液质,温经通络,行气止痛,利尿通经;别的阿思苔儿生干生热,补脑安神,散寒平喘,祛风解痉,除湿止疼,通经利尿;长咀刺弯生干生热,化浊补脑,除癫,养神;芸香生干生热,通阻利尿,行气止痛,益脑增智,强筋健肌;莳萝生干生热,开通阻塞,成熟体液,利尿消肿,消胀止痛,通经。全方共奏疏风行气、通阻止痛之功。

【运用】

(1)辨证要点 本方是治疗风气阻滞证的常用方。临床应用以心胸胀痛、腹胀腹痛、胁肋不舒为辨证要点。

(2)加减变化 气滞不通者,加木香、香附,以行气化滞;饮食积滞者,加枳实、白术,以消积助运。

(3)现代运用 本方常用于治疗冠心病、慢性胃炎、慢性肠炎等属风气阻滞者。

(4)使用注意　禀性衰败有热者忌用。孕妇慎用。

**【文献摘要】**

原书功用　《回回药方·卷十二·众风门·胸膈风类》说："治胸肝脾疼,疏风。"

## 6. 助阳马準

**【组成】**瓦丹　葫萝卜子　达达茴香　可刺夫失子各30g　台哩红18g　芸香　细辛　肉豆蔻花　沉香各4g　丁香2g

**【用法】**一同捣罗,同砂糖调和成膏,作马準。每服10g,日进1服。

**【功用】**散寒消食,化痰除湿,祛风止痛。

**【主治】**禀性衰败而冷,痰湿内盛证。心胸疼痛,痰多,脘腹胀满,呕吐,口流清水,皮肤瘙痒,茎管生疮,痔疮出血等。

**【方解】**瓦丹温中散寒,祛风止痛;葫萝卜子味苦辛温,除润散寒,利水杀虫;达达茴香辛温,温肾散寒,理气和胃;可刺夫失子生干生热,散寒利尿,通阻止痛,健胃消食,除润通经;台里红祛风散寒;芸香清热解毒,散瘀止痛;细辛祛风散寒,通窍止痛,温肺化饮;肉豆蔻花化浊行气,除润止呕;沉香行气止痛,温中止呕,纳气平喘;丁香温中助阳,降逆止呃。全方共奏散寒消食、化痰除湿、祛风止痛之功。

**【运用】**

(1)辨证要点　本方为治疗禀性衰败而冷、痰浊内盛证的常用方。临床应用以胸痛、痰多、脘腹胀满等为辨证要点。

(2)加减变化　口臭者,加木香、藿香,以芳香化浊;脘腹胀满甚者,加木香、槟榔,以行气消胀;痔疮出血者,加赤石脂、枯矾,以止血敛疮。

(3)现代运用　本方常用于治疗心血管病、消化不良等属禀性衰败而冷、痰湿内盛者。

(4)使用注意　气虚、热证者忌用。孕妇忌用。

【文献摘要】

原书功用　《回回药方·卷三十·杂证门》载:"治心气痛,壮胸肝肾,化痰,口得香气,止口流清水,能开闭涩,杀肚虫,定风,去茎管有疮,消食,疏风,又治痔疮、心痛,止血,助阳。八吉剌忒(注:希波克拉底)太医道,若人一年服一七此马準者,当年再不可用太医,服药浑身七窍不生诸病,吃十般茶饭者,便消。兴阳,可敌十女,服者不差。"

## 七 惊悸不寐

### 1. 健脑安神膏

【组成】黑诃子60g 柏子仁30g 菖蒲18g 乳香 香附子各4g

【用法】为末,炼蜜调和。每服4g,每日2次。

【功用】健脑安神通瘀,祛风散寒化浊。

【主治】红液质偏盛,风湿浊邪阻滞证。浑身发颤,心悸,惊恐不安,眩晕,失眠多梦,健忘,舌暗,苔白腻,脉弦紧或涩。

【方解】黑诃子生干生寒,纯化异常血液质,化浊益脑,增强智力,解郁除烦,清热解毒;柏子仁养心安神;菖蒲生干生热,散寒除润,安神醒脑,强筋健骨,祛风除痹;乳香生干生热,健胃消食,固精缩尿,止咳平喘;香附子生热燥湿,温补肠胃,理气止痛,益脑补心,强筋健肌。全方共奏健脑安神通瘀、祛风散寒化浊之功。

【运用】

(1)辨证要点 本方是治疗红液质偏盛、风湿浊邪阻滞证的常用方。临床应用以浑身发颤、心悸、惊恐不安、舌暗、苔白腻、脉弦紧或涩为辨证要点。

(2)加减变化 失眠重者,加酸枣仁、远志、茯神,以加强安神镇静之力;眩晕甚者,加天麻、钩藤、石决明,以祛风定眩。

(3)现代运用 本方常用于颤震、心悸、失眠、中风等属红液质偏盛、风湿浊邪阻滞者。

(4)使用注意 孕妇忌用。

**【文献摘要】**

原书功用 《回回药方·卷十二·众风门·暗风类》云："治浑身发颤。"

## 2. 别的阿思荅儿丸

**【组成】**牙剌亦飞古剌10g 柴胡 阿夫忒蒙 别的阿思荅儿 阿魏 法剌夫荣 安息香各2g

**【用法】**为细末，用牛胆为丸。每服3g剌辛水下，每日2次。

**【功用】**祛风化浊，解郁悦志，舒筋止颤。

**【主治】**风浊壅滞，异常黏液质心悸证。浑身发颤，心烦失眠，抑郁燥扰，心悸不安。

**【方解】**柴胡疏散退热，疏肝解郁，升阳举陷；阿夫忒蒙清除异常黑胆汁或异常黏液质，行气通阻，除郁狂，爽心悦志，醒脑安神，软坚消肿；别的阿思荅儿益脑安神，散寒平喘，祛风解痉，除湿止疼，通经利尿；阿魏清除多余黏液质，祛风止痛，净血通血道，强筋健肌；法剌夫荣生热，清除异常黏液质，强筋健肌，醒脑解郁，散寒止痛，除润退肿，通利肠阻；安息香辛香走窜，开窍，辟秽，行气血；牛胆清肝明目，利胆通肠，解毒消肿；剌辛除润健胃，温中，强筋健肌，散风止痛。全方共奏祛风化浊、解郁悦志、舒筋止颤之功。

**【运用】**

(1)辨证要点 本方是治疗风浊壅滞、异常黏液质心悸证的常用方。临床应用以浑身发颤、心烦失眠、抑郁燥扰、心悸不安等为辨证要点。

(2)加减变化　震颤较重者,加珍珠母、石决明、全蝎,以增强息风止颤之力;神情呆滞者,加石菖蒲、远志,以开窍醒神。

(3)现代运用　本方常用于颤震、心悸、失眠、中风等属风浊壅滞、异常黏液质证者。

(4)使用注意　孕妇忌用。

【文献摘要】

原书功用　《回回药方·卷十二·众风门·暗风类》云:"专治浑身发颤。"

## 3. 柴姜丸

【组成】柴胡 4g　干姜　扎兀失儿　撒乞你那知　没药　属怜章各 2g　沙哈木罕荅里　芸香　阿你松　可西刺　马哈木荅各 1g

【用法】上药共为细末,用牛胆为丸。每服 3g,剌辛水下,每日 2 次。

【功用】祛风除湿,散瘀止颤。

【主治】风湿坏血痹阻经脉证。浑身或手脚颤动,心悸不安,胸闷不舒,唇甲青紫,舌质紫暗,脉涩。

【方解】柴胡疏散退热,疏肝解郁,升阳举陷;干姜辛甘热,助阳给力,散寒止痛,温经通脉;扎兀失儿散寒祛风,清除异常黏液质,通阻强筋,利尿消肿,健胃除胀,止咳平喘,通经止痛;没药生干生热,祛润,止痛,散寒,止咳化痰,通经利尿;属怜章生干生热,祛风止痛,解毒消肿,通阻泄黄,散寒助阳;沙哈木罕苔里生干生寒,清除异常黏液质,开通脑阻,行气止痛,除润泄黄水;芸香生干生热,通阻利尿,补脑益智,强筋养肌,开胃增食;阿你松生干生热,成熟异常黏液质,温经健肌,行气止痛,利尿通经;可西刺矫正百味之害,填精润肺,通利小便;马哈木苔生干生热,清除异常黏液质或异常黑胆汁;刺辛水除润健胃,温中,疏风止痛。全方共奏祛风除湿、散瘀止颤之功。

**【运用】**

(1)辨证要点 本方是治疗风湿坏血痹阻经脉证的常用方。临床应用以浑身或手脚颤动、心悸不安、胸闷不舒、唇甲青紫、舌质紫暗、脉涩为辨证要点。

(2)加减变化 脉络瘀阻,胸部窒闷甚者,加沉香、檀香、降香,以通行经络;胸痛者,加蒲黄、五灵脂、乳香,以祛瘀止痛。

(3)现代运用 本方常用于治疗颤震、心悸、胸痹、中风等属风湿坏血痹阻经脉者。

(4)使用注意 孕妇忌用。

**【文献摘要】**

原书功用 《回回药方·卷十二·众风门·暗风类》云:"专治浑身、手脚颤动。"

## 4. 阿里公汤

**【组成】**黑诃子 阿夫忒蒙各30g 撒那亦麦乞20g 伯思把你知18g 柴胡10g

**【用法】**用水1000mL,一同煎至250mL,去渣澄清,再用阿里公2g、芦荟1g同为细末,用可剌夫失水调和为丸,用前煎药水送下,日服2次。

**【功用】**祛风镇惊安神。

**【主治】**风邪内扰,神志不安证。心悸,胡说、胡想,惊慌不安,头晕头痛,肢体颤动,眠差。

**【方解】**黑诃子生干生寒,纯化异常血液质,祛润益脑,增强智力,除烦解郁,清热解毒;阿夫忒蒙清除异常黑胆汁或异常黏液质,行气通阻,解除郁狂,爽心悦志,清脑安神,软坚消肿;撒那亦麦乞生干生热,清除异常黏液质,通利大便,爽心悦志,开通阻塞,行气止痛;伯思把你知生干生热,清除异常黑胆汁和黏液质,健脑,补心,爽心悦志,祛风净血;柴胡疏风退热,疏肝解郁,升阳举陷;阿里公生干生热,清除异常黏液质和异常黑胆汁,化痰平喘,开通肝脏和肾脏阻滞,祛润退热,散寒止痛,利尿通经,解药毒;芦荟苦寒降泄,既能泻下通便,又能清泻肝火,除烦热。全方共奏祛风镇惊安神之功。

**【运用】**

(1)辨证要点 本方是治疗风邪内扰、神志不安证的常用方。临床应用以心悸、胡说、胡想、惊慌不安、头晕头痛、眠差等为辨证要点。

（2）加减变化 心悸惊恐甚者,加龙骨、磁石,以增强重镇安神之功;头痛甚者,加川芎、防风、白芷,以祛风止痛。

（3）现代运用 本方常用于治疗心悸、失眠、头痛、癫狂、癔病等属风邪内扰者。

（4）使用注意 泄泻者忌用。

**【文献摘要】**

原书功用 《回回药方·卷十二·众风门·风魔胡想类》载:"专治胡说,惊慌,夹风头疼。"

## 5. 珊琥马準

**【组成】** 珊瑚 琥珀 白矾各8g 速枯 玫瑰花各10g 熟诃子30g 羊蹄根及叶 吉里也儿麦你 金银花各4g

**【用法】** 一同捣罗为末,用柑子煎的蜜调成膏。每服4g,蜜水下,日服2次。

**【功用】** 祛风清热除湿,镇惊开窍。

**【主治】** 风湿热邪扰动心窍证。惊悸不安,胡想,失眠多梦,心烦,纳呆等。

**【方解】** 珊瑚生干生寒,燥湿敛疮,清热消肿,爽心悦志;琥珀生干止血,除润止泻,爽心悦志,健胃补肾,通利小便;白矾除润收敛,固表止汗;速枯生干生热,开通肝阻,软坚消滞,通利经水,主治湿寒性或黏液质性疾病;玫瑰花宽肠厚胃,增进消化,芳香开窍,安神止痛,散风消肿;熟诃子纯化异常血液质,清热解毒,祛风止痒;吉里也儿麦你生干生寒,凉血净血,清热消肿,除润愈伤;金银花清热解毒,疏风散热。全方共奏祛风清热除湿、镇惊开窍之功。

**【运用】**

(1)辨证要点　本方是治疗风湿热邪扰动心窍证的常用方。临床应用以心跳、心惊、胡想、失眠等为辨证要点。

(2)加减变化　失眠重者,加夜交藤、合欢皮、柏子仁,以养心安神;心悸甚,惊惕不安者,加生龙骨、生牡蛎,以重镇安神。

(3)现代运用　本方常用于治疗心悸、失眠、郁证等属风湿热邪扰动心窍者。

(4)使用注意　禀性衰败而冷者忌用。

**【文献摘要】**

原书功用　《回回药方·卷十二·众风门·众风杂治类》说:"治风湿,心跳,心惊,胡想。"

## 6.麝香膏子

**【组成】** 麝香0.4g　肉豆蔻　草果　丁香　胡椒　荜茇　沉香各30g　官桂　丁皮　高良姜各10g　撒法郎8g　砂糖100g

**【用法】** 上药同为细末,炼蜜调和。每服8g,每日2次。

**【功用】** 疏风,行气,散寒。

**【主治】** 禀性衰败而冷,风气闭阻证。心惊,胸膈有冷,失眠,食欲不振,腹胀腹痛,泄泻。

**【方解】** 麝香芳香开窍,增强人体自然力,提高内外感觉力,爽心悦志,主治湿寒性或黏液质性疾病;肉豆蔻生干生热,健胃益肾,散寒止痛,填精壮阳,强筋健肌,收敛消肿,主治湿寒性或黏液质性疾病及寒性头痛；草果除润生热，调节异常黏液质，温中消食，降逆止呕，化浊止泻；丁香、丁皮生干生热，燥湿益胃，增进消化，散寒温筋，补脑益智，补肾壮阳；胡椒消食开胃，行气除胀，止咳化痰，健脑止痛；荜茇主治湿寒性或黏液质性疾病，温胃消食，行气除胀；沉香生干生热，化浊健脑，祛寒益肾，温中开胃，理气止痛；官桂生干生热，散寒温中，化浊健胃，除胀止泻，温补肝脏，增进消化，补心宁悸，温肾壮阳；高良姜散寒化浊，温胃止痛，开通阻滞，补肾壮腰，填精壮阳；撒法郎补血给力，净血化瘀，净血道，靓肤悦色，养肝明目；砂糖既可调味，又可增强体力，以助药力。全方共奏疏风、行气、散寒之功。

**【运用】**

(1)辨证要点　本方是治疗禀性衰败而冷、风气闭阻证的常用方。临床应用以心惊、胸膈有冷、失眠、食欲不振、腹胀腹痛等为辨证要点。

(2)加减变化　心气郁结、心情烦闷、精神抑郁者，加柴胡、郁金、合欢皮，以解郁除烦；纳呆腹胀甚者，加神曲、山楂、枳壳，以健脾助运。

(3)现代运用　本方常用于治疗心悸、失眠、胃痛、腹痛等属禀性衰败而冷、风气闭阻者。

(4)使用注意　禀性衰败而热者及孕妇忌用。

**【文献摘要】**

原书功用　《回回药方卷三十·杂证门》曰："最能治心惊，又能治胸膈有冷，疏风、散气。"

## 八 癫 狂

### 1. 阿福体门汤

**【组成】**黑诃子 阿福体门 乌思突忽都西各30g 八西法亦只18g 撒纳亦马其20g

**【用法】**以上药依法煎滤过后,加阿里浑1.5g、芦荟2g、黑哈而八吉4g相和用。每服10g,每日2次。

**【功用】**祛风泻浊,清脑安神,镇心除烦。

**【主治】**浊风内扰证。心悸不宁,狂言妄语,登高越下,癣疥疮,皮肤黑斑等。

**【方解】**黑诃子生干生寒,纯化异常血液质,化浊健脑,增强智力,解郁除烦,清热解毒,主治湿热性或坏血性疾病;阿福体门清除异常黑胆汁或异常黏液质,行气通阻,解除郁狂,爽心悦志,醒脑安神,软坚消肿;乌思突忽都西生干生热,清除异常黏液质,清脑镇静,强筋健肌,止痛安神;八西法亦只生干生热,清除异常黑胆汁和黏液质,补脑益心,爽心悦志,祛风净血;撒纳亦马其生干生热,清除异常黏液质,通利大便,爽心悦志,开通阻塞,行气止痛;阿里浑清除异常黏液质和异常黑胆汁,开通肝脏和肾脏阻滞,泄黄通便,理气止痛;芦荟苦寒降泄,泻下通便,清泻肝火,除烦热;黑哈而八吉生干生热,清除异常黏液质,除润消肿,泄下黄水,除癫止痛。

全方共奏祛风泻浊、清脑安神、镇心除烦之功。

**【运用】**

（1）辨证要点　本方为治疗浊风内扰证的常用方。临床应用以中风、心悸不宁、狂言妄语等为辨证要点。

（2）加减变化　皮肤癣疮者，以海桐皮、蛇床子、木槿皮、大黄，浸泡外洗；皮肤黑斑者，可配合白附子研细末，白蜜和匀，贮瓶备用，夜卧先以温米泔水洗面，取药涂面，次晨温水洗去。

（3）现代运用　本方常用于精神分裂症、心脑血管病属浊风内扰者。

（4）使用注意　体虚者，孕妇及妇女哺乳期、月经期忌用。

**【文献摘要】**

原书功用　《回回药方·卷十二·众风门·风魔胡想类》云："治马里忽力牙证候，生癣疥疮，并黑斑者，用之皆得济。"

## 2. 柴胡马準

**【组成】** 柴胡40g　阿夫忒蒙　也儿麦你石　番盐各3g　黑诃子18g

**【用法】** 上药同为细末，炼蜜调和。每服2g，每日2次。

**【功用】** 祛风，清脑。

**【主治】** 风邪犯脑证。眩晕，神智混乱，语言不清，肢体麻木，头身动摇不宁，恶风，皮肤瘙痒，游走不定等。

**【方解】** 柴胡疏肝解郁，退热除烦；阿夫忒蒙清除异常黑胆汁或异常黏液质，消滞通阻，解郁定狂，爽心悦志，清脑安神,软坚消肿;也儿麦你石清脑安神,解郁定志;番盐清除脓性液体,增强智力;黑诃子生干生寒,纯化异常血液质,化浊健脑,增强智力,解郁除烦,清热解毒,主治湿热性或血液质性疾病。全方共奏祛风、清脑之功。

**【运用】**

(1)辨证要点 本方是治疗风邪犯脑证的常用方。临床应用以眩晕、神智混乱、语言不清、肢体麻木、头身动摇不宁等为辨证要点。

(2)加减变化 有风痰者,加阿里公,以祛风痰;有热者,加薄荷、栀子,以清热泻黄。

(3)现代运用 本方常用于精神分裂症、脑血管病属风邪犯脑者。

(4)使用注意 寒证者忌用。

**【文献摘要】**

原书功用 《回回药方·卷十二·众风门·风魔胡想类》云:"治风邪病证。"

## 3. 黄善吉马準

**【组成】** 白胡椒 干姜 木香 番盐各60g 阿夫荣 法剌夫荣 细辛 甘松 丁香 芸香 撒法郎各30g 哈咱儿徹商 白芥子 麝香0.4g 冰片1g 干里法 香附子 长咱剌弯 都龙知各10g 伯里桑油 马可夫儿各20g

**【用法】** 干者为末,用伯里桑油拌匀,炼蜜调和。每服2g,每日2次。

【功用】祛风化痰,补脑安神,定惊止狂。

【主治】禀性衰败而冷、而湿,风痰内扰证。心惊胆战,胡言乱语,神思混乱,半身不遂,发颤,痔疮,紫、白癜风等。

【方解】白胡椒主治湿寒性或黏液质性疾病,益脑止痛;干姜增强记忆,温阳散寒化浊,明目,助消化,温胃暖肝;番盐生干生热,能清除脓性液体,增强智力;法刺夫荣生干生热,清除异常黏液质,醒脑解郁,主治湿寒性或黏液质性疾病;细辛生干生热,散寒助阳开窍,主治湿寒性或黏液质性疾病;甘松生干生热,补脑养心,安神除癫,强筋健肌;丁香、木香均生干生热,补脑增智;芸香生干生热,补脑益智,强筋壮肌,行气止痛;撒法郎生干生热,补血给力,净血化瘀,通血道,补脑悦志,强心安神,增智催眠;哈咱儿徹商生干生热,化浊除润,祛寒止痛,止咳,退热;白芥子散寒祛润,通阻止疼;麝香、冰片生干生热,芳香辟秽,增强人体自然力,提高内外感觉力,爽心悦志,开通阻滞,强筋健肌,祛风止痛,补身壮阳;干里法生干生寒,止咳平喘,镇静止痛,软坚退肿,通经;香附子生热燥湿,宽肠厚胃,理气止痛,解郁除烦,强筋健肌,养颜生辉,暖宫通经;都龙知生干生热,温补心脏,安神除烦,化浊强筋壮肌;长咱刺弯化浊健脑,除癫,安神,健胃,散寒止痛,解痉通经,止咳平喘,清除多余体液;伯里桑油、马可夫儿生干生寒,调节异常血液,泻火清心,清热止痛,爽心悦志。全方共奏祛风化痰、补脑安神、定惊止狂之功。

【运用】

(1)辨证要点 本方是治疗禀性衰败而冷、而湿,风痰内扰证的常用方。临床应用以心惊胆战、胡言乱语、神思混乱、半身不遂、发颤等为辨证要点。

（2）加减变化　紫癜、白斑经久不退者,加乳香、没药,以净血,通血道;痰湿盛者,加半夏、陈皮,以除润祛痰。

（3）现代运用　本方常用于精神分裂症、抑郁症、心脑血管病、白癜风、疮疡等属禀性衰败而冷、而湿,风痰内扰者。

（4）使用注意　热证者忌用。孕妇忌用。

【文献摘要】

原书功用　《回回药方·卷三十·杂证门》载:"专治紫、白癜风,诸般疳疮,因冷禀性转变;又治心惊胆战,有风发动,脑间有病风魔,半身不遂,发颤病证。"

## 九 痞 满

### 1. 陈皮膏子

【组成】陈皮20g 肉豆蔻 丁香 荜茇 草果 白豆蔻 官桂 白胡椒 高良姜 干姜各8g 麝香0.2g

【用法】同为细末,炼蜜调和。每服4g,每日2次。

【功用】调理禀性,散寒除润,顺气通滞。

【主治】禀性衰败而冷,脾胃寒湿气滞湿阻证。脘腹胀满或疼痛,恶心呕吐,不思饮食,口臭,胸闷,四肢倦怠,舌苔白腻,脉沉弦。

【方解】陈皮辛行温通,行气化浊止痛,健脾和中;肉豆蔻补助真元,温中行气;丁香温中散寒,降逆止痛;荜茇温中散寒;草果祛润散寒,止痛除痞;白豆蔻化湿行气,温中止呕;官桂散寒止痛,温补真元;白胡椒温中止痛;高良姜温中散寒止呕;干姜温中散寒,助阳通滞;麝香辛温走窜,活血通经。全方共奏调理禀性、散寒除润、顺气通滞之功。

【运用】

(1)辨证要点 本方为治疗禀性衰败而冷、脾胃寒湿气滞证之常用方。临床应用以脘腹胀满疼痛、不思饮食、舌苔白腻、脉沉弦为辨证要点。

(2)加减变化 若见脘腹胀满且兼身重肢重者,加大腹皮,以下气利水消肿;兼偏坠肿胀者,加荔枝核、橘核,以增强行气止痛之功。

（3）现代运用　本方常用于治疗慢性胃炎、功能性消化不良、消化性溃疡等属寒凝气滞者。

（4）使用注意　本方药性偏辛热，以顺气散寒为主，对胃气壅滞属热者，不宜使用。

**【文献摘要】**

原书功用　《回回药方·卷十二·众风门·疏风恒气类》曰："疏风，顺气，唤口香气。"

## 2. 古阿里失突论只膏

**【组成】** 陈皮60g　丁香　肉豆蔻　荜茇　胡椒　砂仁　肉桂　高良姜　干姜各4g　麝香0.1g

**【用法】** 以上药与制过净蜜相和。每服8g，每日2次。

**【功用】** 消散风，克化饮食，香口气。

**【主治】** 风痰食积痞满证。脘腹痞闷而胀，进食尤甚，拒按，口臭，恶心呕吐，大便不调，味臭，完谷不化，头晕目眩，舌苔厚腻，脉滑。

**【方解】** 陈皮理气健脾，除润化痰；丁香生干生热，降逆和胃，增进消化，散寒温筋，补脑益智，爽心悦志；肉豆蔻生干生热，健胃止泻，散寒止痛，填精壮阳，强筋健肌，收敛消肿，主治湿寒性或黏液质性疾病；荜茇生干生热，健胃消食，行气除胀，利尿通经；胡椒温中止痛，下气消痰，主治湿寒性或黏液质性疾病，消食开胃，通气除胀；砂仁辛温，化浊行气，温中止呕止泻，芳香醒脾，温中除满，故湿阻或气滞所致脾胃不和诸证常用,尤寒湿气滞者多宜;肉桂生干生热,补火助阳,散寒止痛,温经通脉;高良姜、干姜主治寒性体液,如黏液质和黑胆汁过盛所致疾病,祛寒助阳,温胃消食,散气止痛,开通阻滞;麝香芳香开窍,增强人体自然力,提高内外感觉力,爽心悦志,主治湿寒性或黏液质性疾病。全方共奏消散风、克化饮食、香口气之功。

**【运用】**

(1)辨证要点 本方是治疗风痰食积痞满证的常用方。临床应用以脘腹痞闷而胀、进食尤甚、拒按、恶心呕吐、大便不调,舌苔厚腻,脉滑为辨证要点。

(2)加减变化 食积较重者,加鸡内金、麦芽,以健胃消食;脘腹胀满甚者,加枳实、厚朴,以理气除满;大便稀溏者,加白术、白扁豆,以健脾助运。

(3)现代运用 本方常用于治疗慢性胃炎、功能性消化不良等属风痰食积者。

(4)使用注意 素体热盛者慎用,孕妇忌用。

**【文献摘要】**

原书功用 《回回药方·卷十二·众风门·疏风顺气类》说:"能消散风,克化饮食,并香口气。"

## 3. 化浊散

**【组成】** 难花 可剌夫失子 鲁迷茴香各18g 乳香15g 麻思他其 福可黑亦即黑而 木香各10g 西攀当(白)20g

**【用法】** 以上药捣罗为末,与法尼的(即砂糖)捣细同服。

每服8g,每日2次。

【功用】散浊风,化浊润。

【主治】浊风浊润壅滞痞满证。脘腹痞塞不舒,胸膈满闷,呕恶纳呆,头晕目弦,小便不利,舌苔厚腻,脉沉滑。

【方解】难花生干生热,温胃消食,行气止痛,祛风散寒;可剌夫失子生干生热,散寒利尿,通阻止痛,健胃消食,化浊通经,主治湿寒性或黏液质性疾病;鲁迷茴香生干生热,成熟异常黏液质,温经健肌,化滞止痛,利尿通经;乳香生干生热,止咳平喘,生肌敛疮,温胃止呕,健胃消食;麻思他其生干生热,散寒化浊,健胃消食,行气除胀,增进消化,芳香除臭;木香除润健胃,温中行气,强筋健肌;西攀当生干生热,健胃填精,散寒壮阳,化痰平喘;砂糖和中调味。全方共奏散浊风、化浊润之功。

【运用】

(1)辨证要点 本方是治疗浊风浊润壅滞痞满证的常用方。临床应用以脘腹痞塞不舒、胸膈满闷、呕恶纳呆、舌苔厚腻、脉沉滑为辨证要点。

(2)加减变化 兼脾胃虚弱者,加党参、白术、砂仁,以健脾给力;浊润盛者,加枳实、厚朴、半夏,以祛润除满;恶心呕吐明显者,加生姜、竹茹,以和胃止呕。

(3)现代运用 本方常用于治疗慢性胃炎、功能性消化不良等属浊风浊润壅滞者。

(4)使用注意 孕妇忌用。

【文献摘要】

原书功用 《回回药·方卷十二·众风门·疏风顺气类》曰:

"能消散浊风,凡浊润在胃经内者,能化之。"

## 4. 甘松丸子

【组成】甘松15g 阿里公 阿夫忒蒙各10g 大黄 黑马马芸香 撒法郎 木香 可马的儿雨思各8g 没药 丁皮 阿的黑儿各4g 芦荟20g

【用法】上药同为细末,用陈米酒为丸。每服8g,米酒浸水下,每日2次。

【功用】疏肝理脾,祛瘀通阻。

【主治】肝脾闭塞之痞满证。脘腹痞闷,胸胁胀痛,烦躁易怒,喜太息,食欲不振,呕恶,大便秘结,小便不利,舌暗,苔白腻,脉弦涩。

【方解】甘松生干生热,祛风化浊,利尿通经;阿里公生干生热,清除异常黏液质和异常黑胆汁,化痰平喘,开通肝脏和肾脏阻滞,泄黄除润,散寒止痛,利尿通经,解药毒;阿夫忒蒙清除异常黑胆汁或异常黏液质,行气通阻,解郁宁狂,爽心悦志,醒脑安神,软坚退肿;大黄泻下通便,通滞止痛,调节寒热,退热消肿,除润,通经利尿;黑马马化浊行气,温中止呕;芸香生干生热,通阻利尿,行气止痛,消坚散结,健胃通经;撒法郎补血给力,净血化瘀,破血通阻,靓肤悦色,养肝明目;木香行气健胃,温中化浊,强筋健肌,疏风止痛,壮阳;可马的儿雨思生干生热,开通阻滞,利尿通经,软坚止痛;没药生干生热,化浊止痛,散寒除润,止咳化痰,通经利尿;丁皮祛风湿,通经络,祛润止痛;阿的黑儿生干生热,成熟异常黏液质或清除异常体液,强筋健肌,行气止痛,通阻消滞,祛风止痒,收敛止血;芦荟苦寒降泄,泻下通便,清泻肝火,除烦热。全方共奏疏肝理脾、祛瘀通阻之功。

**【运用】**

(1)辨证要点　本方是治疗肝脾闭塞痞满证的常用方。临床应用以脘腹痞闷、胸胁胀痛、烦躁易怒,大便秘结、小便不利,舌暗、苔白腻,脉弦涩为辨证要点。

(2)加减变化　肝气郁滞者,加柴胡、香附,以疏肝解郁;呕恶明显者,加半夏、生姜,和胃止呕;纳呆者,加枳实、白术,以健脾消积;便秘者,加枳实、厚朴,以通腑泻下。

(3)现代运用　本方常用于治疗慢性胃炎、功能性消化不良、胃溃疡等属肝脾闭塞者。

(4)使用注意　脾胃虚弱、内无瘀滞者慎用。孕妇忌用。

**【文献摘要】**

原书功用　《回回药方卷三十·杂证门》云:"专治肝脾闭塞,又治消渴病证,打下之水。"

## 5. 可剌夫失子丸

**【组成】** 阿夫忒蒙　芦荟各20g　阿里公12g　撒吉木你牙10g　当归　阿你松　西撒里雨思　可剌夫失子　山蒜各8g

**【用法】** 一同捣烂为丸。每服8g,热水送下,每日2次。

**【功用】** 行气通阻,除热通便。

**【主治】** 肝胃闭塞之痞满证。脘腹痞闷而胀,胸胁胀满,嗳气呕恶,大便不爽,舌淡,苔薄白,脉弦。

【方解】阿夫忒蒙清除异常黑胆汁或异常黏液质,行气通阻,解郁宁狂,爽心悦志,清脑安神,软坚退肿;芦荟苦寒降泄,泻下通便,清泻肝火,除烦热;阿里公生干生热,清除异常黏液质和异常黑胆汁,化痰平喘,开通肝脏和肾脏阻滞,化浊祛润,散寒止痛,利尿通经,解药毒;撒吉木你牙生干生热,主治湿寒性或黏液质性疾病,能清除异常黏液质和异常胆汁,化浊消肿,散寒止痛,驱虫健胃;当归补血净血调经;阿你松生干生热,成熟异常黏液质,温经健肌,散气止痛,利尿通经;西撒里雨思生干生寒,调节异常血液质,明目安神;可刺夫失子生干生热,温阳利尿,通阻止痛,健胃消食,除润通经;山蒜理气行滞,利尿通经。全方共奏行气通阻、除热通便之功。

【运用】

(1)辨证要点 本方是治疗肝胃闭塞之痞满证的常用方。临床应用以脘腹痞闷而胀、胸胁胀满、嗳气呕恶、大便不爽、脉弦为辨证要点。

(2)加减变化 嗳气频频者,加竹茹、沉香,以和胃降气;大便秘结者,加大黄、枳实,以通腑泻下;呕恶明显者,加旋覆花、竹茹、生姜,以降逆止呕。

(3)现代运用 本方常用于治疗慢性胃炎、功能性消化不良、胃溃疡等属肝胃闭塞者。

(4)使用注意 脾胃虚弱者慎用。孕妇忌用。

【文献摘要】

原书功用 《回回药方·卷三十·杂证门》说:"能开闭塞,能治消渴、肝经病证。"

## 6. 沉香降气丸

【组成】沉香 木香 荜澄茄 枳壳 砂仁 白豆蔻 青皮 陈皮 广木(炮) 枳实(麸炒) 黄连 姜半夏 莱菔子(另研)各18g 茯苓20g 香附 白术(炒)各30g 乌药10g

【用法】上为细末,生姜汁浸,蒸饼为丸,如梧桐子大(6g)。每服12g,临卧煎橘皮汤下,姜汤亦可,日进一服,忌生冷。

【功用】升降水火,和中益气,推陈致新,增进饮食。

【主治】水火升降失调,气机壅滞之胸痞证。胸膈痞满,胀满不舒,触之无形,按之柔软,压之不痛,烦闷,时欲呕吐,食欲不振,倦怠乏力,短气,大便不畅等。

【方解】沉香生干生热,化浊健脑,散寒补心,温中开胃,行气止痛,止咳平喘,解毒;木香、广木化浊健胃,温中行气,强筋健肌,散风止痛,给力壮阳;荜澄茄温中散寒,行气止痛;枳壳行气除痞,化痰消积;砂仁化浊祛润,温中止呕止泻,安胎;白豆蔻化浊行气,温中止呕;青皮疏肝理气,消积化滞;陈皮辛行温通,行气止痛,健脾和中;枳实破气除痞,化痰消积;黄连生干生热,清热解毒,止泻止痢,主治寒湿性或黏液质性疾病;半夏燥湿化痰,降逆止呕,消痞散结;莱菔子生湿生热,润肠通便,除胀,增进食欲,止咳清音,利尿消肿,泄黄水,利胆排石,止痛;茯苓利水渗湿,健脾安神;香附生热化浊,宽肠厚胃,理气止痛,健脑补心,强筋健肌,养颜生辉,利尿排石,暖宫通经;白术健脾给力,除润利水,止汗;乌药化浊散寒,温经通脉,强筋健肌,祛风镇惊,补益脑、心、肝。全方共奏升降水火、和中益气、推陈致新、增进饮食之功。

**【运用】**

(1)辨证要点　本方是治疗水火升降失调、气机壅滞之胸痞证的常用方。临床应用以胸膈痞满、胀满不舒、触之无形、按之柔软、压之不痛等为辨证要点。

(2)加减变化　肺脾气虚,易出汗、短气乏力甚者,加党参、黄芪、防风,以健脾给力,补肺固表;胸满喘促不能平卧者,加葶苈子、莱菔子,以泻肺平喘。

(3)现代运用　本方常用于治疗慢性胃炎、功能性消化不良、慢性支气管炎、阻塞性肺气肿、肺源性心脏病等属水火升降失调、气机壅滞者。

(4)使用注意　阴虚火旺、气虚下陷者慎用。

**【文献摘要】**

原书功用　《瑞竹堂经验方·卷四·积滞门》载:"治胸膈痞满。升降水火,调顺阴阳,和中益气,推陈致新,进美饮食。"

## 7. 丁香消滞丸

**【组成】**丁香　三棱　木香　广茂各4g　砂仁　益智仁　丁皮　甘松　甘草(炙)各10g　香附18g

**【用法】**上药共为细末,蒸饼,水浸去皮为丸,如梧桐子大(6g)。每服12g,白汤送下,细嚼亦可,不拘时候,每日3次。

**【功用】**消食快气。

【主治】食积气阻之胃痛。胃脘疼痛,胀满拒按,痛连两胁,多食、烦闷则痛甚,嗳气、矢气则痛舒,胸闷嗳气,喜叹息,不思饮食,大便不爽,舌苔厚腻,脉弦滑。

【方解】丁香生干生热,化浊健胃,增进消化,散寒舒筋,补脑益智;三棱通血道行气,消积止痛;木香化浊健胃,芳香行气,强筋健肌,散风止痛,给力壮阳;广茂散寒祛风,开通阻滞,清除异常黑胆汁,强心补脑,爽心悦志;砂仁化浊醒脾,温中止呕止泻;益智仁暖肾固精缩尿,温脾止泻;丁皮生干生热,燥湿健胃,增进消化,散寒舒筋,补脑益智;甘松生干生热,补脑养心,安神除癫,健胃疏肝,祛风除润,强筋健肌,利尿通经;甘草生湿生热,调节脓性体液,滋补胸肺,润肺化痰,定喘止咳,散风退热,调和药性;香附生热化浊,温补胃肠,理气止痛,补脑益心,强筋健肌,利尿排石。全方共奏消食快气之功。

【运用】

(1)辨证要点 本方是治疗食积气阻之胃痛的常用方。临床应用以胃脘疼痛、胀满拒按、痛连两胁、多食烦闷则痛甚、嗳气矢气则痛舒,舌苔厚腻,脉弦滑为辨证要点。

(2)加减变化 饮食伤胃,嗳腐吐食者,加神曲、山楂、莱菔子,以消食导滞;胃脘胀满甚者,加枳实、砂仁,行气消滞;胃痛甚者,加川楝子、延胡索,以理气止痛;嗳气较频者,加沉香、旋覆花,以顺气降逆。

(3)现代运用 本方常用于治疗慢性胃炎、功能性消化不良、消化性溃疡等属食积气阻者。

(4)使用注意 阴虚火旺者慎用。孕妇忌用。

【文献摘要】

原书功用 《瑞竹堂经验方·卷四·积滞门》载："治中脘胃痛。消食快气。"

## 8. 木香枳壳丸

【组成】木香 枳壳 槟榔 半夏 青皮 陈皮各20g 茯苓 白术（炒） 三棱 广茂各30g 黑牵牛（微炒取末）20g 人参 神曲 大麦芽 枳实各18g 干姜20g

【用法】上药共为细末，滴水为丸如梧桐子大(6g)。每服12g，食后姜汤送下，每日2次。

【功用】升降滞气，消食祛痰。

【主治】气滞痰阻之胸痞。胸膈痞闷，胀满不舒，触之无形，按之柔软，压之不痛，食欲不振，食后饱胀，恶心呕吐，乏力，四肢困倦，舌淡，苔白腻，脉弦滑。

【方解】木香化浊健胃，行气开胃，强筋健肌，散风止痛，给力壮阳；枳壳行气除痞，化痰消积；槟榔清热燥湿，收敛止泻，解毒退肿，止带固精；半夏祛润化痰，降逆止呕，消痞散结；青皮疏肝理气，消积化滞；陈皮理气健脾，化浊祛痰；茯苓利水除湿，健脾安神；白术补气健脾，燥湿利水，止汗；三棱破血行气，消积止痛；广茂散寒祛风，开通阻滞，清除异常黑胆汁，强心补脑，爽心悦志；黑牵牛祛风湿，净血通经；人参益守精神力、生命力和自然力，产生良性体液，补脑增智，益心提神，滋补肺脏，增进食欲，固表止汗，厚肠止泻；神曲、大麦芽消食和胃；枳实行气除痞，化痰消积；干姜温中消食止泻，发散风寒，热身壮阳。全方共奏升降滞气、消食祛痰之功。

**【运用】**

(1)辨证要点 本方是治疗气滞痰阻之胸痞的常用方。临床应用以胸膈痞闷、胀满不舒、触之无形、按之柔软、压之不痛,食欲不振、四肢困倦,舌淡、苔白腻,脉弦滑为辨证要点。

(2)加减变化 食积者,加山楂、莱菔子,以增强消食之功;胸膈烦闷,口苦失眠者,加黄连,以清心泻热。

(3)现代运用 本方常用于治疗慢性胃炎、功能性消化不良、慢性支气管炎、阻塞性肺气肿、肺源性心脏病等属气滞痰阻者。

(4)使用注意 阴虚火旺者慎用。孕妇忌用。

**【文献摘要】**

原书功用 《瑞竹堂经验方·卷四·积滞门》云:"治中焦气涩、胸膈痞闷、饮食迟化、四肢困倦、呕吐恶心。常服升降滞气,消化宿食,去痰,进饮食。"

## 9. 胜红丸

**【组成】** 三棱(醋炙) 广茂(醋炙)各20g 青皮 陈皮 莱菔子(炒) 香附各30g

**【用法】** 上药共为细末,醋糊为丸如梧桐子大(6g)。每服12g,姜汤或木香汤、陈皮汤下,不拘时候。

**【功用】** 消食快气,增进饮食。

**【主治】** 气滞食阻之痞满。心胸或脘腹痞闷,胀满不舒,食后尤甚,按之柔软,压之不痛,外无痞块,不欲饮食,胁肋胀闷,舌淡红,苔白腻,脉弦滑。

**【方解】** 三棱通血道行气,消积止痛;广茂散寒祛风,开通阻滞,清除异常黑胆汁,强心补脑,爽心悦志;青皮疏肝理气,消积化滞;陈皮理气健脾,化浊祛痰;莱菔子生湿生热,润肠通便,行气除胀,增进食欲,改善消化,止咳清音,利尿消肿,泄黄水;香附生热化浊,宽肠厚胃,理气止痛,强筋健肌。全方共奏消食快气、增进饮食之功。

**【运用】**

(1)辨证要点 本方是治疗气滞食阻之痞满的常用方。临床应用以心胸或脘腹痞闷、胀满不舒、食后尤甚、按之柔软、压之不痛,舌淡红、苔白腻,脉弦滑为辨证要点。

(2)加减变化 食滞明显者,加山楂、神曲,以增强消食之功;气机郁滞,胀满较甚者,加柴胡、郁金、厚朴,以理气消胀。

(3)现代运用 本方常用于治疗慢性胃炎、功能性消化不良、消化性溃疡、慢性支气管炎、阻塞性肺气肿、肺源性心脏病、冠心病等属气滞食阻者。

(4)使用注意 素体虚弱、内无阻滞者慎用。孕妇忌用。

**【文献摘要】**

原书功用 《瑞竹堂经验方·卷四·积滞门》曰:"治心腹痞满。消食快气,美进饮食。"

## 10. 木香丸

**【组成】** 丁香 乳香 木香 麝香 安息香 沉香 藿香各9g 青皮 陈皮 槟榔(煨) 诃子皮 三棱(煨) 莪术(煨) 皂

角　肉豆蔻(煨)各20g　官桂(去皮)30g　巴豆(去壳不去油,别研入)8g　细墨18g

【用法】上药用陈米160g,与皂角、细墨、巴豆同炒,令焦黄,用重纸裹候冷,同前药碾为细末,白面糊为丸如黄米壳大,每服五七丸至十丸,食后姜汤送下。如欲推利,服十五丸,利三二行,勿多服。

【功用】消积,宽胸膈,快脾胃。

【主治】酒食过伤痞满证。胸胁支满,胃脘痞闷,泛吐清水痰涎,饮入易吐,头晕目眩,心悸气短,食少,大便溏薄,舌苔白腻,脉弦滑。

【方解】丁香、木香均生干生热,健脑益智;乳香生干生热,主治湿寒性或黏液质性脑部疾病;麝香生干生热,芳香开窍,增强人体自然力,提高内外感觉力,开通阻滞,强筋健肌,祛风止痛,给力壮阳;安息香芳香,生干生热,主治湿寒性或黏液质性疾病,温肺止咳,祛寒平喘,利尿排石,排脓愈疮,化浊除润;沉香生干生热,化浊健脑,温中散寒,行气止痛;藿香生干生热,安神补脑,芳香辟秽,健胃,行气止痛;青皮芳香理气,消积化滞;陈皮行气健脾,化浊祛痰;槟榔清热燥湿,收敛止泻,解毒退肿,止带固精;诃子皮清除异常胆汁和调节异常血液质,清热解郁,除润养筋;三棱通血道行气,消积止痛;莪术散寒祛风,开通阻滞,清除异常黑胆汁,强心健脑,爽心悦志;皂角祛痰开窍,散结消肿;肉豆蔻生干生热,散寒止痛,强筋健肌,温肾止泻;官桂生干生热,散寒温中,化浊开胃,除胀止泻,温肾助阳;巴豆清除异常黏液质和异常黑胆汁,散寒消肿,泻积止痛;细墨止血,消肿。全方共奏消积、宽胸膈、快脾胃之功。

**【运用】**

(1)辨证要点　本方是治疗酒食过伤痞满证的常用方。临床应用以胸胁支满、胃脘痞闷、泛吐清水痰涎,头晕目眩、心悸气短,舌苔白腻,脉弦滑为辨证要点。

(2)加减变化　胃脘痞闷而胀者,加山楂、神曲,以消食导滞;脾虚便溏者,加白术、白扁豆,以健脾化湿。

(3)现代运用　本方常用于治疗慢性胃炎、消化不良等属酒食过伤者。

(4)使用注意　素体虚弱、内无积滞者慎用。孕妇忌用。

**【文献摘要】**

原书功用　《瑞竹堂经验方·卷四·积滞门》说:"治酒食过伤停饮。消积,宽胸膈,快脾胃。"

## 11. 散寒行气汤

**【组成】**杏仁60g　小茴香(炒)　高良姜　荜澄茄　陈皮　姜黄　木香　丁香各30g　桂花80g　甘草60g　盐80g

**【用法】**上药共为细末。每服10g,空心白汤服,每日2次。

**【功用】**散寒理气。

**【主治】**寒凝气滞之痞满证。腹痛拘急,遇寒痛甚,得温痛减,口淡不渴,形寒肢冷,小便清长,大便稀薄,舌淡,苔白,脉沉紧。

【方解】杏仁生湿生热,温肺止咳,润肺祛痰,平喘,润肠肥体,祛腐愈伤,主治湿寒性或黏液质性呼吸道疾病;小茴香生干生热,成熟异常黏液质,温经健肌,行气止痛,利尿通经;高良姜主治寒性体液,如黏液质和黑胆汁过盛引起的各种疾病,能祛寒除润,温胃消食,行气止痛,开通阻滞,补肾壮腰,填精壮阳;荜澄茄温中散寒,行气止痛,止呕;陈皮理气健脾,祛润化痰;姜黄生干生热,祛瘀愈伤,解毒退肿,行气止痛,止咳平喘;木香、丁香均生干生热,补脑益智;桂花健胃厚肠,芳香开窍,安神止痛,祛风化浊,润肠通便;甘草生湿生热,调节脓性体液,疏风退热,定喘止咳,调和药性;盐生干生热,清除脓性液体,健胃消食。全方共奏散寒理气之功。

【运用】

(1)辨证要点　本方是治疗寒凝气滞之痞满证的常用方。临床应用以腹痛拘急、遇寒痛甚、得温痛减,形寒肢冷,舌淡、苔白,脉沉紧为辨证要点。

(2)加减变化　腹痛甚者,加乌药、香附,以理气止痛;寒实积聚,大便不通者,加大黄、附子,以温泻寒积。

(3)现代运用　本方常用于治疗消化不良、胃肠痉挛、不完全性肠梗阻、肠易激综合征等属寒凝气滞者。

(4)使用注意　阴虚火旺者慎用。

【文献摘要】

原书功用　《饮膳正要·卷二·诸般汤煎》云:"治元脏虚弱、腹痛、胸膈闭闷。"

## 12. 橙香饼儿

**【组成】**陈皮(焙)30g 沉香 白檀香 砂仁 白豆蔻仁各18g 荜澄茄 硼砂各10g 冰片 麝香各0.2g

**【用法】**上药共为细末,甘草膏和剂印饼。每用一饼,徐徐噙化。

**【功用】**宽中顺气,清利头目。

**【主治】**气滞胃脘痞满证。脘腹胀痛,食欲不振,头目昏眩,嗳气,泛酸等。

**【方解】**陈皮理气健脾,除润化痰;沉香生干生热,化浊补脑,散寒温肾,温中健胃,行气止痛,止咳平喘,解毒;白檀香芳香开窍,清热强心,舒心悦志,补脑安神,清热解毒;砂仁辛温化浊行气,温中止呕止泻,化浊醒脾,行气温中,故湿阻或气滞所致脾胃不和诸证常用,尤寒湿气滞者多宜;白豆蔻仁化浊行气,温中止呕;荜澄茄温中散寒,行气止痛,止呕;硼砂下气消胀,消食开胃,理气止痛;冰片、麝香芳香开窍,增强人体自然力,提高内外感觉力,爽心悦志,主治湿寒性或黏液质性疾病。全方共奏宽中顺气、清利头目之功。

**【运用】**

(1)辨证要点 本方是治疗气滞胃脘痞满证的常用方。临床应用以脘腹胀痛、食欲不振、头目昏眩为辨证要点。

(2)加减变化 脘腹胀痛甚者,加川楝子、延胡索,以理气止痛;嗳气较频者,加旋覆花、半夏,顺气降逆;泛酸者,加乌贼骨、煅瓦楞子,以除润制酸;头目晕眩甚者,加菊花、枸杞子,以加强清养肝目之功。

(3)现代运用 本方常用于治疗慢性胃炎、功能性消化不良、胃溃疡、十二指肠溃疡等属气滞胃脘者。

(4)使用注意 阴虚火旺、气虚下陷者慎用。孕妇忌用。

【文献摘要】

原书功用 《饮膳正要·卷二·诸般汤煎》曰:"宽中顺气,清利头目。"

## 十 积 滞

### 1. 香椒散

【组成】腽肭脐 黑胡椒 咱法兰 福 谟 堵胡 白薇 肉桂 白胡椒各8g 木香4g

【用法】以上药捣罗为末,依法相和。每服3g,每日2次。

【功用】祛润散寒,通气除胀。

【主治】寒湿阻胃积滞证。脘腹痞塞不舒,胸膈满闷或疼痛,身重困倦,呕恶纳呆,口淡不渴,小便不利,时有咳嗽,咯痰,舌苔白腻,脉沉滑。

【方解】腽肭脐生干生热,补脑安神,散寒平喘,祛风解痉,除润止痛,添精壮阳,通经利尿;黑胡椒生干生热,消食开胃,温中除胀;咱法兰生干生热,补血给力,净血化瘀,通血道,补脑悦志,强心安神,增智催眠,靓肤悦色,养肝明目,提升内脏;福生干生热,利尿消肿,通经,散结通滞,利胆泄黄;谟生干生热,散寒止痛,化浊通经利尿;堵胡生干生热,利尿消肿,散寒通经,溶石排石;白薇清热凉血,通经化滞,解毒愈疮;肉桂生干生热,散寒温中,开通阻塞,清除胸部异常和无用体液;白胡椒消食开胃,下气除胀;木香生热散寒,化浊愈疮,健胃,祛风止痛。全方共奏祛润散寒、通气除胀之功。

**【运用】**

(1)辨证要点　本方是治疗寒湿阻胃积滞证的常用方。临床应用以脘腹痞塞不舒、胸膈满闷或疼痛、身重困倦、呕恶纳呆，舌苔白腻，脉沉滑为辨证要点。

(2)加减变化　寒湿甚而胀满甚者，加苍术、厚朴，以加强理气祛湿之功；脾胃虚弱者，加党参、白术、砂仁，以健脾和中。若子宫生风，或月经不行，或不能生产，将此药如蚕豆大在玉簪油内化开，以羊毛或骆驼毛少许蘸之，放子宫内；或在苦把耽油内化开，亦可；或以此药闻之，亦可；或将此药盛炉内，覆之以盖，盖顶一窍，插管窍中，下用火烧药，令气自管中出，对子宫而熏之。若胸膈疼，或腰子疼，或嗽，或小便涩，将此药入葡萄酒内化开吃。

(3)现代运用　本方常用于治疗慢性胃炎、功能性消化不良等属寒湿阻胃者。

(4)使用注意　实热内盛、阴虚火旺者及孕妇忌用。

## 2. 阿他纳昔牙大马凖

**【组成】**没药　咱法兰　腽肭脐　天仙子　木香　吉而的马拿　御米子　甘松　阿肥荣　秥羯羊角（制烧过）　狼肝（干者）各等分

**【用法】**以上捣罗为末，与制过净蜜相和，收藏6个月后服。每服4g，与可昔尼汁，或林檎汁，或木瓜汁等同服，每日2次。

**【功用】**除润散寒，化痰通瘀。

【主治】白痰黑血根源积滞证。脘腹闷痛,纳呆,泄泻,小便不利,咳嗽,气窄,痔疮出血,月经不止,咳血,吐血,腰痛,舌淡暗,瘀点瘀斑,苔白腻,脉沉滑。

【方解】没药生干生热,祛寒湿,止疼痛,化浊通经利尿;咱法兰生干生热,补血给力,净血化瘀,通血道;腽肭脐生干生热,补脑安神,散寒平喘,祛风解痉,除润止痛,添精壮阳,通经利尿;天仙子生干生寒,安神,镇静止痛,祛润止血;木香化浊健胃,强筋健肌,祛风止痛,给力壮阳;吉而的马拿生干生热,温肺止咳,祛润化痰,强筋壮肌,除癫消癔,散寒止痛;御米子敛肺涩肠止痛;甘松生干生热,健胃益肝,祛风化浊,强筋健肌,利尿通经,净血祛斑;阿肥西生干生热,散寒补肝,清退虚热,利尿消肿;粘羝羊角清热散瘀止痛;羊肝养血补血。全方共奏除润散寒、化痰通瘀之功。

【运用】

(1)辨证要点 本方是治疗白痰黑血根源积滞证的常用方。临床应用以脘腹闷痛、纳呆、泄泻、小便不利,舌淡暗、有瘀点瘀斑、苔白腻,脉沉滑为辨证要点。

(2)加减变化 血道瘀塞者,加丹参、桃仁,以加强净血、通血道之功;脾虚不运者,加白术、白扁豆,以健脾祛润。

(3)现代运用 本方常用于治疗慢性胃炎、功能性消化不良、肠易激综合征、月经不调等属白痰黑血根源者。

(4)使用注意 实热内盛、阴虚火旺者及孕妇忌用。

【文献摘要】

原书功用 《回回药方·卷三十·杂证门》载:"凡肝经、脾经、胃经因冷、白痰、黑血生的证候,又凡浊风在腹内并子宫内,又凡肠内疮因咸、白痰、黑血所生者,又白痰根源嗽者,或气窄,用之皆得济。又能止八洼昔而的血,又能止月经不止者,又能止吐血并咯血。又能止白痰根源泄泻,又腰子并尿胞疼,用之皆得济。"

## 3. 阿他纳昔牙小马准

【组成】米阿　咱法兰　木香　甘松　阿肥荣　牡丹皮各15g　阿肥西汁　甘草汁各30g

【用法】以上药捣罗为末,与制过净蜜相和。每服4g,每日2次。

【功用】净血,通血道,祛润止痛。

【主治】坏血湿浊内阻积滞证。脘腹胀闷或刺痛,痛处固定,口淡不渴,不思饮食,舌质紫暗,苔白腻,脉细涩。

【方解】米阿生干生热,化浊止咳,主治湿寒性疾病或黏液质性疾病;咱法兰生干生热,补血给力,净血化瘀,通血道;木香生热散寒,化浊愈疮,健胃,散风止痛;甘松生干生热,健胃益肝,祛风除润,强筋健肌,利尿通经,净血祛斑;阿肥荣生干生寒,祛润清热,固精镇咳;牡丹皮净血,通血道,清热凉血;阿肥西汁生干生热,散寒补肝,清退虚热,利尿消肿;甘草汁生湿生热,调节脓性体液,散风退热,定喘止咳,调和药性。全方共奏净血、通血道、祛润止痛之功。

【运用】

(1)辨证要点　本方是治疗坏血湿浊内阻积滞证的常用方。临床应用以脘腹胀闷或刺痛、痛处固定,口淡不渴、不思饮食,舌质紫暗、苔白腻,脉细涩为辨证要点。

（2）加减变化　瘀阻日久者,加丹参、延胡索、五灵脂,以通血道止痛;湿浊甚者,加苍术、陈皮,以增强除润之功。

（3）现代运用　本方常用于治疗慢性胃炎、胃溃疡、十二指肠球部溃疡、肠易激综合征等属坏血湿浊内阻者。

（4）使用注意　无瘀滞者、孕妇忌用。

### 4. 福禄你牙亦法而西马準

【组成】白胡椒　天仙子各60g　马黑徒迷泥30g　咱法兰18g　法而非荣　阿肥荣　甘松　没药　阿吉而哈而哈各8g　腽肭脐4g　广成　都卢拿只　珍珠　麝香　冰片各0.2g

【用法】以上药捣罗为末,与制过净蜜相和用。每服6g,每日2次。

【功用】消食开胃,散寒祛湿,化瘀通阻。

【主治】寒湿内盛,食积瘀阻积滞证。脘腹胀痛,进食尤甚,不思饮食,泄泻或呕吐等。

【方解】白胡椒生干生热,消食开胃,通气除胀;天仙子生干生寒,安神催眠,镇静止痛,祛润止血;马黑徒迷泥生干生寒,收敛止血,清热止泻,除润健胃;咱法兰生干生热,补血给力,净血化瘀,通血道;法而非荣生干生热,清除异常黏液质,强筋健肌,祛润退肿;甘松生干生热,健胃益肝,祛风化浊,强筋健肌,利尿通经,净血祛斑;没药生干生热,祛寒湿,止疼痛,止咳化痰;阿吉而哈而哈生干生热,散寒强筋,开通阻滞,通利经水,壮阳固精,祛风止痛,祛润化痰;腽肭脐生干生热,补脑安神,散寒平喘,祛风解痉,祛润,止痛,添精壮阳,通经利尿;广成散寒祛风,开通阻滞,清除异常黑胆汁,强心健脑,爽心悦志;都卢拿只生干生热,补心,安神除烦,除润强筋;珍珠补益心、肝,爽心悦志,定惊安神;麝香、冰片芳香辟秽,调节异常血液质,醒脑开窍,爽心悦志,化浊祛润,增强人体自然力,提高内外感觉力。全方共奏消食开胃、散寒祛湿、化瘀通阻之功。

**【运用】**

(1)辨证要点 本方是治疗寒湿内盛、食积瘀阻积滞证的常用方。临床应用以脘腹胀痛、进食尤甚、不思饮食、泄泻呕吐等为辨证要点。

(2)加减变化 湿寒性黏液质偏盛者,加苍术、半夏、陈皮,以健脾祛润;腹痛者,加木香、大腹皮,以理气止痛。

(3)现代运用 本方常用于治疗慢性胃炎、功能性消化不良、肠易激综合征等属寒湿内盛、食积瘀阻者。

(4)使用注意 本方对脑经上并善记的力微有伤,故不可常服。孕妇忌用。

**【文献摘要】**

原书功用 《回回药方·卷三十·杂证门》说:"能止血流不止者,又能定子宫风证,并能消散,又助子宫的力,又能守住胎。若有泄泻或吐,皆能止之。又能定诸等疼。"

## 十一 呕 吐

### 1. 吐风散

【**组成**】番盐 苔儿不的 翤各8g 白芥子4g

【**用法**】一同捣罗为末,作二服。每服3g,每服用马兀阿撒里制过的蜜水调服。

【**功用**】散诸风,止呕吐。

【**主治**】外感风寒呕吐。恶心呕吐,脘腹胀满不舒,纳差,眩晕,恶寒发热等。

【**方解**】番盐生干生热,清除脓性体液,健胃消食;苔儿不的生干生热,清除异常黏液质,祛润消肿,散寒止痛,止咳平喘,解郁;翤通便除胀,消食开胃,理气止痛;白芥子散寒祛润,通阻止痛,温中健胃,祛腐生辉。全方共奏散诸风、止呕吐之功。

【**运用**】

(1)辨证要点 本方是治疗外感风寒呕吐的常用方。临床应用以恶心呕吐、脘腹胀满不舒、纳差、眩晕等为辨证要点。

(2)加减变化 体液精伤者,加玄参、生地黄,添精益胃;失眠心烦者,加竹叶、栀子,清心除烦。

(3)现代运用 本方常用于治疗急性胃炎、幽门痉挛、幽门梗阻等属风气内扰者。

(4)使用注意 素体热盛者忌用。孕妇慎用。

## 2. 玫瑰煎

**【组成】**大麦米粥 100g 撒里乞水 50g 稍瓜根（与撒里乞水同煎） 玫瑰煎各 30g 盐 3g

**【用法】**同调热服。又大麦米粥同所烈子熬，滤过，加玫瑰煎，温服。每服 50g，每日 2 次。

**【功用】**散热风，祛黄水。

**【主治】**热风黄水壅塞之呕吐。恶心呕吐，胸膈烦闷，口苦，不欲饮食，恶风、发热，舌苔黄腻，脉滑。

**【方解】**大麦米粥借水谷之精气，温养脾胃，发汗祛邪；撒里乞水开胃化浊，通滞解毒；稍瓜根补肺气，清热降火，生津止渴，止痛；玫瑰煎滋补胃肠，促进消化，芳香开窍，疏风化浊；盐生干生热，主治湿寒性或黏液质性疾病，能清除脓性体液。全方共奏散热风、祛黄水之功。

**【运用】**

(1) 辨证要点 本方是治疗热风黄水壅塞之呕吐的常用方。临床应用以恶心呕吐、胸膈烦闷、口苦，舌苔黄腻，脉滑为辨证要点。

(2) 加减变化 脘腹胀满、舌苔厚腻者，加苍术、厚朴，行气除满；脘闷不食者，加木香、砂仁，以化浊开胃；呕吐酸腐、嗳气者，加神曲、山楂、鸡内金，以消食化滞。

(3) 现代运用 本方常用于治疗急性胃炎、功能性消化不良等属热风黄水壅塞者。

（4）使用注意 孕妇慎用。

**【文献摘要】**

原书功用 《回回药方·卷十二·众风门·众风杂治类》曰："治热风吐黄水病证。"

## 3. 茴香化滞煎

**【组成】**萝卜（切碎）60g 达达茴香30g 番盐18g

**【用法】**用水1000mL，熬取250mL，去渣，玫瑰煎调服。每服50g，每日2次。

**【功用】**散寒化滞，消食健胃。

**【主治】**寒食积滞呕吐证。呕吐，脘腹胀满或疼痛，厌食，呃逆，大便艰涩，舌苔白腻，脉濡缓。

**【方解】**萝卜生湿生热，润肠通便，下气除胀，增进食欲，促进消化，利尿消肿；达达茴香芳香化浊，健脾，明目，通络，主治胃液过多引起的胃纳不佳、胃寒腹胀、恶心；番盐生干生热，主治湿寒性或黏液质性疾病，能清除脓性液体；玫瑰煎滋补胃肠，增进消化。全方共奏散寒化滞、消食健胃之功。

**【运用】**

（1）辨证要点 本方是治疗寒食积滞呕吐证的常用方。临床应用以呕吐、脘腹胀满、厌食，大便艰涩，舌苔白腻，脉濡缓为辨证要点。

（2）加减变化 寒邪偏重者，加半夏、生姜，以散寒止呕；饮食积滞明显者，加山楂、神曲，以消食和胃。

(3)现代运用 本方常用于治疗急性胃炎、功能性消化不良、功能性便秘等属寒食积滞者。

(4)使用注意 虚火内盛者及孕妇慎服。

## 4. 九仙饼

**【组成】** 人参 木香 胆南星(姜汁洗7次)各8g 甘草4g 半夏(姜汁洗7次) 厚朴(姜汁浸,炒干)各18g 枳壳(去瓤,面炒)20g 白矾10g 淡豆豉30g

**【用法】** 上为细末,候夜间晴时露过,以人参、厚朴煎汤,糊作饼子,小平钱大,慢火焙干。每服一饼,用姜一大块切作两片,夹饼子,药用纸裹浸湿,慢火煨熟,连姜及饼子嚼碎,以真料平胃散调汤吞下。

**【功用】** 温脾散寒,祛润化浊,降气和胃。

**【主治】** 脾胃虚寒,浊润内阻之呕吐。食后脘腹胀满,朝食暮吐,暮食朝吐,宿食不化,吐后则舒,神疲乏力,手足不温,大便溏泻,舌淡,苔白滑,脉濡弱。

**【方解】** 人参益守精神力、生命力和自然力,产生良性体液,补脑增智,补心安神,给力添精,增进食欲,益肠止泻;木香化浊健胃,温中,强筋健肌;胆南星燥湿化痰,祛风解痉;甘草生湿生热,调节脓性体液,疏风退热,定喘止咳;半夏祛润化痰,降逆止呕,消痞散结;厚朴芳香化浊行气,温中止呕;枳壳破气除痞,化痰消积;白矾燥湿收敛,固表止汗;淡豆豉解表除烦。全方共奏温脾散寒、祛润化浊、降气和胃之功。

【运用】

(1)辨证要点　本方是治疗脾胃虚寒、浊润内阻之呕吐的常用方。临床应用以食后脘腹胀满、朝食暮吐、暮食朝吐、宿食不化、吐后则舒,手足不温,舌淡、苔白滑,脉濡弱为辨证要点。

(2)加减变化　呕吐甚者,加旋覆花、代赭石,以降逆止呕;泛吐白沫者,加丁香、吴茱萸、白豆蔻仁,以温胃祛润;吐甚而耗伤体液者,加沙参、麦门冬,以养胃润燥。

(3)现代运用　本方常用于治疗急性胃炎、幽门痉挛、幽门梗阻、功能性消化不良、肠梗阻等属脾胃虚寒、浊润内阻者。

(4)使用注意　切忌诸般冷物生物。令病者心宽开怀服药调理。阴虚燥热者及孕妇忌用。

【文献摘要】

原书功用　《瑞竹堂经验方·卷十二·杂治门》曰:"治反胃。"

## 十二 噎膈

### 1. 舍刺必汤

【组成】干撒苔卜子 难花各等分

【用法】捣半碎,在陈葡萄酒内熬,滤过,时时服之。

【功用】祛浊散风。

【主治】浊风内阻噎膈证。喉间发噎,吞咽时有堵塞或疼痛感。

【方解】干撒苔卜子生干生热,行气除胀,通滞降逆,增进消化;难花生干生热,能消除黏性体液,行气宽胸,温胃消食,降逆止噎。全方共奏祛浊散风之功。

【运用】

(1)辨证要点 本方是治疗浊风内阻噎膈证的常用方。临床应用以喉间发噎、吞咽时有堵塞或疼痛感为辨证要点。

(2)加减变化 呃逆者,加丁香、柿蒂,温中降逆;食积者,加山楂、神曲,消食化积。

(3)现代运用 本方常用于治疗食管癌、消化不良等属浊风内阻者。

(4)使用注意 虚寒者忌用。

**【文献摘要】**

原书功用 《回回药方·卷十二·众风门·众风杂治类》载："能定因浊风所生发噎。"

## 2. 马竹尼海撒而

**【组成】**膃肭脐 甘草汁 牡丹皮 木香 胡椒 荜茇 米阿阿肥荣 咱法兰 甘松各10g 扎兀石儿8g 麝香0.2g 广成都卢拿只 珍珠各4g 没药20g

**【用法】**以上先将扎兀失儿在葡萄酒内化开，米阿与蜜消开，其余药捣罗为末，一同相和成膏。每服4g，每日2次。

**【功用】**祛风化浊，除润退热，克化饮食。

**【主治】**浊润而冷根源之噎膈病证。发噎，胸闷脘痞，日久发热，胃经疼，暗风，左瘫右痪，心悸，气窄，不思饮食，舌苔白腻，脉濡。

**【方解】**膃肭脐生干生热，健脑安神，散寒平喘，祛风解痉，除润止痛，通经利尿；甘草汁生湿生热，调节脓性体液，疏风退热，定喘止咳；牡丹皮净血，通血道，清热凉血；木香生热散寒，化浊愈疮，祛润健胃，散风止痛；胡椒生干生热，消食开胃，通气除胀；荜茇主治湿寒性或黏液质性疾病，下气除胀；米阿生干生热，化浊止咳，主治湿寒性或黏液质性疾病；咱法兰生干生热，补血给力，净血化瘀，通血道；甘松主治寒性或黑胆汁性或黏液质性疾病，补脑养心，安神除癫，健胃益肝，祛风化浊，强筋健肌，利尿通经，净血祛斑；扎兀失儿祛风散寒，清除异常黏液质,止咳平喘,利尿消肿,通经止痛;麝香芳香开窍,增强人体自然力,提高内外感觉力,爽心悦志,主治湿寒性或黏液质性疾病;广成祛风散寒,开通阻滞,清除异常黑胆汁,强心补脑,爽心悦志;都卢拿只生干生热,养心安神除烦,除润强筋壮肌;珍珠补益心肝,爽心悦志,定惊安神,祛风退斑;没药生干生热,止疼痛,散寒止咳,祛润化痰。全方共奏祛风化浊、除润退热、克化饮食之功。

【运用】

(1)辨证要点 本方是治疗浊润而冷根源之噎膈病的常用方。临床应用以发噎、胸闷脘痞、心悸、气窄、不思饮食、舌苔白腻、脉濡为辨证要点。

(2)加减变化 胸闷、苔腻者,加郁金、佩兰,以芳香化浊;胃经疼者,加香附、木香,以行气止痛;食欲不振者,加神曲、山楂、莱菔子,以消食导滞。

(3)现代运用 本方常用于治疗功能性发热、消化道肿瘤、血液病、结缔组织疾病、内分泌疾病及部分慢性感染性疾病所引起的属浊润根源、冷根源者。此外,亦可辨证应用于心脑血管疾病、食管炎、食管狭窄、慢性胃炎、胃溃疡、功能性消化不良等。

(4)使用注意 禀性衰败而热者及孕妇忌用。

【文献摘要】

原书功用 《回回药方·卷十二·众风门·众风杂治类》载:"能治暗风,左瘫右痪证候。又冷根源,心跳证候。日久发热,胃经疼、气窄,因润盛或饱满发噎,用之皆得济。又能克化饮食。"

## 十三 缠肠风

### 1. 徹苔刺丸

【组成】黄诃子 柴胡 芦荟各30g 干姜 白芥子 徹苔刺 沙黑微烈知 番盐各8g 砂糖15g 沙哈木罕苔里 撒吉木你牙各10g

【用法】同捣罗,用水为丸。每服10g,热水下,每日2次。

【功用】祛风,导滞,止痛。

【主治】风寒凝结肠道之缠肠风。腹痛,腹胀,纳差,便秘,泄泻。

【方解】黄诃子生干生寒,纯化异常血液质,清热解毒,祛风止痒;柴胡疏风退热,芳香疏泄,疏肝解郁,升阳举陷,调经止痛;芦荟通便清泻,解毒退肿,祛风清疮,散寒止痛,利尿通经;干姜化浊祛润,助阳温肾,温中止泻,发散风寒;白芥子散寒祛润,通阻止痛,温中化痰,祛腐生辉;徹苔刺清血生寒,纯化异常血液质,凉血解毒,祛风止痒,清热,通便利尿;沙黑微烈知生干生热,温中止泻,理气止痛;番盐生干生热,主治湿寒性或黏液质性疾病,能清除脓性液体;砂糖既可调味,又可增强体力,以助药力;沙哈木罕苔里生干生寒,清除异常黏液质,开通脑阻,行气止痛,祛润泄黄水;撒吉木你牙生干生热,清除异常黏液质和异常胆液汁,除润消肿,散寒止痛,驱虫健胃。

全方共奏祛风、导滞、止痛之功。

**【运用】**

(1)辨证要点　本方为治疗风寒凝结肠道之缠肠风证的常用方。临床应用以腹痛腹胀、纳差等为辨证要点。

(2)加减变化　便秘者,加大黄、枳实,通积止痛;腹泻者,加五味子、吴茱萸,固肠止泻。

(3)现代运用　本方常用于治疗急慢性胃肠炎、胃肠痉挛、肠易激综合征等属风寒凝结肠道者。

(4)使用注意　孕妇忌用。

**【文献摘要】**

原书功用　《回回药方·卷十二·众风门·左瘫右瘓口眼歪斜类》云:"治缠肠风、半身不遂、口眼歪斜、筋节疼痛。"

## 2. 阿里公丸

**【组成】**芦荟　柴胡　牛蒡子　胡椒　荜茇　芸香　白芥子　木香　小茴香　难花各4g　属兰章　阿夫忒蒙　黑诃子各18g　番盐　沙哈木罕苔里　阿里公　安息香　撒阿因　撒吉木你牙各10g　彻忒剌　干姜　沙黑微烈知各8g

**【用法】**干者为末,沾者用韭汁研化,合末为丸。每服10g,热水下,每日2次。

**【功用】**祛风化浊,散寒理气,通阻止痛。

**【主治】**浊风寒气阻滞之缠肠风。腹痛拘急,遇寒痛甚,拒按,口淡不渴,大便秘结,小便清长,舌淡,苔白腻,脉沉紧。

缠肠风

**【方解】**芦荟通便清泻，解毒消肿，祛风清创，散寒止痛，利尿通经，养肝明目；柴胡疏风退热，芳香疏泄，疏肝解郁，升阳举陷，调经止痛；牛蒡子疏散风热，解毒消肿；胡椒生干生热，主治湿寒性或黏液质性疾病，能消食开胃，通气除胀；荜茇生干生热，通气除胀，利尿通经，祛寒止痛；芸香生干生热，通阻利尿，行气止痛；白芥子散寒祛润，通阻止痛，温中化痰；木香化浊健胃，温中，强筋健肌，祛风止痛；小茴香生干生热，成熟异常黏液质，温经健肌，行气止痛，利尿通经；难花生干生热，能消除黏液性体液，温胃消食，行气止痛，祛风散寒；属兰章生干生热，祛风止痛，解毒消肿，通阻泄黄，散寒温经；阿夫忒蒙清除异常黑胆汁或异常黏液质，行气通阻，解郁，爽心悦志，醒脑安神，软坚消肿；黑诃子清除异常胆液汁，调节异常血液质，清热健胃，解郁，化浊养筋；番盐生干生热，主治湿寒性或黏液质性疾病，能清除脓性液体；沙哈木罕荅里生干生寒，清除异常黏液质，开通脑阻，行气止痛，祛润，泄下黄水；阿里公生干生热，清除异常黏液质和异常黑胆汁，化痰平喘，开通肝阻和肾脏阻滞，除润退热，散寒止痛，通阻泄黄，利尿，解药毒；安息香芳香辟秽，能生干生热，主治湿寒性或黏液质性疾病，温肺止咳，散寒平喘，利尿排石，除脓愈疮，化浊；撒阿因化痰止咳，止血止泻，宽肠健胃；撒吉木你牙生干生热，清除异常黏液质和异常胆液汁，除润消肿，散寒止痛，驱虫补胃；徹忒刺清血生寒，纯化异常血液质，凉血解毒，祛风止痒，清热，通便利尿；干姜化浊祛润，温肾助阳，温中止泻，发散风寒；沙黑微烈知生干生热，温中，止泻，通气止痛。全方共奏祛风化浊、散寒理气、通阻止痛之功。

**【运用】**

(1)辨证要点 本方是治疗浊风寒气阻滞之缠肠风的常用方。临床应用以腹痛拘急、遇寒痛甚、拒按、大便秘结、苔白腻、脉沉紧为辨证要点。

(2)加减变化 腹部冷痛拘急甚者,可加高良姜、干姜、乌药、香附,以加强散寒理气止痛之功;大便不通者,加大黄、附子,以温泻寒积。

(3)现代运用 本方常用于治疗肠易激综合征、胃肠痉挛、不完全性肠梗阻、肠粘连、消化不良等属浊风寒气阻滞者。

(4)使用注意 禀性衰败有热者、孕妇慎用。

**【文献摘要】**

原书功用 《回回药方·卷十二·众风门·左瘫右痪口眼歪斜类》说:"治缠肠风,半身不遂,口眼歪斜,筋节疼痛。"

## 3. 茴香搽剂

**【组成】** 达达茴香 酽醋 加你亦荅 甘菊花 麦儿桑过失 薄荷 阿儿子 野蒜 可剌夫失子各等分

**【用法】** 用醋一同煎熬去渣,如常趁热搽肚腹,每日3次。

**【功用】** 祛风散气,通阻止痛。

**【主治】** 风气内阻之缠肠风。腹痛胀闷,痛无定处,痛引少腹,或伴胁痛,时作时止,嗳气或矢气则舒,舌淡,苔薄白,脉弦。

**【方解】** 达达茴香辛温,温肾散寒,理气和胃;酽醋净血祛脓,止疼痛,行药力;甘菊花疏风清热,清肝化浊,开通阻滞;麦儿桑过失成熟黑胆汁,软化通阻,行气止痛,祛润消肿,净血,通血道,养肌愈伤;薄荷生干生热,疏风通经利尿,解郁除胀,温中止痛,芳香化浊;阿儿子生干生热,清除异常黏液质或异常黑胆汁;野蒜生干生热,安神定喘,化痰止咳,解毒消肿,止泻止痢;可刺夫失子生干生热,散寒利尿,通阻止痛,健胃消食,祛润通经。全方共奏祛风散气、通阻止痛之功。

**【运用】**

(1)辨证要点 本方是治疗风气内阻之缠肠风的常用方。临床应用以腹痛胀闷、痛无定处、痛引少腹、嗳气或矢气则舒,脉弦为辨证要点。

(2)加减变化 若气机阻滞、胁肋胀痛者,加香附、柴胡、川楝子,以理气止痛;痛引少腹者,加橘核、荔枝核,以散结止痛。

(3)现代运用 本方常用于治疗肠易激综合征、胃肠痉挛、不完全性肠梗阻、肠粘连、消化不良等属风气内阻者。

(4)使用注意 禀性衰败有热者慎用。孕妇忌用。

**【文献摘要】**

原书功用 《回回药方·卷十二·众风门·众风杂治类》云:"治气因风者。"

## 4.番打的浑膏子

**【组成】** 咱法兰 安古当 撒苔卜子 可刺夫失子 干姜 哈沙 松子仁各20g 苦把耽仁 乳香各8g 胡椒30g

【用法】以上药捣罗为末,与制过净蜜(蜜比上药总分量加两倍)相和用。每服4g,每日3次。

【功用】温胃肠,散浊风,通阻止痛。

【主治】禀性衰败而冷,浊风壅阻之缠肠风。腹痛,时作时止,得温痛减,形寒肢冷,气短懒言,纳差,大便溏薄,舌淡,苔薄白,脉沉细。

【方解】咱法兰生干生热,补血给力,净血化瘀,通血道,补脑悦志,强心安神,增智催眠,养肝明目,提升内脏;安古当清除多余黏液质,健胃消食;撒苕卜子生干生热,行气除胀,增进消化,通经止痛,解毒消肿;可剌夫失子生干生热,散寒利尿,通阻止痛,健胃消食,祛润通经;干姜化浊祛润,温肾助阳,温中止泻,发散风寒;哈沙生干热寒,开通肝阻,补肝健胃,发汗,强筋健肌,通经利尿;松子仁添精给力,养血,润肠通便,润肺止咳;苦把耽仁生干生热,散寒止痛,解毒消肿,化痰平喘;乳香生干生热,增强记忆,平喘止咳,收敛生肌,温胃止吐,健胃消食,固精缩尿;胡椒主治湿寒性或黏液质性疾病,能温胃消食,通气除胀。全方共奏温胃肠、散浊风、通阻止痛之功。

【运用】

(1)辨证要点 本方是治疗禀性衰败而冷,浊风壅阻之缠肠风的常用方。临床应用以腹痛、时作时止、得温痛减,形寒肢冷、纳差、大便溏薄、脉沉细为辨证要点。

(2)加减变化 气短懒言者,加党参、黄芪、白术,以益气补中;胃气虚冷、脐中冷痛者,加胡芦巴、荜澄茄,以温肾散寒止痛;腹痛下利、脉微肢冷者,加附子、肉桂,以加强温阳散寒之功。

（3）现代运用　本方常用于治疗肠易激综合征、胃肠痉挛、不完全性肠梗阻、肠粘连、消化不良等属禀性衰败而寒、浊风壅阻胃肠者。

（4）使用注意　禀性衰败有热者、孕妇忌用。

**【文献摘要】**

原书功用　《回回药方·卷三十·杂证门》曰："能热胃经，能消散风。又胃经并肠经疼，用之皆得济。"

## 5. 椒辛镇痛马準

**【组成】**加吉牙　胡椒　黄乞必里牙　黑马马　甘松各60g　细辛　法儿非荣　撒法郎各10g　牡丹皮1g

**【用法】**同为细末，炼蜜调和成膏而服。每服6g，每日2次。

**【功用】**散寒祛风，通气止痛。

**【主治】**禀性衰败而冷，浊风冷气壅塞之缠肠风。缠肠风疼，小腹疼痛，攻窜作痛，部位不定，形寒肢冷，大便清稀，舌质淡，苔白腻，脉沉细。

**【方解】**加吉牙生干生寒，清热止血，解毒消肿，除润解毒，强筋壮肌；胡椒主治湿寒性或黏液质性疾病，能温胃消食，行气除胀；黄乞必里牙祛风解毒，软坚消肿，收敛生肌，祛润止痛；黑马马化浊行气，温中止呕；甘松主治寒性或黑胆汁性或黏液质性疾病，补脑养心，安神除癫，健胃益肝，祛风化浊，强筋健肌，利尿通经，净血祛斑；细辛生干生热，开通肝阻，利尿消肿，醒脑开窍，祛润散寒，舒筋解痉，通经止痛；法儿非荣生干生热,清除异常黏液质,强筋壮肌,散寒止痛,祛润消肿,通利肠阻;撒法郎生干生热,补血升血,净血,通血道,补脑悦志,养心安神,增智催眠;牡丹皮净血,通血道,清热凉血。全方共奏散寒祛风、通气止痛之功。

【运用】

(1)辨证要点 本方是治疗禀性衰败而冷,浊风冷气壅塞之缠肠风的常用方。临床应用以缠肠风疼、小腹疼痛、攻窜作痛、部位不定、形寒肢冷、苔白腻、脉沉细为辨证要点。

(2)加减变化 腹中拘急冷痛者,加附子、干姜,以散寒止痛;寒实积聚,大便不通者,加大黄、附子,以助阳通便。

(3)现代运用 本方常用于治疗肠易激综合征、胃肠痉挛、不完全性肠梗阻、肠粘连、消化不良等属禀性衰败而冷、浊风冷气壅塞者。

(4)使用注意 禀性衰败有热者、孕妇忌用。

【文献摘要】

原书功用 《回回药方·卷三十·杂证门》云:"专治气急痰嗽,肚疼不定,四等发烧,缠肠风疼,小腹疼痛,禀性有冷,串在满身。"

## 6. 阿的鲁麻额木饼子

【组成】黑马马 苔儿失失昂 木香 麻黄子 丁香 白胡椒 难花各10g 肉桂 芸香 撒法郎各20g

【用法】捣罗为末,用葡萄酒调和,捏成饼子,放干。每服4g,每日2次。

缠肠风

【功用】温中止痛,散风除痰。

【主治】禀性衰败而冷,浊风冷痰壅阻之缠肠风。腹中冷痛,遇寒痛甚,得温痛减,纳差,小便不利,大便溏薄,舌淡,苔白腻,脉沉紧。

【方解】黑马马化浊行气,温中止呕;木香芳香化浊健胃,强筋健肌,散风止痛;丁香生干生热,芳香温中散寒,祛润行血;白胡椒生干生热,主治湿寒性或黏液质性疾病,能消食开胃,行气除胀,止咳化痰,健脑止痛;难花生干生热,能消除黏性体液,行气除胀,温胃消食,降逆止痛;官桂生干生热,补火助阳,散寒止痛,温经通脉;芸香清热解毒,通血道止痛;撒法郎生干生热,补血给力,净血化瘀,通血道,补脑悦志,强心安神,增智催眠。全方共奏温中止痛、散风除痰之功。

【运用】

(1)辨证要点 本方是治疗禀性衰败而冷,浊风冷痰壅阻之缠肠风的常用方。临床应用以腹中冷痛、遇寒痛甚、得温痛减,小便不利、大便溏薄,苔白腻、脉沉紧为辨证要点。

(2)加减变化 小便不通者,加附子、肉桂,以加强通阳利水之功;纳差明显者,加党参、白术、山药,以健运脾胃;大便稀薄者,加白术、茯苓、白扁豆,以健脾化浊;大便秘结者,加附子、火麻仁,以温阳通便。

(3)现代运用 本方常用于治疗肠易激综合征、胃肠痉挛、不完全性肠梗阻、肠粘连、消化不良等属禀性衰败而冷,浊风冷痰壅阻者。

(4)使用注意 因有痰,眼疼,将此药烧熏,或点。胸膈、肝肺病证，或因冷伤风鼻塞，用马兀阿撒里水送下。吐血，用羊蹄根水下。若治肚中冷风病疾，将此药用胡芦巴煎水，调作捌药，用者如神。禀性衰败有热者慎用。孕妇忌用。

**【文献摘要】**

原书功用 《回回药方·卷三十·杂证门》："专治旧有头疼、头晕，因痰脑病，半身不遂，口眼歪斜，恍惚，因痰输流发烧，或因有风。又因有痰，眼疼，将此药烧熏，或点。有等牙疼因冷风发，又治胸膈、肝肺病证，或因冷伤风鼻塞，此等而病，用马兀阿撒里水送下。吐血，用羊蹄根水下。又治胸膈浊风，或因而闭，或生青黄二病，或因冷痰胸膈肚腹病证，或生脾胀，因风而病。通小水，散肾胞之中而风，最能助阳，添精。又治脚气、百节骨疼，因湿筋松。又治毒蛇虫所伤，疯狗所伤。若将此药用胡芦巴煎水，调作捌药，用者如神，能治肚中冷风病疾。"

## 7. 没药玄胡散

**【组成】** 延胡索 海带各18g 没药12g 高良姜10g

**【用法】** 上为细末，每服10g，温葡萄酒调服，不拘时候。

**【功用】** 净血，通血道，温经止痛。

**【主治】** 寒气凝滞，血道不通之缠肠风。腹痛暴作，拒按，舌紫暗，苔薄白，脉弦涩。

**【方解】** 延胡索净血，通血道，行气止痛；海带生湿生寒，收敛止血，解毒消肿，清热止痛，软坚散结，清肠排毒；没药生干生热，芳香化浊，祛寒湿，止疼痛，防腐生肌，通经利尿；高良姜散寒祛润，行气止痛，开通阻滞，主治寒性体液，如黏液质和黑胆汁过盛引起的疾病。全方共奏净血、通血道、温经止痛之功。

【运用】

(1)辨证要点  本方是治疗寒气凝滞,血道不通之缠肠风的常用方。临床应用以腹痛暴作、拒按、舌紫暗、苔薄白、脉弦涩为辨证要点。

(2)加减变化  瘀滞明显者,加乳香、撒法郎,以增强净血、通血道之功;气滞明显者,加香附、木香,以加强行气之力。

(3)现代运用  本方常用于治疗消化不良、阑尾炎、胆囊炎等属寒气凝滞、血道不通者。

(4)使用注意  热证者忌用。孕妇忌用。

【文献摘要】

原书功用  《瑞竹堂经验方·卷二·心气痛门》曰:"治男人妇人急心气腹痛。"

## 十四 泄泻

### 1. 木瓜油方

【组成】木瓜水10g 新摩而的叶水 玫槐油各5g

【用法】将木瓜去核,净,捣烂,滤过取汁;新摩而的叶捣泥取汁,与玫瑰油共相和,慢火熬至水去油存,收藏用。可直接内服,亦可在大麦汤或别等砂糖熬的汤等内加入服之。每服6g,每日2次。

【功用】疏肝解郁,添胃经力,止泻。

【主治】肝气郁滞,胃经力弱证。腹泻,食少呕恶,脘腹胀满,自汗,膀胱灼痛等。

【方解】木瓜和胃化湿,除腹胀,消食,止吐泻;新摩而的叶收敛止泻;玫瑰油调理肝胃,通血道。全方共奏疏肝解郁、添胃经力、止泻之功。

【运用】

(1)辨证要点 本方为治疗肝气郁滞,胃经力弱证的常用方。临床应用以泄泻、食少呕恶、脘腹胀满为辨证要点。

(2)加减变化 肝气郁结甚者,加香附,以疏肝解郁;呕恶甚者,加半夏、生姜,以降逆止呕;脘腹胀满甚者,加木香、槟榔,以行气消胀;自汗甚者,加麻黄根,以收敛止汗。

(3)现代运用 本方常用于治疗急慢性胃肠炎、消化不良等属肝气郁滞、胃经力弱者。

(4)使用注意 孕妇忌用。

【文献摘要】

原书功用 《回回药方·卷三十·杂证门》载："能添胃经力,若搽在各骨节并脊梁上,能止虚汗。如在大麦汤或别等砂糖熬的汤等内加入服之,亦能助胃经力,止泻,并定尿胞烧疼。"

## 2. 高良姜丸

【组成】高良姜 甘松 撒荅卜 丁香 丁皮 彻他刺 肉桂 荜茇各10g 撒法郎8g 撒吉木你牙 阿夫忒蒙各15g 芦荟2g

【用法】同为细末,用蜜醋葱煎为丸。每服9g,热水下,每日2次。

【功用】祛风散寒,燥湿止泻。

【主治】浊风湿寒内阻证。泻下清稀,脘闷食少,腹痛肠鸣,恶寒发热,舌淡红,苔白腻,脉濡缓。

【方解】高良姜祛寒燥湿,温胃消食,行气止痛,开通阻滞;甘松生干生热,芳香醒脾,开通阻滞,行气止痛,健胃疏肝,祛风燥湿,强筋健肌,利尿通经;撒荅卜生干生热,通经利尿,行气除胀,温中止痛,燥湿化浊;丁香、丁皮生干生热,燥湿除润,温胃降逆,散寒舒筋,补脑益智,补肾助阳;彻他刺净血生寒,纯化异常血液质,清热凉血解毒,祛风止痒;肉桂生干生热,补火助阳,散寒止痛,温经通脉;荜茇温中散寒止痛,降胃气;撒法郎生干生热,添精给力,净血,通血道,开通阻滞,补脑安神,靓肤悦色,养肝明目,提升内脏;撒吉木你牙生干生热,清除异常黏液质和异常胆汁,燥湿消肿,祛寒止痛,驱虫健胃;阿夫忒蒙清除异常黑胆汁或异常黏液质,行气通阻,爽心悦志;芦荟苦寒降泄,泻下通便,清肝火,除烦热。全方共奏祛风散寒、燥湿止泻之功。

【运用】

(1)辨证要点　本方是治疗浊风湿寒内阻证的常用方。临床应用以泄泻清稀、脘闷食少、腹痛肠鸣、舌淡红、苔白腻、脉濡缓为辨证要点。

(2)加减变化　恶寒发热者,加紫苏、荆芥、防风,以加强疏风散寒之功;湿邪重者,加苍术、半夏、陈皮,以健脾祛湿。

(3)现代运用　本方常用于治疗急性肠炎、肠易激综合征、消化不良、肠结核等属浊风湿寒内阻者。

(4)使用注意　实火炽盛、阴虚火旺者慎用。孕妇忌用。

【文献摘要】

原书功用　《回回药方·卷十二·众风门·众风难治类》云:"能开缠肠肚风,又散诸般中风。"

## 3. 沙剌必摩而的膏

【组成】哈不里阿西　梨干各18g　哈剌子　他剌席西各30g　山林檎　酸木瓜水各500g　浆石榴100g

【用法】以上药在1000mL水内同熬至半,滤过后,以慢火熬至成膏,收藏用。每服10g,每日2次。

【功用】健胃消食,燥湿止泻。

【主治】湿盛胃弱证。大便时溏时泻,迁延反复,进食油腻则大便次数增加,食少,脘闷不舒,舌淡,苔白腻,脉濡弱。

【方解】哈不里阿西生干生寒,燥湿止泻,收敛止汗,消肿止痛;梨干生湿生寒,调节异常胆汁和血液质,清热宁心,润肺止咳,添精止渴;哈剌子主治湿寒性或黏液质性疾病;他剌席西生干生寒,固精壮阳,燥湿止泻,固表敛汗,健胃消食,软肝散结,壮骨强筋;山林檎调理胃肠,添精止渴,增进食欲;酸木瓜水舒筋活络,除润和胃,消食化浊;浆石榴生干生寒,主治湿热性或血液质性疾病,止血止痛,清热益肺,凉血护心,解毒消肿。全方共奏健胃消食、燥湿止泻之功。

【运用】

(1)辨证要点 本方是治疗湿盛胃弱证的常用方。临床应用以大便时溏时泻、迁延反复、进食油腻则大便次数增加、食少、脘闷不舒、舌淡、苔白腻、脉濡弱为辨证要点。

(2)加减变化 脾虚者,加党参、白术、茯苓,以健脾给力;食积者,加神曲、山楂,以消食和胃。

(3)现代运用 本方常用于治疗急慢性肠炎、消化不良、肠易激综合征、非特异性肠道溃疡、肠结核等属湿盛胃弱者。

(4)使用注意 孕妇慎用。

【文献摘要】

原书功用 《回回药方·卷三十·杂证门》云:"能助胃经力,止泄泻,并月经不止者。又凡腹内各经上能添力。"

## 4. 甘松拓药

【组成】甘松 阿福散汀 哈撒卜咱里刺 乳皮 麻思他

其各少量　咱法兰8g　剌丹　摩而的叶　石榴花　玫瑰花　白檀各30g　速其　浆石榴皮各40g

【用法】以上药,共与陈葡萄酒相和,作拓药用。

【功用】健胃消食,暖肝止泻。

【主治】肝胃虚寒证。食少纳呆,腹胀便溏,腹中拘急疼痛,得温按则痛减,舌淡红,苔薄白,脉细弦而缓。

【方解】甘松主治寒性或黑胆质性或黏液质性疾病,健胃暖肝,祛风除润,通经利尿;阿福散汀生干生热,健胃消食,消肿止痛,散寒除润,主治湿寒性或黏液质性疾病;乳皮生湿生热,润肺止咳,益肾添精,润喉清音,健脾润肠;麻思他其生干生热,祛寒除润,健胃消食,行气除胀,增进消化,芳香除臭;咱法兰生干生热,添精给力,净血,通血道,开通阻滞,健脑悦志,宁心安神,养肝明目,升举气力;摩而的叶生干生寒,除润止泻,收敛止汗,消肿止痛;石榴花生干生寒,收敛止血,清热,止泻止痢,主治湿热性或血液质性疾病;玫瑰花芳香化浊健胃,疏肝解郁,安神止痛,悦色生辉;白檀芳香健脾,舒心悦志,行气化滞;速其收敛固涩,止吐泻;浆石榴皮生干生寒,止血止痛,清肠止泻,解毒消肿,主治湿热性或血液质性疾病。全方共奏健胃消食、暖肝止泻之功。

【运用】

(1)辨证要点　本方是治疗肝胃虚寒证的常用方。临床应用以食少纳呆、腹胀便溏、腹中拘急疼痛、得温按则痛减、脉细弦而缓为辨证要点。

(2)加减变化　食滞胃肠者,加神曲、麦芽,以消食和胃;肝经寒者,加吴茱萸、甘草,以暖肝止痛。

(3)现代运用　本方常用于治疗急慢性肠炎、肠易激综合征、肠结核等属肝胃虚寒者。

(4)使用注意　孕妇忌用。

**【文献摘要】**

原书功用　《回回药方·卷三十·杂证门》说："能止因胃经消化力弱，或肝经冷生的泻。"

## 5. 必厘膏

**【组成】** 干姜60g　阿剌必　砂仁各8g　丁香　肉桂各18g　肉豆蔻　咱法兰各4g　麦子粉200g　冰糖100g

**【用法】** 以上药为细末，与制过净蜜相和用。每服10g，每日2次。

**【功用】** 消食，化积，祛风止泻。

**【主治】** 食滞肠胃，浊风内阻证。上吐下泻，腹痛肠鸣，泻下臭秽，脘腹胀满，嗳气食少，舌淡，苔垢浊，脉滑。

**【方解】** 干姜辛甘热，给力助阳，散寒止痛，温经通脉；阿剌必化痰止咳，止血止泻，利咽清音，厚肠健胃，除湿化浊；砂仁辛温，化浊行气，温中止呕止泻，醒脾化滞，主治湿阻或气滞所致脾胃不和诸证，尤寒湿气滞者多宜；丁香辛温，温中散寒，降逆止呕；肉桂生干生热，散寒温中，祛润健胃，除胀止泻，温肾助阳；肉豆蔻生干生热，祛寒止痛，温中行气，清肠止泻；咱法兰生干生热，给力添精，净血，通血道，通阻滞，补脑悦志，宁心安神，养肝明目，升举阳气；麦子粉开胃，助消化；冰糖补气和胃。全方共奏消食、化积、祛风止泻之功。

**【运用】**

(1)辨证要点　本方是治疗食滞肠胃,浊风内阻证的常用方。临床应用以上吐下泻、腹痛肠鸣、泻下臭秽,脘腹胀满、嗳气食少,舌淡、苔垢浊,脉滑为辨证要点。

(2)加减变化　食积重者,加山楂、神曲、莱菔子,以消积导滞;脾虚者,加党参、白术、茯苓,以健脾化浊。

(3)现代运用　本方常用于治疗急慢性肠炎、消化不良、肠易激综合征、肠结核等属食滞肠胃、浊风内阻者。

(4)使用注意　孕妇忌用。

**【文献摘要】**

原书功用　《回回药方·卷三十·杂证门》道:"能消散风,克化饮食,止泻,并上吐下泻之病,用之亦能止之。"

## 6. 古阿里失虎即方

**【组成】** 葡萄核(炒)80g　哈不里阿西(制烧过)60g　哈而奴必纳八提(去核)　石榴花　乳香　葛子马祖　难花各30g

**【用法】** 以上药与制过净蜜或锭子蜜相和用。每服10g,每日2次。

**【功用】** 助胃经力,散风止泻。

**【主治】** 胃弱食积,浊风内阻证。腹痛肠鸣,泻下粪便臭如败卵,泻后痛减,脘腹胀满,嗳腐酸臭,不思饮食,舌淡,苔厚腻,脉滑。

**【方解】** 葡萄核生干生热,给力添精,养心安神,开通阻滞,主治湿寒性或黏液质性疾病;哈不里阿西生干生寒,凉血止血,除润止泻,收敛止汗,消肿止痛;石榴花生干生寒,收敛止血,清热解毒,止泻止痢,主治湿热性或血液质性疾病;乳香生干生热,平喘止咳,收敛生肌,温胃止呕,消食化滞;葛子马祖生干生寒,清热解毒,止咳化痰,化浊消积,软坚散肿,主治湿热性或血液质性疾病;难花生干生热,能消除黏液性体液,温胃消食,散气止痛,祛风散寒,通经利尿。全方共奏助胃经力、散风止泻之功。

**【运用】**

(1)辨证要点　本方是治疗胃弱食积、浊风内阻证的常用方。临床应用以腹痛肠鸣、泻下粪便臭如败卵、泻后痛减,脘腹胀满、嗳腐酸臭、不思饮食,舌淡、苔厚腻、脉滑为辨证要点。

(2)加减变化　食积甚者,加山楂、神曲、莱菔子,以消食化滞;食积化热者,加黄连、黄芩,以清热祛润。

(3)现代运用　本方常用于治疗急慢性肠炎、消化不良、肠易激综合征、消化道溃疡、肠结核等属胃弱食积、浊风内阻者。

(4)使用注意　孕妇忌用。

**【文献摘要】**

原书功用　《回回药方·卷三十·杂证门》载:"能止泻,消散风,助胃经力,消化饮食。"

## 7. 哈不里阿西膏

**【组成】**哈不里阿西80g 香附 胡椒 高良姜 干姜 甘松各60g

**【用法】**上药先将哈不里阿西水浸过一宿,捣极烂,却将余药捣极细,同在制过净蜜内相和用。每服10g,每日2次。

**【功用】**温中止泻,祛寒除润。

**【主治】**脾胃虚弱,寒湿阻滞证。泻下清稀,食少,腹痛肠鸣,腹部喜温,面色萎黄,神疲倦怠,舌淡,苔白,脉濡弱。

**【方解】**哈不里阿西生干生寒,凉血止血,除润止泻,收敛止汗,消肿止痛;香附芳香化浊健脾,温中开胃,强筋健肌,散风止痛,开通阻滞;胡椒主治湿寒性或黏液质性疾病,温胃消食,行气除胀;高良姜主治寒性体液,如黏液质和黑胆汁过盛引起的各种疾病,祛寒除润,温胃消食,行气止痛,开通阻滞,填精助阳;干姜生干生热,温中止泻,发散风寒,通心壮阳,温肺化浊;甘松生干生热,祛风除润,利尿通经。全文共奏温中止泻、祛寒除润之功。

**【运用】**

(1)辨证要点 本方是治疗脾胃虚弱,寒湿阻滞证的常用方。临床应用以泻下清稀、食少、腹痛肠鸣、腹部喜温,面色萎黄、神疲倦怠,舌淡、苔白、脉濡弱为辨证要点。

(2)加减变化 湿浊阻滞者,加苍术、陈皮、半夏,以健脾化浊祛润;久泻不止,中气下陷,脱肛者,加党参、黄芪、白术,以给力升阳。

（3）**现代运用** 本方常用于治疗急慢性肠炎、消化道溃疡、肠易激综合征、肠结核等属脾胃虚弱、寒湿阻滞者。

（4）**使用注意** 孕妇慎用。

## 8.红豆止泻丸

【**组成**】神曲（炒） 麦芽（炒） 高良姜 荜茇各40g 半夏 砂仁 硇砂 甘草 青皮 陈皮 郁金 红豆 藿香 棠球（煨） 莪术各30g 丁香18g

【**用法**】上为细末，水煮面糊为丸如梧桐子大（6g）。每服2丸，米饮或随物空腹下。病甚者，日进三服。

【**功用**】温中散寒，健脾止泻。

【**主治**】脾胃虚寒飧泄。脐腹作痛，肠鸣即泻，完谷不化，泻后则安，形寒肢冷，舌淡，苔白，脉沉细。

【**方解**】神曲消食和胃；麦芽消食健胃；高良姜主治寒性体液，如黏液质和黑胆汁过盛引起的各种疾病，祛寒除润，温胃消食，行气止痛，开通阻滞，给力助阳；荜茇生干生热，健胃消食，行气除胀，通尿通经，散寒止痛；半夏除润化痰，降逆止呕，消痞散结；砂仁芳香化浊行气，温中止呕止泻；硇砂生干生热，祛润生肌，消肿止痛，止咳化痰，健胃暖肝；甘草生湿生热，调节脓性体液，给力养胃，清热解毒，缓急止痛，润肺止咳，缓和药性；青皮疏肝理气，消积化滞；陈皮辛行温通，行气止痛，健脾和中；郁金散寒祛风，开通阻滞，消除异常黑胆汁，健胃止吐；红豆健脾益胃，祛润利湿；藿香生干生热，芳香化浊，健胃止呕,行气止痛;棠球消食积,化宿滞,行结气,消积块,治腹痞胀满,健脾开膈;莪术散寒祛风,开通阻滞,清除异常黑胆汁;丁香生干生热,健胃,增进消化,散寒温筋。全方共奏温中散寒、健脾止泻之功。

**【运用】**

(1)辨证要点 本方是治疗脾胃虚寒飧泄的常用方。临床应用以脐腹作痛、肠鸣即泻、完谷不化、泻后则安,形寒肢冷,舌淡、苔白、脉沉细为辨证要点。

(2)加减变化 脾虚甚者,加党参、白术、茯苓,以健脾给力;泻下滑脱不禁者,加五味子、肉豆蔻,以涩肠止泻。

(3)现代运用 本方常用于治疗急慢性肠炎、非特异性结肠炎、肠易激综合征、消化道溃疡、肠结核等表现为飧泄者。

(4)使用注意 孕妇慎用。

**【文献摘要】**

原书功用 《瑞竹堂经验方·卷八·泻痢门》云:"脏腑泄泻,名为飧泄。"

## 9. 温胃助阳丸

**【组成】** 附子(炮) 制川乌 桂心 胡椒 荜茇 干姜 高良姜 吴茱萸各等分

**【用法】** 上药为细末,醋糊为丸如梧桐子大(6g)。每服1丸,空腹食前米饮下,每日2次。

**【功用】** 散寒温胃,育真给力。

【主治】脾胃虚弱，胃犯风冷证。泄泻，腹痛肠鸣，消食无力，食后脘腹不适、泄泻加重，手足冷，面色青白，气短乏力，舌淡，苔白，脉细弱。

【方解】附子补火助阳，回阳救逆，散寒止痛，治久病体虚，阳气衰微，阴寒内盛；川乌祛风除润，散寒止痛；桂心生干生热，散寒温中，除润开胃，消胀止泻，温补肝脏，增进消化，宁心除悸，温肾壮阳；胡椒生干生热，主治寒湿性或黏液质性疾病，祛斑化浊，散寒温筋；荜茇生干生热，行气消胀，利尿通经，祛寒止痛；干姜辛甘热，补火给力，散寒止痛，温经通脉；高良姜祛寒除润，温胃消食，行气止痛，开通阻滞，育真助阳；吴茱萸散寒止痛，温中止呕，止泻。全方共奏散寒温胃、育真给力之功。

【运用】

（1）辨证要点　本方是治疗脾胃虚弱，胃犯风冷证的常用方。临床应用以泄泻、腹痛肠鸣、消食无力、食后脘腹不适、手足冷、气短乏力、舌淡、苔白、脉细弱为辨证要点。

（2）加减变化　久泻不止，脱肛者，加黄芪、党参、升麻，以给力升阳；泄泻重者，加五味子、乌梅，以收敛止泻。

（3）现代运用　本方常用于治疗急慢性肠炎、急慢性胃炎、肠易激综合征、肠结核等属脾胃虚弱，胃犯风冷者。

（4）使用注意　实火炽盛、阴虚火旺者及孕妇慎用。

【文献摘要】

原书功用　《瑞竹堂经验方·卷八·泻痢门》曰："脾胃气

弱、胃犯风冷、腹痛肠鸣泄泻。经云：食毕而中谓之洞泄。手足冷，面色青白，下部虚寒，中满气短。常服宽中健脾，养胃育真固气。"

## 十五 痢 疾

### 1. 木瓜马準

【组成】木瓜(去子、瓤) 酸林檎(去子) 梨(去皮)各200g

【用法】上药切碎,用醋,砂锅内煮软,滤出,捣烂,炼蜜去沫,一同搅匀,却用干醋麦子浸水两抄,天竺黄、秃鲁沙子各等一抄,捣烂为末,同前项一发搅成膏子,用瓷器收贮。每服10g,用冷水下,或青葡萄水,或木瓜水下,每日2次。

【功用】消散浊风,清热止痢。

【主治】浊风内阻,热邪伤津证。泻痢,呕吐,脘腹胀痛,烦躁,口渴,不思饮食,舌红,苔少,脉细数。

【方解】木瓜消散浊风,消食开胃,清热添精;酸林檎甘寒添精止渴,增进食欲,杀虫止痢,除烦解暑,健脾益胃;梨生湿生寒,调节异常胆汁和血液质,清热添精,益胃止渴;天竺黄清热豁痰,凉心定惊;秃鲁沙子止渴,涩肠。全方共奏消散浊风、清热止痢之功。

【运用】

(1)辨证要点 本方是治疗浊风内阻,热邪伤津证的常用方。临床应用以泻痢、呕吐、脘腹胀痛、烦躁、口渴、不思饮食、舌红、苔少、脉细数为辨证要点。

(2)加减变化 烦渴者,加枇杷、柠檬,以增强除烦止渴之功;不思饮食者,加山楂、柚子,以清肠健脾。

(3)现代运用 本方常用于急慢性肠炎、痢疾、消化不良、急性胃炎、中暑等属浊风内阻,热邪伤津者。

(4)使用注意 脾胃虚寒者忌用。

**【文献摘要】**

原书功用 《回回药方·卷十二·众风门·众风杂治类》:"治散风,为因烦躁、泻痢、止渴、开胃、思食、止吐。"

## 2. 鹤顶丹

**【组成】** 半夏80g 巴豆(去皮油)40g 杏仁50g 干胭脂10g

**【用法】** 各为极细末,用无油宿蒸饼,同好醋调成膏子为丹,如绿豆大(0.05g),大人每服二十丸,小儿五七丸。白痢干姜汤下,红痢甘草汤下,赤白痢甘草干姜汤下;小便不通,磨刀水下;小肠疝气,茴香汤下;咳嗽,马兜铃人参汤下;伤风,葱汤下;胸疼,陈皮汤下;心气疼,艾汤下;风疹,冷水下;腰疼,木香汤下;痨病,醋汤下;茎疼,木瓜汤下;酒食所伤,随物汤下;疟疾,杏仁去皮煎汤下;小儿惊风,薄荷汤下。

**【功用】** 祛湿解毒,化浊散风止痢。

**【主治】** 湿毒浊风内阻证。酒食所伤之痢疾,小便不通,小肠疝气,咳嗽,伤风,胸疼,心气疼,风疹,腰疼,痨病,茎疼,疟疾,小儿惊风等。

**【方解】** 半夏燥湿化痰,降逆止呕,消痞散结;巴豆清除异常黏液质和异常黑胆汁,散寒消肿,攻泻止痛;杏仁除湿生热,主治湿寒性或黏液质性呼吸道疾病,能温肺止咳,润肺祛痰,润肠肥体;干胭脂净血,通血道。全方共奏祛湿解毒、化浊散风止痢之功。

【运用】

(1)辨证要点　本方是治疗湿毒浊风内阻证的常用方。临床应用以酒食所伤之痢疾、小便不通等为辨证要点。

(2)加减变化　赤痢者,加黄连、黄柏,清热解毒,凉血止痢;白痢者,加桂枝、茯苓,温化湿浊。

(3)现代运用　本方常用于急慢性肠炎、细菌性痢疾等属湿毒浊风内阻者。

(4)使用注意　体虚者忌用。孕妇忌用。

## 十六 便 秘

### 1. 撒忽苔里膏

【组成】撒忽苔里60g 阿里浑40g 菖蒲 咱法兰 肉桂 麻思他其 扫兀邻张 高良姜 牡丹皮各10g 可马达而玉西 白胡椒 黑胡椒 白薇 兀的八剌珊 腽肭脐各6g 大黄 没药 甘松各3g

【用法】以上药,同为细末,与制过净蜜相和用。每服8g,每日2次。

【功用】泻下通便。

【主治】肠胃热盛之便秘。大便干结,腹部胀满,口干口臭,面红身热,心烦,小便短赤,舌红,苔黄,脉滑数。

【方解】撒忽苔里苦寒降泄,泻下通便,清肝火,除烦热;阿里浑清除异常黏液质和异常黑胆汁,开通肝脏和肾脏阻滞;菖蒲生干生热,清除湿寒,主治湿寒性或黏液质性疾病;咱法兰补血给力净血;肉桂生干生热,除润开胃,温补肝脏,增强消化;麻思他其生干生热,祛寒除润,健胃;扫兀邻张行气除胀,增进消化,芳香除臭;高良姜温胃消食,开通寒湿性肝脏阻滞;牡丹皮微寒,净血,通血通,开通阻滞,能清营分血分实热,擅清透阴分伏热;可马达而玉西生干生热,开通阻滞,利尿通经,软坚止痛;白胡椒、黑胡椒生干生热,消食开胃,行气除胀;白薇清热凉血,利尿通淋;兀的八剌珊生干生热,化浊;腽肭脐补肾给力,添精补髓;大黄通便,通气止痛;没药生干生热,散寒止痛,除润通经利尿;甘松生干生热,祛风除润,利尿通经。全方共奏泻下通便之功。

【运用】

(1)辨证要点　本方是治疗肠胃热盛之便秘的常用方。临床以大便干结、腹部胀满、口干口臭、舌红、苔黄、脉滑数为辨证要点。

(2)加减变化　大便干结重者,加芒硝,以软坚通便;面红身热者,加龙胆草、山栀子,以清肝泻火;便后出血者,加地榆、槐花,以凉血止血。

(3)现代运用　本方常用于习惯性便秘、功能性肠梗阻等肠胃热盛者。

(4)使用注意　脾胃虚寒者忌用。孕妇忌用。

## 2. 寒秘膏

【组成】芦荟　阿里浑　撒黑木你牙各60g　麻思他其　咱法兰　菖蒲　肉桂　甘松各20g　可马达而玉西　木香各18g　咱刺顽的　兀的八刺珊油　法而非荣　白胡椒　黑胡椒　荜茇　真体牙那各10g　牡丹皮　没药　福可黑亦即黑而　哈马麻各6g

【用法】以上药,同为细末,与制过净蜜相和用。每服8g,每日2次。

【功用】散寒通便。

【主治】寒气阻滞之便秘。大便艰难,四肢不温,喜热怕冷,小便清长,腹中冷痛,拘急拒按,舌淡,苔白,脉沉迟。

【方解】芦荟苦寒降泄,泻下通便;阿里浑清除异常黏液质和异常黑胆汁,开通肝脏和肾脏阻滞;撒黑木你牙生干生热,清除异常黏液质和异常胆汁,除润退肿,祛寒止痛;麻思他其生干生热,祛寒除润,健胃消食,行气除胀,芳香除臭;咱法兰生干生热,补血给力,净血,通血道,开通阻滞;菖蒲生干生热,清除湿寒,主治湿寒性或黏液质性疾病;肉桂生干生热,除润开胃,温补肝脏;甘松生干生热,祛风化浊,利尿通经;可马达而玉西生干生热,开通阻滞,利尿通经,软坚止痛;木香除润健胃,温中,强筋壮肌,散风止痛;咱刺顽的生干生热,除润益脑,除癫,养神,健胃,散寒止痛,解痉;兀的八刺珊油生干生热,化浊;法而非荣生干生热,清除异常黏液质,强筋壮肌,除润退肿;白胡椒、黑胡椒消食健胃,行气消胀;荜茇生干生热,健胃消食,行气除胀,散寒止痛;真体牙那生干生热,强筋壮肌,健胃消食,祛寒止痛,解毒消肿;牡丹皮微寒,能清营分、血分实热,擅清透阴分伏热;没药生干生热,祛寒止痛,除润通经利尿;哈马麻芳香温通,消食。全方共奏散寒通便之功。

**【运用】**

(1) 辨证要点　本方为治疗寒气阻滞之便秘的常用方。临床以大便艰难、排出困难、喜热怕冷、舌淡、苔白、脉沉迟为辨证要点。

(2) 加减变化　气虚者,加黄芪、党参,以给力强体;虚寒甚者,加肉苁蓉、肉桂,以助阳散寒;腹中冷痛、拘急拒按者,加大黄、附子,以温里散寒,通便止痛。

(3) 现代运用　本方常用于习惯性便秘、功能性肠梗阻、慢性胃肠炎等属寒气阻滞者。

(4) 使用注意　阴虚火旺、实热郁结者忌用。孕妇忌用。

## 十七 胁 痛

### 1. 化浊止痛马準

【组成】牡丹皮 黑马马 甘松 难花 小茴香 白薇 可剌夫失子 香黑子 西撒的雨思 达达茴香 别的阿思苔儿 长咱剌弯 芸香 莳萝各等分

【用法】为细末,炼蜜调合,每服8g。每日2次。

【功用】化浊行气止痛。

【主治】寒湿浊风内阻证。胁及胃脘胀痛,头晕目眩,嗳气呃逆,舌淡,苔白腻,脉弦滑。

【方解】牡丹皮微寒,清营血分实热,擅清透阴分伏热;黑马马化浊行气,温中止呃;甘松生干生热,祛风除润,利尿通经;难花生干生热,温胃消食,行气止痛,祛风散寒,通经利尿,添精;小茴香辛温,散寒止痛,理气疏肝,行气温经;白薇清热凉血,利尿通经;可剌夫失子生干生热,祛寒利尿,通阻止痛,健胃消食,除润通经;香黑子生湿生寒,降低偏盛的胆汁,清热利尿,润燥止渴,止痛;西撒的雨思生干生寒,调节异常血液质,清目安神;达达茴香生干生热,成熟异常黏液质,温经健肌,行气止痛,利尿通经;别的阿思苔儿生干生热,益脑安神,散寒,祛风,解痉,止疼痛,通经利尿;长咱剌弯生干生热,除润健脑,解痉;芸香生干生热,通阻利尿,行气止痛,益脑增智,强筋壮肌;莳萝生干生热,开通阻塞,成熟体液,消肿,除胀止痛,利尿通经。全方共奏化浊行气止痛之功。

【运用】

(1)辨证要点 本方是治疗寒湿浊风内阻证的常用方。临床应用以胁痛、胃脘胀痛、头晕目眩、舌淡、苔白腻、脉弦滑为辨证要点。

(2)加减变化 寒湿甚者,加苍术、陈皮,以增强祛润散寒之功;头晕甚者,加天麻、钩藤,平肝熄风。

(3)现代运用 本方常用于治疗慢性肝炎、慢性胆囊炎、慢性胃炎、消化不良等属寒湿浊风内阻者。

(4)使用注意 阴虚内热者、孕妇慎用。

【文献摘要】

原书功用 《回回药方·卷十二·众风门·胃膈风类》载:"治胃肝脾疼,疏风。"

## 2. 补祖里马准

【组成】牡丹皮 黑马马 甘松 难花 小茴香 阿你松 西撒里雨思 腽肭脐 达达茴香 长咱刺弯 可刺夫失子 芸香 阿撒龙 白薇 莳萝各等分

【用法】同为细末,炼蜜调和。每服4g,热水下,每日3次。

【功用】祛风散寒,行气止痛。

【主治】浊风寒气阻滞证。胸胁胀痛,胃脘冷痛,小便不利,泄泻,腹痛,舌淡,苔白,脉弦紧。

【方解】牡丹皮微寒,清营血分实热,擅清透阴分伏热;黑马马化浊行气,温中止呃;甘松生干生热,祛风除润,利尿通经;难花生干生热,温胃消食,行气止痛,祛风散寒,通经化滞,利尿排石,添精;小茴香辛香,散寒止痛,理气和中温经;阿你松生干生热,成熟异常黏液质,温经通络,行气止痛,利尿;西撒里雨思生干生寒,调节异常血液质,清目安神;腽肭脐补脑安神,散寒平喘,祛风解痉,止疼痛;达达茴香生干生热,成熟异常黏液质,温经壮肌,行气止痛,通经利尿;长咱刺弯生干生热,除润益脑,除癫,安神;可刺夫失子生干生热,祛寒利尿,通阻止痛,健胃消食,除润通经;芸香生干生热,通阻利尿,行气止痛,补脑增智,强筋壮肌;阿撒龙生干生热,开通肝阻,利尿消肿,醒脑开窍,除润散寒,解痉止痛;白薇清热凉血,既清实热,又以退虚热为其长;蒔萝生干生热,开通阻塞,成熟体液,消肿,除胀止痛,利尿通经。全方共奏祛风散寒、行气止痛之功。

【运用】

(1)辨证要点 本方是治疗浊风寒气阻滞证的常用方。临床应用以胸胁胀痛、胃脘冷痛、小便不利、舌淡、苔白、脉弦紧为辨证要点。

(2)加减变化 寒气重者,加肉桂、干姜,以增强散寒之功;气机不舒者,加柴胡、香附,以疏肝理气。

(3)现代运用 本方常用于治疗慢性肝炎、慢性胆囊炎、慢性胃炎、消化不良等属浊风寒气阻滞者。

(4)使用注意 阴虚火热者及孕妇慎用。

【文献摘要】

原书功用 《回回药方·卷十二·众风门·胃膈风类》曰:

"专治胸、肝、脾、肾、肚风之病。"

### 3. 列顽马竹尼

【组成】大黄 干姜 火麻仁 菖蒲 安吉当根 可剌夫失子 小茴香 鲁迷茴香 难花各30g

【用法】以上药捣罗为末,与制过净蜜相和。每服4g,以蜜汤送下,每日2次。

【功用】散寒止痛,消肿软坚。

【主治】寒邪阻滞证。胁肋胀痛,胃脘疼痛,因寒加重,食少,大便秘结,舌淡,苔白,脉紧。

【方解】大黄苦寒,泻下通便,荡涤肠胃积滞;干姜辛甘热,补火给力,散寒止痛,温经通脉;火麻仁润肠通便;菖蒲生干生热,除润散寒,安神,强筋健骨,祛风除痹;可剌夫失子生干生热,祛寒利尿,通阻止痛,健胃消食,除润通经;小茴香、鲁迷茴香辛温,散寒止痛,理气和中,行气温经;难花生干生热,温胃消食,行气止痛,祛风散寒,通经化滞,利尿添精。全方共奏散寒止痛、消肿软坚之功。

【运用】

(1)辨证要点 本方是治疗寒邪阻滞证的常用方。临床应用以胁肋胀痛、胃脘疼痛、因寒加重,食少、大便秘结、舌淡、苔白、脉紧为辨证要点。

(2)加减变化 寒邪甚者,加附子,以温里散寒;大便秘结甚者,加枳实、厚朴,以导滞通便。

(3)现代运用 本方常用于治疗慢性肝炎、慢性胆囊炎、慢性胃炎、消化不良等属寒邪阻滞者。

(4)使用注意 大便泄泻者及孕妇慎用。

**【文献摘要】**

原书功用 《回回药方·卷三十·杂证门》云："凡人有肝经、胃经疼,因伤损有肿至坚实者,用之皆得济。"

## 4. 微列知马準

**【组成】**微列知 干姜各18g 高良姜 胡椒 荜茇 番茴香 小茴香 荜澄茄 沉香各37g 芸香11g 撒法郎8g 细辛6g 丁香3g

**【用法】**将微列知碾细,用水1000mL煮至水干,略下些蜜,再煎,各药为末,下在蜜内成膏。每服10g,空腹服,每日2次。

**【功用】**祛风除润,散寒止痛。

**【主治】**禀性衰败而冷,浊风白润内阻证。胸胁疼痛,痛及胸背,受寒加重,胃脘胀闷,纳呆,舌淡,苔白腻,脉弦滑。

**【方解】**微列知苦寒,泻下通便,荡涤肠胃积滞;干姜辛甘热,助阳补火,散寒止痛,温经通脉;高良姜温胃消食,开通寒湿性肝脏阻滞;胡椒生干生热,消食健胃,行气除胀;荜茇生干生热,行气除胀,利尿通经,祛寒止痛,强筋壮肌;小茴香、番茴香辛温,散寒止痛,理气和中,温经通阻;荜澄茄温中散寒,行气止痛;沉香生干生热,除润益脑,祛寒强心,温中健胃,行气止痛,解毒;芸香生干生热,通阻利尿,行气止痛,健脑益智,强筋壮肌;撒法郎生干生热,主治湿寒性或黏液质性疾病,净血,通血道,开通阻滞;细辛生干生热,开通肝阻,利尿消肿,醒脑开窍,除润散寒,强筋解痉,通经止痛;丁香生干生热,化浊健胃,消食,散寒温经,补肾壮阳。全方共奏祛风除润、散寒止痛之功。

【运用】

(1)辨证要点　本方是治疗禀性衰败而冷、浊风白润内阻证的常用方。临床应用以胸胁疼痛、痛及胸背、受寒加重,胃脘胀闷、纳呆,舌淡、苔白腻、脉弦滑为辨证要点。

(2)加减变化　寒气甚者,加肉桂、干姜,以加强散寒之功;脾胃虚弱者,加白术、山药,以补脾胃。

(3)现代运用　本方常用于治疗慢性肝炎、慢性胆囊炎、慢性胃炎、消化不良等属禀性衰败而冷,浊风白润内阻者。

(4)使用注意　阴虚有热者慎用。孕妇忌用。

【文献摘要】

原书功用　《回回药方·卷三十·杂证门》说:"治胸疼、背疼,散风醒酒。"

## 5. 亦忒里肥膏

【组成】黑诃子　黄诃子　嫩诃子　金樱子　平面诃子各等分

【用法】上药一同捣罗为末,用酥油调,炼蜜调成膏子。每服8g,临卧而服,每日2次。

【功用】清热祛润,解郁除烦。

【主治】禀性衰败而热、而湿,肝气郁结证。胁痛,急躁易怒,心烦,胃脘不适,不思饮食,泄泻,遗精,尿频,舌红,苔黄腻,脉弦滑。

**【方解】**黑诃子、黄诃子均为生干生寒之品,能纯化异常血液质,除润益脑,增强智力,除烦解郁,清热解毒;诃子清除异常胆汁和调节异常血液质,清热益胃,解郁,燥湿通经;金樱子固精缩尿,收阴建中。全方共奏清热祛润、解郁除烦之功。

**【运用】**

(1)辨证要点 本方是治疗禀性衰败而热、而湿,肝气郁结证的常用方。临床应用以胁痛、急躁易怒、心烦、胃脘不适、不思饮食、舌红、苔黄腻、脉弦滑为辨证要点。

(2)加减变化 肝郁甚者,加柴胡、香附,以疏肝解郁;心烦易怒者,加栀子、黄连,以清热除烦。

(3)现代运用 本方常用于治疗慢性肝炎、慢性胆囊炎、慢性胃炎、消化不良等属禀性衰败而热、而湿,肝气郁结者。

(4)使用注意 孕妇慎用。

## 十八 黄疸

### 1. 迭黑马而撒方

【组成】广成 都卢拿只 腽肭脐 阿吉而哈而哈 胡椒荜茇 牡丹皮 胡木黎马竹西 白天仙子 木香 鲁不纳 扎兀失而 咱法兰各18g 胡芦巴20g 珍珠4g 别而咱的 没药各30g

【用法】以上捣罗为末,与制过净蜜(蜜比上药总分量加两倍)相和用,每服8g,每日3次。

【功用】消散浊风,开通气结,祛除白痰。

【主治】浊风气结,白痰根源证。身目俱黄,黄色晦暗,脘腹痞胀,眩晕,神疲,纳差,大便不调,舌淡,苔腻,脉濡缓。

【方解】广成散寒祛风,开通阻滞,清除异常黑胆汁,祛润泻黄水,爽心悦志;都卢拿只生干生热,补心,安神,祛润强筋;腽肭脐生干生热,补脑安神,祛风解痉,止疼痛,通经利尿;阿吉而哈而哈生干生热,祛寒舒筋,开通阻滞,清除脑中余物,通利经水,固精,祛风止痛,燥湿化痰;胡椒生干生热,消食健胃,行气除胀;荜茇生干生热,主治湿寒性或黏液质性疾病,健胃消食,行气除胀,泻黄利尿通经,散寒止痛;牡丹皮微寒,清营血分实热,擅清透阴分伏热;白天仙子生干生寒,镇静安神止痛,祛润止血;木香祛润健胃,温中,散风止痛;鲁不纳生干生热,祛寒,利尿,排脓愈疮,祛润止血;扎兀失而祛寒散风,清除异常黏液质,通阻强筋,泻黄水利尿消肿,健胃除胀,通经止痛;咱法兰生干生热;胡芦巴生干生热,软坚散结,利尿泻下黄水;珍珠补益心、肝,爽心悦志,定惊安神;别而咱的生干生热,补脑安神,祛风解痉,止痛,通经利尿泻下黄水;没药既能活血化瘀止痛,又能行气散瘀。全方共奏消散浊风、开通气结、祛除白痰之功。

**【运用】**

(1) 辨证要点  本方是治疗浊风气结,白痰根源证的常用方。临床应用以身目俱黄、黄色晦暗、脘腹痞胀、神疲、纳差、大便不调、舌淡、苔腻、脉濡缓为辨证要点。

(2) 加减变化  脘腹胀满者,加苍术、厚朴、半夏,以化浊行气;气结血阻者,加香附、桃仁、丹参,以理气净血通阻。

(3) 现代运用  本方常用于治疗肝细胞性黄疸、阻塞性黄疸、溶血性黄疸、慢性肝炎、肝硬化、胆囊炎等属浊风气结,白痰根源者。

(4) 使用注意  热甚者慎用。孕妇忌用。

**【文献摘要】**

原书功用  《回回药方·卷三十·杂证门》道:"能开肝经、脾经气结,能消散风。又白痰根源嗽,或气窄,或身体散解,或因气结有黄证,用此皆得济。月经不行者,用之亦行矣。"

## 2. 化浊除黄膏

**【组成】**可述西子  撒而麻吉子  甘草汁  撒吉木你牙各30g

紫苏梗　甘松　玫瑰花　堵胡　法体刺撒里荣　茜草根　大黄　忻都盐　锁珊根　阿里浑各18g　阿肥西汁　阿福散汀汁　香附　福可黑亦即黑而　突鲁必的各15g　可马达而玉西　西撒里玉西　咱刺顽的（长者）　白薇　麻思他其　兀的八刺珊　真体牙拿　必灵极可不黎　牡丹皮各12g　可剌夫失子　木香　菖蒲　小茴香　鲁迷茴香各10g

【用法】以上药捣罗为末，与制过净蜜相和。每服16g，每日2次。

【功用】消散浊风，开通气结，祛除黄水。

【主治】浊风气结，黄水病证。身目俱黄，脘腹胀满，饮食减少，食后胀甚，大便不爽，舌淡，苔腻，脉弦滑。

【方解】可述西子成熟异常黑胆汁，安神除烦，通阻止痛；甘草汁生湿生热，调节黄液，疏风退热，调和药性；撒吉木尼牙生干生热，主治湿寒性或黏液质性疾病，能清除异常黏液质和异常胆液汁，祛润消肿，散寒止痛；紫苏梗宽胸利膈，顺气除胀；甘松生干生热，养心安神，健胃益肝，祛风除润，强筋健肌，利尿通经，泻下黄水；玫瑰花芳香疏泄，消食，疏肝解郁，安神止痛，散风，祛润泻黄水；堵胡生干生热，利尿消肿，散寒通经；法体刺撒里荣生干生热，散寒利尿，行气止痛，化浊通经；茜草根生干生热，利尿消肿；大黄通经散结，退热除润；锁珊根生干生热，解毒消肿，温经通络，祛寒止痛，软坚散结；阿里浑主治黏液质性发热，寒性疼痛，开通肝、肾脏阻滞，祛润退热，通阻除黄，利尿通经，解药毒；阿肥西汁生干生热，祛寒益肝，清退虚热，利尿消肿，散寒除润，祛风退黄；阿福散汀汁生干生热，健胃消食，止痛，祛寒除润，主治湿寒性或黏液质性疾病；香附生热除润,理气止痛,开通肝阻;突鲁必的生干生热,清除异常黏液质,除润消肿,散寒止痛,祛风舒筋,解郁,软坚散结,通窍;可马达而玉西生干生热,开通阻滞,通经利尿,软坚止痛;西撒里玉西生干生寒,调节异常血液质,清肝泻黄;咱刺顽的生干生热,散寒止痛,祛腐生肌;白薇善入血分,清热凉血,益阴除热;麻思他其生干生热,祛寒祛润化浊,健胃消食,行气除胀,芳香除臭;兀的八刺珊生干生热,祛润化浊;真体牙拿生干生热,强筋健骨,健胃消食,祛寒止痛,解毒消肿;必灵极可不黎生干生热,清除奄浊和异常黏液质性疾病,消食;牡丹皮微寒,清营血分实热,擅清透阴分伏热;可刺夫失子生干生热,祛寒利尿,通阻止痛,健胃消食,祛润通经,主治湿寒性或黏液质性疾病;木香祛润健胃,温中,散风止痛;菖蒲生干生热,除润化浊,安神醒脑,强筋健骨,祛风除痹;小茴香生干生热,成熟异常黏液质,温经通络,行气止痛,利尿通经。全方共奏消散浊风、开通气结、祛除黄水之功。

**【运用】**

(1)辨证要点 本方是治疗浊风气结,黄水病证的常用方。临床应用以身目俱黄、脘腹胀满、饮食减少、食后胀甚、大便不爽、舌淡、苔腻、脉弦滑为辨证要点。

(2)加减变化 大便泄泻者,去大黄,加茯苓、白术,以健脾化浊;腹胀明显者,加枳壳、苏梗、陈皮,以加强行气散结之功。

(3)现代运用 本方常用于治疗肝细胞性黄疸、阻塞性黄疸、溶血性黄疸、慢性肝炎、肝硬化、胆囊炎等属浊风气结、黄水甚者。

(4)使用注意 孕妇忌用。

**【文献摘要】**

原书功用 《回回药方·卷三十·杂证门》载："凡人有蛊证、肝经、脾经等证，用之皆得济。又能开忽邻只（即肠风内结的气），消散诸等风。又黄证，马伯刺证，用之皆得济。又能开诸等气结。"

## 十九 积 聚

### 1. 大西阿荟里徒西马準

【组成】芦荟 阿里浑各30g 咱法兰 肉桂 菖蒲 麻思他其 甘松各10g 兀的八刺珊 法而非荣 白胡椒 黑胡椒 荜茇 真体牙那（鲁迷者） 福可黑亦即黑而各8g 木香 可马达而玉西 阿福体门各12g 白薇 牡丹皮 撒黑木尼牙各20g 没药 哈马麻 大黄各3g

【用法】以上药，与制过净蜜相和，收藏6个月用。每服15g，每日2次。

【功用】调补禀性，散寒除湿，净血通阻。

【主治】禀性衰败而冷、而湿，经脉阻滞证。腹部积块质软不坚、固定不移，胀痛不适，肢体不温，便秘或大便不爽，消食无力，舌暗，苔白腻，脉弦涩。

【方解】芦荟软坚清泻，解毒消肿，祛风清疮，散寒止痛，利尿通经，养肝明目；阿里浑清除异常黏液质和异常黑胆汁，开通肝脏和肾脏阻滞；咱法兰生干生热，给力添精，净血，通血道，开通阻滞；肉桂生干生热，祛润健胃，温补肝脏，促进消化；菖蒲生干生热，除润化浊，主治湿寒性或黏液质性疾病；麻思他其生干生热，祛润化浊，健胃消食，行气除胀，芳香通经；甘松生干生热，健胃益肝，祛风散痰，利尿通经，净血散结；兀的八刺珊生干生热，除润化浊；法而非荣生干生热，清除异常黏液质,祛润散痰,消肿散结;白胡椒、黑胡椒生干生热,消食开胃,理气散痰;荜茇生干生热,行气除胀,清除白痰,散寒止痛;真体牙那生干生热,健胃消食,祛寒止痛,解毒消肿;木香除润健胃,温中,散风止痛,除痞;可马达而玉西生干生热,开通阻滞,利尿通经,软坚止痛;白薇清热凉血;牡丹皮微寒,清营血分实热,擅清透阴分伏热;撒黑木尼牙生干生热,清除异常黏液质和异常胆汁,祛痰消肿,散寒止痛;没药生干生热,散痰止痛,化浊通经利尿;哈马麻芳香温通,消食;大黄主治湿寒性或黏液质性疾病,能通气止痛,退热消肿,利尿除润,通经散结。全方共奏调补禀性、散寒除湿、净血通阻之功。

【运用】

(1)辨证要点　本方是治疗禀性衰败而冷、而湿,经脉阻滞证的常用方。临床应用以腹部积块质软不坚、固定不移、胀痛不适,肢体不温,舌暗、苔白腻、脉弦涩为辨证要点。

(2)加减变化　若腹中冷痛,畏寒喜温者,加肉桂、吴茱萸,以祛寒散结;腹中胀痛甚者,加柴胡、青皮、川楝子,以行气止痛。

(3)现代运用　本方常用于治疗肝脾肿大、增生性肠结核、腹腔肿瘤等禀性衰败而冷、而湿,经脉阻滞者。

(4)使用注意　大便溏泄者慎用,孕妇忌用。

【文献摘要】

原书功用　《回回药方·卷三十·杂证门》曰:"凡因冷因润改动禀气,用之皆得济。又能开忽邻只(即肠风内结证候)。又能易泻,能开经脉,能明善忘者。又因肺经冷弱生白癜风,生癞疮,生蛊证,用之皆能止之而不生。又胃经、肝经、脾经、腰子、子宫疼,用之皆得济。又暗风人,口眼歪斜,将此药如扁豆大,与麻叶的水研开,滴鼻内,得济。"

## 2. 阿牙剌只法亦哈剌膏

【组成】芦荟240g 甘松 牡丹皮 麻思他其 肉桂 白薇 哈必八剌散 兀的八剌珊 咱法兰各15g

【用法】以上药捣罗为末,与净蜜相和用。每服8g,每日2次。

【功用】拔恶润,祛黑血。

【主治】恶润、黑血根源证。腹部积块明显,质地较硬,固定不移,隐痛或刺痛,消食无力,大便不爽,面色晦暗黧黑,舌紫暗,或有瘀点瘀斑,苔腻,脉细涩。

【方解】芦荟泻下黄水,解毒消肿,祛风清疮,散寒止痛,通经散结,养肝;甘松生干生热,主治寒性或黑胆汁性或黏液质性疾病,养心安神,健胃疏肝,祛风除润,祛痰散结,利尿通经;牡丹皮净血,通血道,止痛;麻思他其生干生热,祛痰散结,能助胃经的力,健胃消食,行气除胀,芳香通经;肉桂生干生热,除润健胃,温补肝脏,促进消化;白薇能助泻的力,祛润;哈必八剌散、兀的八剌珊能助胃经,消散恶润;咱法兰生干生热,补血益气,给力添精,净血,通血道,开通阻滞。全方共奏拔恶润、祛黑血之功。

【运用】

(1)辨证要点 本方是治疗恶润、黑血根源证的常用方。

临床应用以腹部积块明显、质地较硬、固定不移、隐痛或刺痛、面色晦暗黧黑，舌紫暗，或有瘀点、瘀斑，苔腻，脉细涩为辨证要点。

（2）加减变化　积块疼痛者，加五灵脂、延胡索，以散结止痛；体虚身弱者，加人参、白术、甘草，以给力强体。

（3）现代运用　本方常用于治疗肝脾肿大、增生性肠结核、腹腔肿瘤等恶润、黑血根源证者。

（4）使用注意　大便溏泄者慎用。孕妇忌用。

**【文献摘要】**

原书功用　《回回药方·卷三十·杂证门》云："能将根源从饮食相关的体拔出，如胃经、肠经是也。又能从肝经亦略拔出。又能拔脑经润出。又口眼歪斜、舌头沉坠、各体散解，各骨节疼，肠内气结甚，用之皆得济。"

## 二十 鼓 胀

### 1. 淹鲁昔牙膏

【组成】哈不里阿西10g 谟9g 菖蒲 咱法兰各8g 堵胡 即刺 兀的八剌珊 牡丹皮 吉而的马拿 福可黑亦即黑而可刺夫失子各4g 荜茇 木香 白胡椒各2g

【用法】以上捣罗为末,依法与制过净蜜相和,每服4g,以温热水送下,每日3次。

【功用】祛坚实,开气结,泻黄润。

【主治】肝经坚实,气结水阻证。腹胀,按之坚实,胁下胀满,消食无力,食后胀甚,得嗳气、矢气稍减,小便短少,舌苔薄白,脉弦。

【方解】哈不里阿西生干生寒,凉血止血,化浊泻黄水,止痛除胀,主治湿热性或血液质性疾病;谟生干生热,祛润止痛,通经化浊泻黄水;菖蒲生干生热,芳香化浊,祛润散痰,泻下黄水,行气除胀;咱法兰生干生热,给力添精,净血,通血道,开通阻滞;堵胡生干生热,利尿消肿,散寒通经,理气除胀;即刺生干生热,开胃通气止痛,祛润化浊,泻下黄水,通经利尿;兀的八剌珊祛润化浊,泻下黄水,行气消胀;牡丹皮微寒,清营血分实热,擅清透阴分伏热;吉而的马拿生干生热,除润散痰,行气消胀;可刺夫失子生干生热,祛润化浊,开通阻滞,行气通经;荜茇生干生热,行气除胀,祛润散痰,散寒止痛;木香行气健胃,散风止痛,通经消胀;白胡椒生干生热,消食,行气除胀。全方共奏祛坚实、开气结、泻黄润之功。

**【运用】**

(1)辨证要点 本方是治疗肝经坚实,气结水阻证的常用方。临床应用以腹胀、按之坚实、胁下胀满、小便短少,舌苔薄白,脉弦为辨证要点。

(2)加减变化 气结较甚者,加佛手、香附、郁金,以理气散结;尿少者,加大腹皮、车前子,以加强利尿之功。

(3)现代运用 本方常用于治疗肝硬化腹水、肝癌腹水等属肝经坚实,气结水阻者。

(4)使用注意 体虚者慎用。孕妇忌用。

**【文献摘要】**

原书功用《回回药方·卷三十·杂证门》说:"能治肝经、脾经坚实。又能开气结,利小便,推腰子内碎石出。又蛊证初间用之,极得济。"

## 2. 修合诸般贴药方

**【组成】**黑马马  甘松  吉而的马拿  荜茇  牡丹皮  乳香  木香  细辛  阿的黑儿  芸香  安息香  伯剌桑  兀沙吉  芦荟  没药  苏合油  西撒里雨思  咱剌弯(长者)  香附  亦乞里鲁木鲁枯  丁香  伯茨桑  知母各20g  撒法郎15g  安伯儿香8g  家鸭脂20g  滴乳(用羊奶代)  黄蜡各9g

**【用法】**干者捣罗为末,用白葡萄汁拌匀,却将黄蜡、鸭脂、羊奶、伯里桑油、丁香油一同上火化开,同调药末,搅匀为度,外用贴敷肿块部位,每日换药1次。

【功用】调补禀性,祛润消肿,通利血道。

【主治】禀性衰败而湿,血道瘀滞证。脘腹坚满,青筋暴露,胸膈饱闷,肢体浮肿,面色晦暗黧黑,舌质紫暗,或有瘀点瘀斑,脉细涩。

【方解】黑马马化浊行气,温中止痛;甘松生干生热,健胃疏肝,祛风除润,软坚散结,利尿通经,净血,通血道;吉而的马拿生干生热,除润化痰,散结通络;荜茇生干生热,行气消胀,除润化痰,散寒止痛;牡丹皮微寒,清营血分实热,擅清透阴分伏热;乳香生干生热,净血,通血道,收敛生肌,消肿止痛;木香行气健胃,祛风止痛,通经消胀;细辛祛风散寒,通窍止痛,化浊散痰;阿的黑儿生干生热,成熟异常黏液质或清除异常体液,行气止痛,开通阻滞,疏风止痒,收敛止血;芸香生干生热,通阻利尿,理气止痛;安息香芳香,生干生热,主治湿寒性或黏液质性疾病,化浊散痰,祛寒,利尿,排脓愈疮,通经散结;兀沙吉生干生热,消肿止痛,开通阻塞,祛润化痰,通经利尿;芦荟泻下黄润,解毒退肿,祛风清疮,散寒止痛,利尿通经,软坚散结;没药净血,通血道,消肿止痛,敛疮生肌,行气通经;苏合油芳香开窍,辟秽止痛,解毒,除疫,通经利尿;西撒里雨思生干生寒,调节异常血液质,除恶血;咱刺弯生干生热,除润化浊,通经散结;香附祛润健脾,温中开胃,祛风止痛,理气通经;亦乞里鲁木鲁枯生干生热,软坚消肿,止痛,通尿通经,主治湿寒性或黑胆汁性疾病;丁香生干生热,祛润健胃,消食,散寒通经,化浊行气;知母清热散痰,添精润燥;撒法郎生干生热,给力添精,净血,通血道,开通阻滞,健脑安神,通经散结;安伯儿香生干生热,芳香开窍,安神解郁,通经散结,主治湿寒性或黏液质性疾病;鸭脂、黄蜡、羊奶、伯里桑油、丁香油均为调和剂和赋形剂。全方共奏调补禀性、祛润消肿、通利血道之功。

【运用】

(1)辨证要点　本方是治疗禀性衰败而湿,血道瘀滞证的常用方。临床应用以脘腹坚满、青筋暴露、面色晦暗黧黑、舌质紫暗或有瘀点、瘀斑、脉细涩为辨证要点。

(2)加减变化　浊润甚者,加苍术、厚朴、茯苓,以化浊消积;肢体肿胀甚者,加猪苓、车前子,以利水消肿。

(3)现代运用　本方常用于治疗肝硬化腹水、肝癌腹水等禀性衰败而湿,血道瘀滞者。

(4)使用注意　体液亏耗、虚热内盛者慎用。孕妇忌用。

【文献摘要】

原书功用　《回回药方·卷三十·杂证门》云:"治消渴、诸肿、肝脾肿硬、胸膈饱闷。"

## 二十一 头 痛

### 1. 熊胆滴鼻液

**【组成】** 熊胆 芦荟 香黑子 碱 腽肭脐 扎兀失儿 撒法郎各等分

**【用法】** 同为细末,捏成锭子,放干。遇患用菾苴菜水磨化滴鼻,每日3次。

**【功用】** 祛寒止痛。

**【主治】** 寒浊侵袭头痛。头部拘急冷痛,痛剧则呕吐清水,遇天冷受寒时发作,怕冷,舌淡胖津多,苔白,脉沉缓或沉细。

**【方解】** 熊胆清热解毒,平肝明目;芦荟清泻化浊,解毒消肿,祛风清疮,散寒止痛,利尿通经;香黑子降低偏盛的胆汁,清热利尿,润燥解渴,退热止痛;腽肭脐益脑安神,散寒平喘,祛风解痉止痛,通经利尿;扎兀失儿清除异常黏液质,开通阻滞,利尿消肿,通经止痛;撒法郎生干生热,给力添精,净血,通血道,开通阻滞,健脑安神,养肝明目。全方共奏祛寒止痛之功。

**【运用】**

(1) 辨证要点 本方是治疗寒浊侵袭头痛的常用方。临床应用以头部拘急冷痛,痛剧则呕吐清水,遇天冷受寒时发作,怕冷,舌淡胖津多、苔白,脉沉缓或沉细为辨证要点。

(2) 加减变化 怕冷甚者,加桂枝、麻黄,以温经散寒;呕吐清水者,加吴茱萸、半夏,以散寒降逆。

(3) 现代运用 本方常用于治疗血管性头痛、三叉神经痛、外伤后头痛等属寒证者。

(4) 使用注意 孕妇忌用。

**【文献摘要】**

原书功用 《回回药方·卷十二·众风门·左瘫右痪口眼歪斜类》道:"专治半身不遂,口眼歪斜,因冷头疼。"

## 2. 困都失丸

**【组成】** 芦荟 没药 乳香 哈咱则 腽肭脐 撒法郎各4g 白扁豆 香黑子 荜茇 白胡椒各2g 麝香0.4g 困都失8g

**【用法】** 同为细末,用麦儿桑过失水调和为丸,如胡椒大(3g),每服1丸。或用麦儿桑过失水或玫瑰水调化滴鼻,每日3次。

**【功用】** 除润散痰,祛风降浊。

**【主治】** 痰浊头痛。头痛昏蒙,胸脘满闷,纳呆呕恶,舌苔白腻,脉弦滑。

**【方解】** 芦荟清泻化浊,解毒消肿,祛风清疮,散寒止痛,利尿通经;没药生干生热,祛寒湿,止疼痛,净血,通血道,消肿生肌,除润化痰;乳香生干生热,净血,通血道,收敛生肌,消肿止痛,健胃消食;哈咱则降低过盛的胆汁,清热降浊,润肺散痰,清退干性伤寒;腽肭脐益脑安神,散寒平喘,祛风解痉,止痛,通经利尿;撒法郎生干生热,主治湿寒性或黏液质性疾病,净血,通血道,开通阻滞;白扁豆健脾胃,化湿浊;香黑子降低偏盛的胆汁,清热利尿,润燥止渴,通经止痛;荜茇温中散寒,化浊止痛;白胡椒生干生热,消食健胃,行气消胀;麝香生干生热,芳香开窍,增强人体自然力,提高内外感觉力,爽心悦志,主治湿寒性或黏液质性疾病;困都失生干生热,健脑安神,收敛生肌,温胃化浊,消食止呕,固精缩尿。全方共奏除润散痰、祛风降浊之功。

**【运用】**

(1)辨证要点 本方是治疗痰浊头痛的常用方。临床应用以头痛昏蒙、胸脘满闷、纳呆呕恶、舌苔白腻、脉弦滑为辨证要点。

(2)加减变化 胸闷呕恶明显者,加枳壳、厚朴、生姜,以和中降逆;痰浊甚者,加陈皮、半夏、茯苓,以祛湿化痰。

(3)现代运用 本方常用于治疗血管性头痛、三叉神经痛、外伤后头痛等属痰浊所致者。

(4)使用注意 孕妇忌用。

**【文献摘要】**

原书功用 《回回药方·卷十二·众风门·左瘫右痪口眼歪斜类》载:"治因痰头疼,半身不遂,口眼歪斜,浑身发颤。"

## 3. 金精石丸

**【组成】** 阿夫忒蒙30g 金精石20g 牙刺亦飞古刺18g 撒吉木你牙 沙哈木罕苔里 黑哈而八吉各8g 甘松 阿你松各4g

**【用法】** 同为细末,用蜜水为丸。每服9g,热水下,每日

2次。

**【功用】** 行气止痛。

**【主治】** 气阻头痛。头痛,生气恼怒时发作,头目昏眩,胸腹胀满,舌淡红,苔薄白,脉弦。

**【方解】** 阿夫忒蒙清除异常黑胆汁或异常黏液质,行气通阻,解郁,爽心悦志,清脑安神,软坚消肿;金精石镇惊安神;撒吉木你牙生干生热,主治湿寒性或黏液质性疾病,清除异常黏液质和异常胆汁,除润消肿,祛寒止痛;沙哈木罕苔里生干生寒,清除异常黏液质,开通脑阻,行气止痛,泻下黄水,祛浊润;黑哈而八吉生干生热,清除异常黏液质,泻下黄水,消肿止痛;甘松生干生热,祛风除润,利尿通经;阿你松生干生热,成熟异常黏液质,温经通络,行气止痛,利尿通经。全方共奏行气止痛之功。

**【运用】**

(1)辨证要点 本方是治疗气阻头痛的常用方。临床应用以头痛、生气恼怒时发作、头目昏眩、胸腹胀满为辨证要点。

(2)加减变化 头目昏眩者,加天麻、钩藤,熄风降逆;胸腹胀满者,加枳壳、苍术、厚朴,以理气消胀。

(3)现代运用 本方常用于治疗血管性头痛、三叉神经痛、外伤后头痛等属气阻所致者。

(4)使用注意 脾虚泄泻、阴虚内热者及孕妇忌用。

**【文献摘要】**

原书功用《回回药方·卷十二·众风门·风癫紫白癜类》云:"专治紫白癜风,脑病,头疼病证。"

## 4. 哈必咱哈必丸

【组成】芦荟60g 黄诃子30g 玫瑰花18g 麻思他其 可西刺 撒黑木你牙 咱法兰各10g

【用法】以上药捣罗为末,与玫瑰露相和为丸。每服9g,每日2次。

【功用】祛寒通滞。

【主治】寒凝血滞之头痛。头颞侧胀痛,或全头胀痛,经常发作,额部青筋怒张,眼睛胀痛,形瘦神疲,舌质紫暗,脉弦涩。

【方解】芦荟清泻化浊,解毒消肿,祛风清疮,散寒止痛,利尿通经,养肝明目;黄诃子生干生寒,纯化异常血液质,清热解毒;玫瑰花疏泄肠胃,促进消化,开窍,疏肝解郁,安神止痛,疏风通经;麻思他其生干生热,祛寒除润,行气消胀,芳香开窍,主治寒湿性或黏液质性疾病;可西刺矫正百味之害,润肺散痰,止血,利尿,敛疮;撒黑木你牙生干生热,清除异常黏液质和异常胆汁,除润消肿,散寒止痛;咱法兰生干生热,给力添精,净血,通血道,开通阻滞,健脑安神,养肝明目。全方共奏祛寒通滞之功。

【运用】

(1)辨证要点 本方是治疗寒凝血滞之头痛的常用方。临床应用以头颞侧胀痛、或全头胀痛、额部青筋怒张、形瘦神疲、舌质紫暗、脉弦涩为辨证要点。

(2)加减变化 瘀滞明显,头部刺痛者,加桃仁、赤芍、川芎,以化瘀止痛;寒邪凝滞,头痛拘急者,加白芷、细辛,以散寒止痛。

(3)现代运用 本方常用于治疗血管性头痛、三叉神经痛、外伤后头痛等属寒凝血滞者。

(4)使用注意 脾虚泄泻、阴虚内热者及孕妇忌用。

【文献摘要】

原书功用 《回回药方·卷三十·杂证门》曰:"头疼眼疼者,服之皆得济。"

## 二十二　眩　晕

### 1. 诃子马準

【组成】阿牙剌亦飞古剌30g　柴胡20g　阿里公　阿夫忒蒙各18g　诃子　平面诃子　熟金樱子　番盐　亦思逃兀都思　豆蔻花各10g

【用法】上药一同捣罗为末,炼蜜调和。每服10g,用凉开水下,每日2次。

【功用】祛风痰,净胸膈,止眩晕。

【主治】风痰内阻证。头晕,胸膈满闷不舒,心绪不宁,胡思乱想,恶心呕吐,乳汁不通,舌淡,苔白,脉弦滑。

【方解】柴胡疏肝解郁,祛风清热;阿里公生干生热,清除异常黏液质和异常黑胆汁,开通肝脏和肾脏阻滞,散痰除润,祛寒止痛,通阻泻黄,利尿;阿夫忒蒙清除异常黑胆汁或异常黏液质,行气通阻,解郁悦志,清脑安神,软坚消肿;诃子清除异常胆汁和调节异常血液质,清热快胃,解郁除烦,祛润通经;金樱子给力添精,固精收阴;番盐生干生热,清除黄液;亦思逃兀都思生干生热,清除异常黏液质,散痰止痛,祛风散寒,通经安神;豆蔻花辛温,能化浊行气,温中止呕,尤以胃寒浊阻、气滞呕吐最为适宜。全方共奏祛风痰、净胸膈、止眩晕之功。

【运用】

(1)辨证要点 本方是治疗风痰内阻证的常用方。临床应用以胸膈满闷不舒、心绪不宁、头晕、胡思乱想等为辨证要点。

(2)加减变化 若呕吐频繁者,加代赭石、竹茹,以降逆止呕;心悸失眠者,加茯神、夜交藤,以安神助眠。

(3)现代运用 本方常用于治疗短暂性脑缺血、高血压病、癔病、抑郁症等属风痰内阻者。

(4)使用注意 孕妇、禀性衰败而热者忌用。

【文献摘要】

原书功用 《回回药方·卷十二·众风门·众风杂治类》说:"治头晕,因风痰,净胸膈,止吐。治没乳,胡想。"

## 2. 必刺的儿马準

【组成】诃子 平面诃子 熟金樱子 香黑子各60g 柴胡 胡椒 荜茇 干姜 法里贾里蒙 小茴香各30g 香附 必刺的儿 砂仁各20g

【用法】以上药为细末,炼蜜去沫,调成膏子,经半年为度。每服8g,每日2次,服者,冬月妙矣。

【功用】祛风豁痰,散寒通阻。

【主治】禀性衰败而冷,风痰阻滞证。因风痰头晕,头疼,忘事,胸间、肝脾肾冷,半身不遂,口眼歪斜,语言不清等。

【方解】诃子清除异常胆汁和调节异常血液质,清热快胃,解郁除烦,祛润通经;金樱子给力添精,收阴固精;香黑子生干生热,祛寒止痛,行气通阻,利尿消肿,通经强筋;柴胡味辛苦,气微寒,生干生热,主治寒湿性或黏液质性疾病,疏泄郁滞,祛风清热;胡椒生干生热,散寒;荜茇温中散寒止痛,化浊通滞;干姜温中消食,发散风寒,给力除润,散寒通经;小茴香生干生热,成熟异常黏液质,温经健肌,行气止痛,利尿通经;香附生热除润,理气止痛,醒脑补心,强筋健肌;必刺的儿生干生热,强筋健肌,除润祛风;砂仁辛温,化浊行气,温中止呕,醒脾通阻,故浊润阻滞或气滞所致脾胃不和诸证常用。全方共奏祛风豁痰、散寒通阻之功。

**【运用】**

(1)辨证要点　本方是治疗禀性衰败而冷,风痰阻滞证的常用方。临床应用以忘事、头疼、头晕、胸腹冷等为辨证要点。

(2)加减变化　中风半身不遂者,加天麻、半夏,以加强祛风化痰之功;月经不调者,加当归、白芍,以添精调经。

(3)现代运用　本方常用于治疗各类头痛、腹痛、中风等属禀性衰败而冷,风痰阻滞者。

(4)使用注意　孕妇慎用。禀性衰败而热者忌用。

**【文献摘要】**

原书功用　《回回药方·卷三十·杂证门》道:"治筋松,脑疾,忘事,头疼,因风痰头晕;治胸间、肝脾肾冷;半身不遂,口眼歪斜,语言不正;妇人胎前产后病证,小儿惊疳吐泻,紫白癜风病证,皆可服矣。"

## 3. 大必剌的儿马凖

【组成】甘松　撒苔　芸香　牡丹皮　没药　撒法郎　瓦黑失失　阿的黑儿　大黄　邦子　丁香　干姜　伯里桑　伯里桑油　芦荟　紫马兰花　小茴香根皮各60g　阿里公30g　净蜜18g

【用法】以上药为细末，却用剌则牙那500g、醋1000g，浸一昼夜，却熬，滤过，去渣，用醋比药加倍，同煎至稠，却下药末，一同调和成膏。每服4g，每日3次。

【功用】祛风除痰，散寒通瘀。

【主治】禀性衰败而冷，风痰瘀阻证。头疼、忘事、头晕，胸、肝、脾、肾冷痛，半身不遂，口眼歪斜，疖疮，紫白癜风等。

【方解】甘松生干生热，祛风除润，利尿通经；撒苔、芸香生干生热，通阻利尿，健脑益智，强筋壮肌，健胃增食；牡丹皮净血，通血道，清热消肿；没药净血，通血道，消肿止痛，敛疮生肌；撒法郎生干生热，给力添精，净血，通血道，开通阻滞，补脑，安神；瓦黑失失生干生热，健胃消食，消肿止痛，祛寒除润；阿的黑儿生干生热，成熟异常黏液质或清除异常体液，强筋健肌，行气止痛，开通阻滞，健胃；大黄主治湿寒性或黏液质性疾病，泻下浊润黄水，行气止痛，清热消肿，利尿，通经；邦子生干生热，祛寒止痛，通经利尿，开通肝脾阻滞，退肿散结，清理肠道；丁香、干姜辛温，温中散寒，祛润化浊；伯里桑、伯里桑油、芦荟解毒消肿，祛寒止痛，利尿通经；紫马兰花生干生热，利水消肿，通阻除黄，祛寒止痛；小茴香根皮生干生热，成熟异常黏液质，行气消肿，通阻止痛，通经利尿；阿里公生干生热，清除异常黏液质和异常黑胆汁,散痰祛润,开通肝脏和肾脏阻滞,祛寒止痛,通尿通经,解药毒;蜂蜜强筋健肌,滋补身体,散痰化浊祛润;刺则牙那开通阻滞,散寒止痛。全方共奏祛风除痰、散寒通瘀之功。

**【运用】**

(1)辨证要点　本方是治疗禀性衰败而冷、风痰瘀阻证的常用方。临床应用以头晕、头疼、忘事、胸、肝、脾、肾冷痛,半身不遂、口眼歪斜等为辨证要点。

(2)加减变化　痰浊明显者,加陈皮、半夏,以增强祛痰之力;胸腹部疼痛明显者,加芍药、甘草,以缓急止痛。

(3)现代运用　本方常用于治疗高血压病、内耳性眩晕、脑梗塞、中风、紫白癜风等属禀性衰败而冷、风痰瘀阻者。

(4)使用注意　禀性衰败而热者忌用。

**【文献摘要】**

原书功用　《回回药方·卷三十·杂证门》载:"专治筋松病证,脑病忘事,头疼,头晕,为因有痰。又治胸、肝、脾、肾为因而冷生病,半身不遂,口眼歪斜,妇人胎中病证,痔疮,紫白癜风,因风痰疾。"

## 4. 大洁净马準

**【组成】** 没药　牡丹皮　阿的黑儿　腽肭脐　当归各60g　可剌夫失子　山蒜　西撒里雨思　木香　官桂　阿的鲁麻额木饼子　阿撒龙各20g　小茴香　白胡椒各30g

**【用法】** 上药同为细末,炼蜜调和成膏。每服4g,依法而下,每日3次,合过半年为度。

【功用】祛风散寒,除痰化浊,补肾添精。

【主治】禀性衰败而冷。肾虚精弱。冷痰浊风内阻证。旧有头晕、头疼,因痰脑病,半身不遂,口眼歪斜,恍惚,发热,眼痛,牙痛,脘腹胀满,消食无力,舌淡,苔白,脉沉细。

【方解】没药生干生热,净血,通血道,消肿止痛,祛润敛疮;牡丹皮净血,通血道,清热消肿;阿的黑儿生干生热,成熟异常黏液质或清除异常体液,强筋健肌,行气止痛,开通阻滞,健胃;腽肭脐益脑安神,散寒除痰,祛风解痉,祛浊润,止疼痛,通经利尿;当归甘温质润,给力添精,通经止痛;可刺夫失子生干生热,祛寒利尿,通阻止痛,健胃消食,除润散痰,主治湿寒性或黏液质性疾病;西撒里雨思生干生寒,调节异常血液质,益脑安神;木香辛香温通,善通行脾胃之滞气,为行气止痛之要药;官桂生干生热,散寒温中,除润化浊,温补肝肾;阿撒龙生干生热,开通肝阻,利尿消肿,醒脑开窍,除润散寒,解痉,止痛;小茴香芳香健脾,温肾,通经;白胡椒生干生热,消食开胃,理气除胀。全方共奏祛风散寒、除痰化浊、补肾添精之功。

【运用】

(1)辨证要点 本方是治疗禀性衰败而冷、肾虚精弱、冷痰浊风内阻证的常用方。临床应用以头疼、头晕,半身不遂、口眼歪斜,恍惚、胸膈肚腹冷痛等为辨证要点。

(2)加减变化 中风后遗症者,加黄芪、川芎、牛膝,以给力通血道;痰阻胸痛者,加瓜蒌、半夏、陈皮,以增强祛痰之力。

(3)现代运用 本方常用于治疗高血压病、脑梗死、内耳性眩晕、中风等属禀性衰败而冷、肾虚精弱、冷痰浊风内阻者。

(4)使用注意 胸膈、肝肺病症,或因冷伤风鼻塞者,用马兀阿撒里水送下；吐血，用羊蹄根水下；眼疼者，将此药烧熏，或点；肚中冷风病疾者，将此药用胡芦巴煎水，调作揠药。

禀性衰败而热者、孕妇忌用。

**【文献摘要】**

原书功用 《回回药方·卷三十·杂证门》云："专治旧有头疼、头晕，因痰脑病，半身不遂，口眼歪斜，恍惚，因痰输流发烧，或因有风。又因有痰，眼疼，将此药烧熏，或点。有等牙疼因冷风发。又治胸膈、肝肺病症，或因冷伤风鼻塞。此等而病，用马兀阿撒里水送下。吐血，用羊蹄根水下。又治胸膈浊风，或因而闭，或生青黄二病，或因冷痰胸膈肚腹病证，或生脾胀，因风而病。通小水，散肾胞之中而风，最能助阳，添精。又治脚气，百节骨疼，因湿筋松。又治毒蛇虫所伤，疯狗所伤。若将此药用胡芦巴煎水，调作揠药，用者如神，能治肚中冷风病疾。"

## 二十三 中 风

### 1. 苏醒漱口液

【组成】细辛 白芥子 干葡萄 溪夫苔那知各15g 甘草 阿思忙攻各10g

【用法】上药一同捣罗为末,用玫瑰煎水调漱,每日3次。

【功用】祛风散痰,开窍通络。

【主治】浊风冷痰阻络证。左瘫右痪,口眼歪斜,舌强语謇,头痛头晕,肢体麻木,关节疼痛,舌淡,苔白腻,脉弦滑。

【方解】细辛生干生热,开通肝阻,利尿消肿,醒脑开窍,除润散寒,祛风解痉,通经止痛;白芥子温肺化痰,利气散结,辛温走散,利气机,通经络,化寒痰,逐饮邪;干葡萄生湿生热,主治干寒性或黑胆汁性疾病,调节异常黑胆汁,爽心悦志,化浊祛润,益肝消肿,给力添精;溪夫苔那知生干生热,给力添精,利尿止痛,祛风散痰,化浊通经;甘草生湿生热,调节脓性体液,滋补胸肺,解毒散痰,疏风退热;阿思忙攻生干生热,祛寒补心,除润益脑,除癫解郁;玫瑰滋补肠胃,芳香开窍,安神定搐。全方共奏祛风散痰、开窍通络之功。

【运用】

(1)辨证要点 本方是治疗浊风冷痰阻络之中风证的常用方。临床应用以左瘫右痪、口眼歪斜、舌强语謇、头痛头晕、肢体麻木、关节疼痛,舌淡、苔白腻、脉弦滑为辨证要点。

（2.）加减变化 肢体麻木，关节疼痛甚者，加鸡血藤、豨莶草，以添精散风；兼有瘀滞，舌紫有瘀斑者，加丹参、桃仁、红花，以净血，通血道，开通阻滞。

（3）现代运用 本方常用于治疗短暂性脑缺血、局限性脑梗死、原发性脑出血、蛛网膜下腔出血、脑血管硬化、高血压病等属浊风冷痰阻络者。

（4）使用注意 实热内盛、阴虚火旺者及孕妇慎用。

**【文献摘要】**

原书功用 《回回药方·卷十二·众风门·左瘫右痪口眼歪斜类》："治左瘫右痪，头疼，化痰。"

## 2. 少尼子醒脑滴鼻液

**【组成】** 捆都石 芦荟各8g 少尼子 博刺 沙黑迷罕咱里 白胡椒各4g

**【用法】** 以上药捣罗为末，极细，与撒苔卜水、薄荷水相和，滴鼻内，急救用。

**【功用】** 祛风散痰，醒脑开窍。

**【主治】** 风痰瘀阻脑络证。左瘫右痪，舌强语謇，口眼歪斜，头痛眩晕，舌质暗红，或有瘀点瘀斑，苔腻，脉弦滑。

**【方解】** 捆都石生干生热，增强记忆，散痰祛润，收敛生肌，健胃消食，固精收阴；芦荟苦寒降泄，化浊除润，泻下黄水，清肝火，除烦热；少尼子生干生热，强筋健肌，散寒止痛，通利肠胃，行气通阻，利尿消肿，通经活络；博刺生干生热，散寒消食，行气止痛，给力添精，散痰除润；沙黑迷罕咱里生干生寒，清除异常黏液质,开通脑阻,行气止痛,化浊除润,泻下黄水;白胡椒生干生热,消食开胃,行气通经;撒苕卜通经利尿,行气除胀,给力化浊;薄荷清利安目,疏肝理气,祛风散热。全方共奏祛风散痰、醒脑开窍之功。

【运用】

(1)辨证要点　本方是治疗中风之风痰瘀阻脑络证的常用方。临床应用以左瘫右痪、舌强语謇、口眼歪斜、头痛眩晕、舌质暗红或有瘀点瘀斑、苔腻、脉弦滑为辨证要点。

(2)加减变化　头痛眩晕甚者,加天麻、钩藤,以平肝熄风;脑脉瘀阻者,加丹参、赤芍、红花,以净血,通血道。

(3)现代运用　本方常用于治疗短暂性脑缺血发作、局限性脑梗死、原发性脑出血、蛛网膜下腔出血、脑血管硬化、高血压病等属风痰瘀阻者。

(4)使用注意　肠滑泄泻者慎用。孕妇忌用。

【文献摘要】

原书功用　《回回药方·卷十二·众风门·左瘫右痪口眼歪斜类》:"治痰,头疼,左瘫右痪,舌强。"

## 3. 哈必门汀丸

【组成】撒吉别挐只　兀沙吉　安息香　扎兀石而　哈咱而亦西攀　沙黑迷罕咱里　芦荟　白突鲁必的　黄诃子　安咱卢提各等分

【用法】以上药可化者,在韭菜汁内化开,余药捣罗为末,以此水为丸。每服11g,每日3次。

【功用】消散浊风,开通阻滞。

【主治】浊风阻滞证。口眼歪斜,左瘫右痪,言语不利,大便不畅,苔腻,脉弦滑。

【方解】撒吉别擎只生干生热,清除异常黏液质和异常胆汁,除润消肿,散寒止痛,健胃化浊;兀沙吉生干生热,消肿止痛,开通阻塞,祛润散痰,通经定搐;安息香生干生热,主治湿寒性或黏液质性疾病,温肺散痰,祛寒化浊,排脓愈疮,开窍醒脑;扎兀石而祛风散寒,清除异常黏液质,通阻强筋,利尿消肿,健胃除胀,祛风化浊,通经止痛;沙黑迷罕咱里生干生寒,清除异常黏液质,开通脑阻,行气止痛,化浊除润,泻下黄水;芦荟苦寒降泄,化浊除润,泻下黄水,清肝火,除烦热;白突鲁必的生干生热,清除异常黏液质,除润化浊,散寒止痛,祛风养筋,开通阻滞,软坚散结,通耳窍;黄诃子生干生寒,纯化异常血液质,清热解毒,祛风通经;安咱卢提生干生热,清除多余黏液质,行气通阻,解毒消肿;韭菜行气理血,益肝健胃,化浊祛润。全方共奏消散浊风、开通阻滞之功。

【运用】

(1)辨证要点 本方是治疗中风浊风阻滞证的常用方。临床应用以口眼歪斜、左瘫右痪、言语不利、大便不畅、苔腻、脉弦滑为辨证要点。

(2)加减变化 便秘者,加大黄、枳实,以化浊通便;语言不清者,加石菖蒲、远志,以泄浊宣窍;瘀滞者,加桃仁、红花,以化瘀通滞。

(3)现代运用 本方常用于治疗短暂性脑缺血发作、局限性脑梗死、原发性脑出血、蛛网膜下腔出血、脑血管硬化等属浊风阻滞者。

（4）使用注意　肠滑泄泻者、孕妇慎用。

**【文献摘要】**

原书功用　《回回药方·卷十二·众风门·左瘫右痪口眼歪斜类》："凡口眼㖞斜，左瘫右痪，并脚气、脊背疼证候，服之皆得济。又能行月经，消散浊风。"

## 4. 哈必法而非荣丸

**【组成】** 芦荟8g　阿里浑　沙黑迷罕咱里　法而非荣　撒吉别挐只　安息香各4g

**【用法】** 以上药，以可刺夫失水或可蓝卜水为丸。每服8g，每日3次。

**【功用】** 祛润通阻，强筋健肌。

**【主治】** 中风恶润阻滞证。左瘫右痪，痰涎壅盛，关节屈伸不利，身体困乏，食欲不振，舌淡红，苔白厚腻，脉沉滑。

**【方解】** 芦荟苦寒降泄，化浊除润，泻下黄水，清肝火，除烦热；阿里浑清除异常黏液质和异常黑胆汁，开通肝脏和肾脏阻滞；沙黑迷罕咱里生干生寒，清除异常黏液质，开通脑阻，行气定痉，化浊除润，泻下黄水；法而非荣生干生热，清除异常黏液质，强筋健肌，燥湿退肿；撒吉别挐只生干生热，清除异常黏液质和异常胆汁，除润消肿，散寒化浊，健胃起痿；安息香生干生热，主治湿寒性或黏液质性疾病，温肺散痰，散寒化浊，排脓愈疮，开窍醒脑。全方共奏祛润通阻、强筋健肌之功。

## 【运用】

（1）辨证要点　本方是治疗中风之恶润阻滞证的常用方。临床应用以左瘫右痪、痰涎壅盛、关节屈伸不利、身体困乏、食欲不振、苔白厚腻、脉沉滑为辨证要点。

（2）加减变化　兼有瘀血阻滞者，加桃仁、红花、丹参，以净血，通血道，开通阻滞；肢体酸软无力者，加续断、桑寄生、黄芪，以强筋骨，给力添精。

（3）现代运用　本方常用于治疗短暂性脑缺血发作、局限性脑梗死、原发性脑出血、蛛网膜下腔出血、脑血管硬化等属恶润阻滞者。

（4）使用注意　大便溏泄者慎用。孕妇忌用。

## 【文献摘要】

原书功用　《回回药方·卷十二·众风门·左瘫右痪口眼歪斜类》："治身体解散及左瘫右痪证候。又凡生润下到各体筋上者，服之，能拔下。"

## 5. 木香油

【组成】木香30g　阿吉而哈而哈15g　胡椒　法而非荣各10g　腽肭脐8g

【用法】以上药共捣半碎，在来哈尼葡萄酒500g内浸一周时，后熬至半，扭滤过，用宰体油100g，与此滤过的水相和，慢火熬至水去油存，收藏用。每服4g，每日3次。

【功用】祛风除润，温经散寒，强筋健肌。

【**主治**】浊风冷润阻滞证。左瘫右痪,口眼歪斜,肢体软弱无力或拘挛,关节酸痛,或胃经冷,或肝经冷,舌淡,苔白腻,脉弦滑。

【**方解**】木香芳香除润,温中健胃,强筋健肌,散风止痛,给力壮阳;阿吉而哈而哈生干生热,散寒强筋,开通阻滞,清除脑中余物,给力壮阳,通利经水,固精,祛风止痛,祛润除痰;胡椒生干生热,消食开胃,行气除胀;法而非荣生干生热,清除异常黏液质,强筋健肌,散寒止痛,除润消肿,通利肠阻;腽肭脐生干生热,健脑安神,祛风散寒,除润,止痛,通经利尿。全方共奏祛风除润、温经散寒、强筋健肌之功。

【**运用**】

(1) 辨证要点　本方是治疗中风之浊风冷润阻滞证的常用方。临床应用以左瘫右痪、口眼歪斜、肢体软弱无力或拘挛、关节酸痛,舌淡、苔白腻、脉弦滑为辨证要点。

(2) 加减变化　肢体软弱无力者,加牛膝、狗脊、续断,你以为强筋健骨;关节酸痛明显者,加独活、秦艽、威灵仙,加强祛风除润之力。

(3) 现代运用　本方常用于治疗短暂性脑缺血发作、局限性脑梗死、原发性脑出血、蛛网膜下腔出血、脑血管硬化、慢性胃炎、消化不良等属浊风冷润阻滞者。

(4) 使用注意　实热内盛、阴虚火旺者及孕妇慎用。

【**文献摘要**】

原书功用　《回回药方·卷十二·众风门·左瘫右痪口眼歪斜类》:"治左瘫右痪,口眼歪斜,又能助筋经力,又胃经肝经冷者,用之皆得济。又能令发迟白。"

## 6.宰木里马竹尼

【组成】黑玉米子 罂粟子膏子(修合后半年者方可服) 天仙子 腽肭脐 法而非荣 肉桂 荜茇 甘松 干姜 咱法兰各等分

【用法】以上药捣罗为末,与制过净蜜相和,成膏用。每服4g,每日2次。

【功用】祛风化浊,散寒涤痰。

【主治】浊风白痰根源证。眩晕,突发半身不遂,口眼歪斜,舌强语謇或失语,痰涎壅盛,舌淡红,苔白腻,脉弦滑。

【方解】黑玉米子和胃健脾,除润利尿;罂粟子膏子化浊祛润除痰;天仙子生干生寒,安神,镇静止痛,除润止血;腽肭脐生干生热,益脑安神,祛风散寒,除润止痛,安神催眠,通经利尿;法而非荣生干生热,清除异常黏液质,强筋健肌,散寒止痛,除润消肿,通利肠阻;肉桂生干生热,散寒温中,开通阻滞,清除胸部异常和无用体液;荜茇温中散寒止痛,化浊除润;甘松生干生热,祛风除润,利尿通经;干姜辛香甘热,补火助阳,散寒止痛,温经通脉;咱法兰生干生热,给力添精,净血,通血道,开通阻滞,健脑安神,增智悦志,养肝明目。全方共奏祛风化浊、散寒涤痰之功。

【运用】

(1)辨证要点 本方是治疗中风之浊风白痰根源证的常用方。临床应用以眩晕、突发半身不遂、口眼歪斜、舌强语謇或失语、痰涎壅盛、舌淡红、苔白腻、脉弦滑为辨证要点。

(2)加减变化　痰浊甚者,加陈皮、半夏、胆南星,以加强化痰祛浊之力;痰瘀交阻,舌紫有瘀斑者,加丹参、桃仁、红花,以净血,通血道。

(3)现代运用　本方常用于治疗短暂性脑缺血发作、局限性脑梗死、原发性脑出血、蛛网膜下腔出血、脑血管硬化、阿尔茨海默病、高血压病等属浊风白痰根源证者。

(4)使用注意　本方可外用,搽于所患之体上,亦有效。实热偏甚或阴虚火旺者慎用。孕妇忌用。

【文献摘要】

原书功用　《回回药方卷·十二·众风门·左瘫右痪口眼歪斜类》:"能治左瘫右痪,口眼歪斜,凡白痰根源证候等。若于所患之体上搽,亦得济。"

## 7. 通阻涤痰浆

【组成】博剌　琐珊根　阿吉而哈而哈　白芥子　买与咱只　野香菜(或水香菜)各15g　硇砂10g　阿牙剌只法亦哈剌(即加番芸香、官桂、甘松、山葱合成膏子药)18g

【用法】以上药合捣者,捣细,共在温速黎造的西利古宾(即葡萄醋加回回葱同蜜造的煎)或小麦麸醋内化开用,每服4g,每日2次。

【功用】祛风涤痰,开通阻滞。

【主治】风痰阻滞证。左瘫右痪,口眼歪斜,语言不利,口角流涎,头晕目眩,倦怠,手足拘挛,关节酸痛,舌暗红,苔薄白,脉弦。

**【方解】**博刺生干生热,散寒消食,行气止痛,给力祛痰,化浊除润;琐珊根生干生热,解毒消肿,温经通络,散寒止痛,软坚散结;阿吉而哈而哈生干生热,散寒强筋,开通阻滞,清除脑中奄浊,通利经水,给力固精,祛风止痛,除润涤痰;白芥子祛风散寒,涤痰除润,通阻止痛;野香菜调节异常血液质,清热消肿,止痛;硇砂生干生热,强健壮肌,壮骨止痛,除润祛痰,健胃益肝;阿牙刺只法亦哈刺祛痰浊,通阻滞。全方共奏祛风涤痰、开通阻滞之功。

**【运用】**

(1)辨证要点 本方是治疗中风之风痰阻滞证的常用方。临床应用以左瘫右痪、口眼歪斜、语言不利、口角流涎、头晕目眩、倦怠、舌苔薄白、脉弦为辨证要点。

(2)加减变化 语言不利者,加菖蒲、远志,以祛痰宣窍;脉道阻滞,舌紫有瘀斑、脉细涩者,加丹参、桃仁、红花,以净血、通血道。

(3)现代运用 本方常用于治疗短暂性脑缺血发作、局限性脑梗死、原发性脑出血、蛛网膜下腔出血、脑血管硬化、阿尔茨海默病、高血压病等属风痰阻滞者。

(4)使用注意 阴虚内热者及孕妇慎用。

**【文献摘要】**

原书功用 《回回药方·卷十二·众风门·左瘫右痪口眼歪斜类》:"治暗风、左瘫右痪、口眼歪斜者,用之亦得济。"

## 8. 可八而皮膏

【组成】可八而根的皮  马而藏哥失  白芥子各18g  阿吉而哈而哈  买与咱只  博刺各10g  硇砂4g

【用法】以上药与净蜜相和,用时在小麦麸醋内化开,每服4g,每日2次。

【功用】祛风净润,给力通阻。

【主治】浊风恶润阻滞证。左瘫右痪,口眼歪斜,口角流涎,头晕目眩,倦怠乏力,痰涎壅盛,骨节疼痛,善忘嗜卧,舌淡红、苔腻,脉弦滑。

【方解】可八而根的皮生干生热,行气止痛,通阻强筋,清除异常黏液质,软坚消肿,化浊除润;马而藏哥失成熟黑胆汁,软化通阻,行气止痛,强心利尿,化浊除润,开通肠阻;白芥子散寒除润,通阻止痛;阿吉而哈而哈生干生热,散寒强筋,开通阻滞,清除脑中奄浊,通经利水,给力固精,祛风止痛,除润涤痰;博刺生干生热,散寒消食,行气止痛,壮阳,祛痰除润;硇砂生干生热,除润生肌,壮骨止痛,化浊祛痰,健胃益肝。全方共奏祛风净润、给力通阻之功。

【运用】

(1)辨证要点  本方是治疗中风之浊风恶润阻滞证的常用方。临床应用以左瘫右痪、口眼歪斜、口角流涎,头晕目眩、倦怠乏力、痰涎壅盛、骨节疼痛、善忘嗜卧、苔腻、脉弦滑为辨证要点。

(2)加减变化  痰涎偏甚者,加半夏、胆南星,以化浊涤痰;

眩晕甚者,加天麻、僵蚕,以平肝熄风。

(3)现代运用　本方常用于治疗短暂性脑缺血发作、局限性脑梗死、原发性脑出血、蛛网膜下腔出血、脑血管硬化、老年痴呆、神经衰弱等浊风恶润阻滞者。

(4)使用注意　阴虚内热者及孕妇慎用。

**【文献摘要】**

原书功用　《回回药方卷十二·众风门·左瘫右痪口眼歪斜类》:"若加阿牙剌只法亦哈剌(即加番芸香、官桂、甘松、山葱,合成膏子药)五钱,能治左瘫右痪,并暗风、善忘证候。如在速麻吉(即夫烟子汤)或纳而当(即干浆石榴)酸者,造的汤内化开漱,亦可。若口眼歪斜者,用之极得济。盖因能去净其润等,于筋经添力故也。"

## 9. 白蜜汤

**【组成】** 撒法郎　丁香　肉豆蔻　桑吉木实乞各8g　麝香0.4g

**【用法】** 用白蜜1000g,清水600mL,上慢火熬去沫,将以上药捣罗为末,入内再熬,搅匀。入麝香,和匀。每服6g,每日2次。

**【功用】** 祛风散寒,净血,通血道。

**【主治】** 寒痰恶血阻滞脑络证。瘫痪,口眼歪斜,舌强不语,肢冷,体软,舌淡紫或有瘀斑,苔薄白,脉细涩。

**【方解】** 撒法郎生干生热,祛除湿寒性或黏液质,净血,通血道,开通阻滞;丁香生干生热,化浊健胃,散寒温经,健脑增智,补肾壮阳;肉豆蔻生干生热,健胃,祛寒止痛,给力填精,强筋健肌;桑吉木实乞、麝香生干生热,芳香醒脑开窍,增强人体自然力,提高内外感觉力,爽心悦志,主治湿寒性或黏液质性疾病。全方共奏祛风散寒、净血、通血道之功。

**【运用】**

(1)辨证要点　本方是治疗中风之寒痰恶血阻滞脑络证的常用方。临床应用以瘫痪、口眼歪斜、舌强不语、肢冷、体软、舌淡紫或有瘀斑、苔薄白、脉细涩为辨证要点。

(2)加减变化　肢冷明显者,加干姜、桂枝,以温通经脉;瘀血重者,加丹参、桃仁、鸡血藤,以净血,通血道,开通阻滞;体软无力明显者,加黄芪、当归,以给力添精。

(3)现代运用　本方常用于治疗短暂性脑缺血发作、局限性脑梗死、原发性脑出血、蛛网膜下腔出血、脑血管硬化、阿尔茨海默病等属寒痰恶血阻滞脑络者。

(4)使用注意　阴虚火旺者慎用。孕妇忌用。

**【文献摘要】**

原书功用　《回回药方·卷十二·众风门·左瘫右痪口眼歪斜类》:"治瘫痪,口眼歪斜,缠肠肚风,身体软弱。"

## 10. 别的西苔儿膏

**【组成】** 别的西苔儿　阿魏　胡椒　柏子仁各18g

**【用法】** 捣罗为末,炼蜜调和。每服4g,空腹,好米酒送下,每日2次。

**【功用】** 调理禀性,散寒祛润,祛风通络。

【主治】禀性衰败而冷,浊风阻滞证。左瘫右痪,口眼歪斜,语言不利,口角流涎,四肢不温,心悸,失眠,舌淡红,苔白腻,脉弦滑。

【方解】别的西苔儿健脑安神,祛风散寒,除润止痛,通经利尿;阿魏能清除多余黏液质,祛风止痛,净血,通血道,强筋健肌;胡椒生干生热,消食开胃,行气除胀;柏子仁养心安神,温经通脉,开通阻滞。全方共奏调理禀性、散寒祛润、祛风通络之功。

【运用】

(1)辨证要点 本方是治疗中风之禀性衰败而冷、浊风阻滞证的常用方。临床应用以左瘫右痪、口眼歪斜、语言不利、口角流涎、四肢不温、心悸胸闷、失眠、舌淡、苔白腻、脉弦滑为辨证要点。

(2)加减变化 心悸胸闷者,加桂枝、龙骨、牡蛎,以温经散寒,通阳宁悸;失眠较重者,加合欢皮、夜交藤,以和络安神。

(3)现代运用 本方常用于治疗短暂性脑缺血发作、局限性脑梗死、原发性脑出血、蛛网膜下腔出血、脑血管硬化、阿尔茨海默病等属禀性衰败而冷,浊风阻滞者。

(4)使用注意 肠滑泄泻者、阴虚火旺者慎用。孕妇忌用。

【文献摘要】

原书功用 《回回药方·卷十二·众风门·左瘫右痪口眼歪斜类》:"专治左瘫右痪,口眼歪斜,寒湿脚气,有冷之毒,并皆可服,大有神效。"

## 11. 马兰花膏

【组成】丁香 沉香 甘松 撒法郎各10g 麝香0.4g 米酒 紫马兰花熟水各500g 白砂糖1000g

【用法】米酒、紫马兰花熟水、白砂糖用砂石器熬过,去沫至稠,余药为细末,随后入上药,搅匀成膏。每服10g,每日3次。

【功用】祛寒除润,净血通阻。

【主治】寒痰奄浊阻滞脉道证。左瘫右瘓,口眼歪斜,舌强,语言謇涩,关节屈伸不利,纳呆,身重困倦,舌淡红,苔白腻,脉濡缓。

【方解】丁香生干生热,除润健胃,散寒温筋,健脑益智,补肾给力;沉香生干生热,除润健脑,散寒通阳,温中健胃,行气止痛,散寒解毒;甘松生干生热,祛风除润,利尿通经;撒法郎生干生热,给力添精,净血,通血道,开通阻滞,健脑安神,养肝明目;麝香生干生热,芳香开窍,增强人体自然力,提高内外感觉力,爽心悦志,主治湿寒性或黏液质性疾病;马兰花清热解毒,净血,通血道,祛润消积。全方共奏祛寒除润、净血通阻之功。

【运用】

(1)辨证要点 本方是治疗中风之寒痰奄浊阻滞脉道证的常用方。临床应用以左瘫右瓒、口眼歪斜、舌强、语言謇涩、关节屈伸不利、纳呆、身重困倦、苔白腻、脉濡缓为辨证要点。

（2）加减变化　语言謇涩重者，加菖蒲、远志，以祛润宣窍；舌有瘀斑者，加丹参、桃仁、红花、赤芍，以加强净血、通血道之功。

（3）现代运用　本方常用于治疗短暂性脑缺血发作、局限性脑梗死、原发性脑出血、蛛网膜下腔出血、脑血管硬化、阿尔茨海默病、风湿性关节炎、类风湿性关节炎等属寒痰奄浊阻滞脉道者。

（4）使用注意　阴虚内热者慎用。孕妇忌用。

【文献摘要】

原书功用　《回回药方·卷十二·众风门·左瘫右瘓口眼歪斜类》："专治左瘫右瘓，口眼歪斜，舌强，语言謇涩，身带寒湿。"

## 12. 那赛油

【组成】那合豆子水200mL　赛的油（沙迷地面、宰桐树上生的油）10mL

【用法】用那合豆子水调赛的油吃，每次10mL，每日2次。

【功用】祛风化浊。

【主治】浊风阻滞经脉证。口眼歪斜，语言不利，口角流涎，舌强语謇，肌肤麻木不仁，或手足拘挛，关节酸痛，舌淡红，舌苔薄白，脉浮。

【方解】那合豆子生干生热，给力壮阳，利尿止痛，祛风通经；赛的油添精退热，解毒消肿，开通阻滞，祛风化浊。全方共奏祛风化浊之功。

【运用】

(1)辨证要点　本方是治疗中风之浊风阻滞经脉证的常用方。临床应用以口眼歪斜、语言不利、口角流涎、舌强语謇、肌肤麻木不仁、舌苔薄白、脉浮为辨证要点。

(2)加减变化　白痰奄浊明显者,加菖蒲、远志、茯苓,以祛痰开窍;关节不利者,加当归、白芍、鸡血藤,以添精祛风。

(3)现代运用　本方常用于治疗短暂性脑缺血发作、局限性脑梗死、原发性脑出血、蛛网膜下腔出血、脑血管硬化、阿尔茨海默病、风湿性关节炎、类风湿性关节炎等属浊风阻滞经脉者。

(4)使用注意　湿浊盛者、阴虚火旺者忌用。

【文献摘要】

原书功用　《回回药方·卷十二·众风门·左瘫右痪口眼歪斜类》:"治口眼歪斜,多半生在面目、肉系、眉眼口唇、额皮,变其形也。……若禀性干燥,第二日用慢溃药开其见识。此病本因,若是半身不遂,或尸强病者,却上紧用药取吐,或紧溃药,或用过药。头七日,可食用温性之食,那合豆子(即回回圆豆子)水,调赛的油(即沙迷地面,宰桐树上生的油)吃。又热其湿者,不可吃蜜,不可吐。"

## 13. 正遂散

【组成】折不牙剌10g　肉豆蔻6g　阿牙里知飞古剌4g

【用法】上药各研细末,病过四日之后,服4g阿牙里知飞古刺,再服折不牙刺;过七天之后,用紧溃药,如常口嚼肉豆蔻。

**【功用】** 祛风涤痰,除湿化浊。

**【主治】** 风痰浊润内阻证。口眼歪斜,言语不利,半身不遂,肢体麻木,口角流涎,骨节疼痛,舌淡红,苔白腻,脉弦滑。

**【方解】** 折不牙刺清血生寒,纯化异常血液质,除恶血浊润,解热毒,通便利尿;肉豆蔻生干生热,给力健胃,祛寒止痛,添精壮阳,强筋健肌,主治湿寒性或黏液质性疾病。全方共奏祛风涤痰、除湿化浊之功。

**【运用】**

(1)辨证要点　本方是治疗中风之风痰浊润内阻证的常用方。临床应用以口眼歪斜、言语不利、半身不遂、肢体麻木、口角流涎、骨节疼痛、舌淡红、苔白腻、脉弦滑为辨证要点。

(2)加减变化　痰涎壅盛者,加陈皮、半夏,以加强祛痰之功;舌紫暗、有瘀斑者,加丹参、红花、鸡血藤,以净血,通血道,开通阻滞。

(3)现代运用　本方常用于治疗短暂性脑缺血发作、局限性脑梗死、原发性脑出血、蛛网膜下腔出血、脑血管硬化、阿尔茨海默病、风湿性关节炎、类风湿性关节炎等属风痰浊润内阻者。

(4)使用注意　阴虚内热者忌用。

**【文献摘要】**

原书功用　《回回药方·卷十二·众风门·左瘫右痪口眼歪斜类》:"若正治口眼歪斜病者,不可取嚏喷、漱口药、滴鼻药,忍至病根,面朝病处,住定者,方可取吐,用溃药、过药,助起病根,废力不过四十日,不可用滴鼻药。又有妙治,过四日之后,上服一钱重阿牙里知飞古刺,先服折不牙刺,过一七之后,用紧渍药,如常口噙肉豆蔻。……过四十日,吸此醋者,妙。再用芥子末,醋调贴头。又麦儿桑过失、白芥子、改松、撒苔不薄荷水,煮用三春柳柴,其火气有余,将水搽头。"

## 14. 芥椒西刊古宾煎

【组成】白芥子　地椒　祖伐　买与咱只　干姜　胡椒　荜茇　阿吉而哈而哈　马而藏哥失　石榴皮(炒)各30g

【用法】以上药捣罗为末,与温速黎造的西刊古宾(即葡萄醋加回回葱同蜜造的煎)相和,用时在温热水内化开。每服6g,每日2次。

【功用】祛风除痰,开通阻滞。

【主治】风痰阻滞脑络证。口眼歪斜,舌强语謇或失语,或半身不遂,肢体麻木,舌淡红,苔白腻,脉弦滑。

【方解】白芥子散寒除痰,祛润,通阻;祖伐生干生热,开通阻塞,成熟体液,利尿消肿,除胀止痛,通经利水;买与咱只生湿生寒,清热凉血,净血,通利小便;干姜温中散寒,给力助阳;胡椒生干生热,主治湿寒性或黏液质性疾病,消食开胃,行气除胀;荜茇生干生热,行气除胀,化浊除痰,散寒止痛;阿吉而哈而哈生干生热,散寒舒筋,开通阻滞,清除脑中奄浊,给力壮阳,通利经水,固精,祛风止痛,除润涤痰;马而藏哥失成熟黑胆汁,开通阻滞,行气止痛,给力祛痰,除润消肿;石榴皮生干生寒,祛润化浊,泻下黄水,净血固精,主治湿热性或血液质性疾病。全方共奏祛风除痰、开通阻滞之功。

【运用】

(1)辨证要点　本方是治疗中风之风痰阻滞脑络证的常用方。临床应用以口眼㖞斜、舌强语謇或失语、肢体麻木、舌淡红、苔白腻、脉弦滑为辨证要点。

(2)加减变化　兼肝阳上亢,头晕头痛者,加钩藤、石决明,以平肝熄风;脉道瘀阻者,舌紫暗、有瘀斑者,加桃仁、红花、赤芍,以净血,通血道。

(3)现代运用　本方常用于治疗短暂性脑缺血发作、局限性脑梗死、原发性脑出血、蛛网膜下腔出血、脑血管硬化、阿尔茨海默病、风湿性关节炎、类风湿性关节炎等属风痰阻络者。

(4)使用注意　实热内盛或阴虚火旺者慎用。

【文献摘要】

原书功用　《回回药方·卷十二·众风门·左瘫右痪口眼㖞斜类》:"治口眼㖞斜。"

## 15. 香黑子儿马準

【组成】黑诃子　黄诃子　阿迷剌(煮熟)　香黑子儿各60g　槟榔　胡椒　荜茇　干姜　山香菜　小茴香各30g　香附　净蜜　砂仁各20g

【用法】上同为细末,炼蜜调和成膏,半载之后而用。每服8g,每日2次。

【功用】祛风除痰,散寒通络。

【主治】禀性衰败而冷,风痰阻滞脑络证。半身不遂,口眼歪斜,浑身惊战,无力,忘事,舌淡红,苔白,脉沉滑。

【方解】黑诃子、黄诃子均为生干生寒之品,能纯化异常血液质,祛润益脑,增强智力,除烦解郁,清热解毒;阿迷刺生干生寒,纯化异常血液质,主治湿热性或血液质性疾病;香黑子生湿生寒,降低偏盛的胆汁,清热利尿,润燥止渴,止痛;槟榔清热泻黄,开通阻滞,解毒消肿;胡椒温中止痛,通滞除痰,主治湿寒性或黏液质性疾病,消食开胃,行气除胀;荜茇生干生热,行气除胀,祛润除痰,散寒止痛;干姜温中散寒,给力助阳;山香菜调节异常血液质,清热消肿,祛润止痛,爽心悦志;小茴香生干生热,成熟异常黏液质,温经通络,行气止痛,暖肝利尿;香附生热除润,调和胃肠,行气止痛,健脑强心,强筋健肌,通经开阻;砂仁辛香化浊行气,温中通滞。全方共奏祛风除痰、散寒通络之功。

【运用】

(1)辨证要点　本方是治疗中风之禀性衰败而冷、风痰阻滞脑络证的常用方。临床应用以半身不遂、口眼歪斜、浑身惊战、无力、忘事、舌淡、苔白、脉沉滑为辨证要点。

(2)加减变化　神疲无力者,加党参、黄芪,以添补气力;健忘甚者,加半夏、苍术、石菖蒲,以化痰开窍醒脑。

(3)现代运用　本方常用于治疗短暂性脑缺血发作、局限性脑梗死、原发性脑出血、蛛网膜下腔出血、脑血管硬化、阿尔茨海默病等属禀性衰败而冷、风痰阻络者。

(4)使用注意　阴虚内热者忌用。肠滑泄泻者、孕妇慎用。

【文献摘要】

原书功用　《回回药方·卷十二·众风门·左瘫右痪口眼歪

斜类》:"专治半身不遂,口眼㖞斜,浑身惊战,无力,忘事,脑中自有病证,痰病,禀性而冷,旺如本身。"

## 16. 菖蒲煎

【组成】菖蒲　白蜜　撒法郎各等量

【用法】用长菖蒲不拘多少,埋入沙地三日,每日浇水,第四日取出,刮去粗皮,见白,却用白蜜炼过,澄清,却用菖蒲一发而熬,加撒法郎,务要盖着菖蒲,却用瓷瓶收盛,放陈着亦妙。每日9g,温服,每日2次。

【功用】祛风除痰,通利血道,安神健脑。

【主治】浊风冷痰瘀阻脑络证。半身不遂,口眼㖞斜,言语不利,健忘,倦怠食少,舌暗紫,苔滑腻,脉弦滑。

【方解】菖蒲芳香生干生热,清除冷痰,安神醒脑,强筋健骨,祛风化浊;撒法郎生干生热,给力添精,净血,通血道,开通阻滞,健脑悦志,强心安神,养肝明目;白蜜生干生热,开通阻塞,祛润益脑,强筋健肌,给力添精,化浊除痰,润肠通便。全方共奏祛风除痰、通利血道、安神健脑之功。

【运用】

(1)辨证要点　本方是治疗中风之浊风冷痰瘀阻脑络证的常用方。临床应用以半身不遂、口眼㖞斜、言语不利、健忘、头晕、倦怠食少、舌暗紫、苔滑腻、脉弦滑为辨证要点。

(2)加减变化　风痰入络,口眼㖞斜,舌强不语者,加地龙、僵蚕、全蝎,以搜风通络;痰浊蒙窍,健忘头晕甚者,加半夏、陈皮、制南星,以加强化痰之力;窍道瘀阻甚者,加当归、桃仁、赤芍、丹参,以加强通利血道之功。

(3)现代运用 本方常用于治疗短暂性脑缺血发作、局限性脑梗死、原发性脑出血、蛛网膜下腔出血、脑血管硬化、阿尔茨海默病等属浊风冷痰瘀阻脑络者。

(4)使用注意 肠滑泄泻者、孕妇忌用。

【文献摘要】

原书功用 《回回药方·卷十二·众风门·左瘫右痪口眼歪斜类》:"专治半身不遂,口眼歪斜,能去本身风湿,又能言快记。"

## 17. 牙剌亦飞古剌煎

【组成】牙剌亦肥古剌18g 细辛 白芥子 干葡萄 夫苔纳知各15g 硇砂 马兰花根各10g

【用法】同为细末,用蜜醋煎,一同调,漱口。

【功用】祛痰通络。

【主治】浊痰阻滞脑络证。口眼歪斜,半身不遂,舌强语謇或失语,肢体麻木,痰涎壅盛,舌苔白腻,脉沉滑。

【方解】细辛生干生热,开通肝阻,利尿消肿,醒脑开窍,祛润化浊,散寒解痉,通经止痛;白芥子散寒祛痰,通阻止痛;干葡萄生湿生热,主治干寒性或黑胆汁性疾病,调节异常黑胆汁,爽心悦志,润肠通便,补肝消肿,给力添精,壮阳;夫苔纳知生干生热,安神补脑,健胃化浊,行气止痛;硇砂生干生热,除润生肌,镇惊壮骨,消肿止痛,化浊祛痰,健胃益肝;马兰花根生干生热,解毒消肿,温经通络,祛寒止痛,软坚散结。全方共奏祛痰通络之功。

【运用】

(1)辨证要点　本方是治疗中风之浊痰阻滞脑络证的常用方。临床应用以口眼㖞斜、半身不遂、舌强语謇或失语、肢体麻木、痰涎壅盛、舌苔白腻、脉沉滑为辨证要点。

(2)加减变化　痰郁化热者,加黄芩、黄连,以清热祛痰;兼有动风者,加天麻、钩藤,以熄风定痉。

(3)现代运用　本方常用于治疗短暂性脑缺血发作、局限性脑梗死、原发性脑出血、蛛网膜下腔出血、脑血管硬化阿尔茨海默病等属浊痰阻滞脑络者。

(4)使用注意　孕妇慎用。

【文献摘要】

原书功用　《回回药方·卷十二·众风门·左瘫右痪口眼㖞斜类》:"专治口眼㖞斜、半身不遂,能去头上之痰。"

## 18. 辛香煎

【组成】甘草　干祖法各30g　细辛　干葡萄　香菜　知母　牙刺亦肥古刺各20g　白芥子　香黑子　可伯儿根　番盐　菖蒲　荜茇各18g　硇砂10g

【用法】同为细末,炼蜜调和,再用蜜醋煎,一同调,漱口。

【功用】祛风涤痰,舒筋止颤,通利脑络。

【主治】浊风冷痰痹阻经脉证。舌强语謇,口角流涎,半身不遂,口眼㖞斜,浑身发颤,眩晕耳鸣,肢体麻木,舌淡红,舌苔白腻,脉弦滑。

**【方解】**甘草清热除痰，散风退热；祖法温肺通阻，散寒除润，祛痰；细辛生干生热，开通肝阻，利尿消肿，醒脑开窍，祛润化浊，散寒解痉，通经止痛；干葡萄生湿生热，主治干寒性或黑胆汁性疾病，调节异常黑胆汁，爽心悦志，润肠通便，益肝消肿，给力添精，壮阳；香菜能调节异常血液质，明目安神，清热消肿，健胃除胀，通经利尿；知母清热泻火，滋阴润燥，祛痰泻黄；白芥子散寒除润，通阻止痛；香黑子生湿生寒，降低偏盛的黄液质，清热利尿，润燥解渴，退热止痛；可伯儿根生干生热，行气止痛，通阻强筋，清除异常黏液质，软坚散结，利尿消肿，祛润化浊；番盐生干生热，清除脓性液体；菖蒲生干生热，散寒祛痰，安神醒脑，强筋健骨，祛风通经；荜茇行气除胀；硇砂生干生热，除润生肌，镇惊壮骨，止痛，祛痰散结，健胃益肝。全方共奏祛风涤痰、舒筋止颤、通利脑络之功。

**【运用】**

(1) 辨证要点　本方是治疗中风之浊风冷痰痹阻经脉证的常用方。临床应用以舌强语謇、口角流涎、半身不遂、口眼歪斜、浑身发颤、舌苔白腻、脉弦滑为辨证要点。

(2) 加减变化　颤动不止者，加、僵蚕、全蝎，以熄风活络止颤；头晕耳鸣者，加钩藤、菊花、珍珠母，以平肝降逆；痰涎壅盛者，加石菖蒲、半夏、陈皮，以涤痰通阻。

(3) 现代运用　本方常用于治疗短暂性脑缺血发作、局限性脑梗死、原发性脑出血、蛛网膜下腔出血、震颤麻痹等属浊风冷痰痹阻经脉者。

(4) 使用注意　阴虚火旺者、实热郁火者、孕妇慎用。

【文献摘要】

原书功用 《回回药方·卷十二·众风门·左瘫右痪口眼歪斜类》:"专治舌强,半身不遂,口眼歪斜,浑身发颤。"

## 19. 失必提渍药

【组成】石黑　失必提　野茴香　马而藏哥失　橙子叶地椒　以其黎黎　甘菊花　野香菜　撒苔卜　哈沙各等分

【用法】上药依法熬用,浇头上、脖项并各骨节。

【功用】熄风开窍。

【主治】冷痰浊润痹阻脑络证候。突然昏倒,不省人事,牙关紧闭,口噤不开,肢体强痉,大小便闭等。

【方解】石黑生干生热,健胃消食,定痉止痛,祛寒除润;失必提生干生热,开通阻塞,成熟体液,利尿消肿,除胀止痛,通经化浊;马而藏哥失成熟黑胆汁,软化通阻,行气止痛,给力祛痰,除润消肿,开通肠阻;以其黎黎生干生热,软坚消肿,止痛,利尿通经;甘菊花生干生热,健胃消食,健脑强筋,祛风止痛,通经利尿;野香菜调节异常血液质,清热消肿,定擂止痛,爽心悦志;撒苔卜生干生热,通经利尿,行气除胀,温中止痛,除润化浊;哈沙生干生热,开通肝阻,健胃化浊,强筋健肌,通经利尿。全方共奏熄风开窍之功。

【运用】

(1)辨证要点　本方是治疗中风之冷痰浊润痹阻脑络证候的常用方。临床应用以突然昏倒、不省人事、牙关紧闭、口噤不开、肢体强痉等为辨证要点。

(2) 加减变化　痰涎壅盛者,加半夏、陈皮、胆南星,以祛痰通阻;动风明显者,加天麻、钩藤,以平熄内风;脉道瘀滞者,加桃仁、红花、丹参,以净血通滞。

(3) 现代运用　本方常用于治疗短暂性脑缺血发作、局限性脑梗死、原发性脑出血、蛛网膜下腔出血等属冷痰浊润痹阻脑络者。

(4) 使用注意　孕妇忌用。

【文献摘要】

原书功用　《回回药方·卷十二·众风门·众风杂治类》云:"治中风不省人事证候,浇头上、脖项并各骨节。"

## 20. 调理禀性马準

【组成】干姜　细辛　香黑子　木香　胡椒　菖蒲　蜜煎必刺的儿各30g　薄荷　阿魏　恨忒牙纳　圆咱刺弯　失荅刺知阿儿子　腽肭脐　白芥子各18g

【用法】上药为细末,炼蜜调和。每服4g,每日3次。

【功用】调理禀性,祛风散寒,除痰通阻。

【主治】禀性衰败而冷,浊风冷痰痹阻脑络证。神思恍惚,口眼歪斜,言语不利,半身不遂,口角流涎,手足拘挛,关节活动不利,舌暗,苔白腻,脉弦滑。

【方解】干姜温中补肾,发散浊风,给力壮阳,祛寒除润;细辛生干生热,开通肝阻,利尿消肿,醒脑开窍,除润散寒,舒筋解痉,通利筋脉;香黑子生干生热,芳香开窍,增强人体自然力,提高内外感觉力,爽心悦志,开通阻滞,强筋健肌,祛风通经,给力壮阳;木香除润健胃,行气通阻,散风止痛;胡椒温中止痛,除润祛痰,主治湿寒性或黏液质性疾病,消食开胃,行气除胀;菖蒲生干生热,散寒除润,安神醒脑,强筋健骨,祛风除痹;薄荷生干生热,通经利尿,行气除胀,温中止痛,化浊祛润;阿魏清除多余黏液质,祛风止痛,净血,通血道,强筋健肌;恨忒牙纳生干生热,强筋健肌,健胃消食,祛寒止痛,解毒消肿;圆咱刺弯化浊祛润,益脑安神,健胃解痉,散寒止痛,化浊除润祛痰;失荅剌知清血生寒,纯化异常血液质,凉血解毒,清热,通便利尿;阿儿子生干生热,清除异常黏液质或异常黑胆汁;腽肭脐健脑安神,祛风解痉,散寒除润,止痛,通经利尿;白芥子散寒除润,通阻止痛;蜜煎必剌的儿生干生热,强筋健肌,祛润祛风。全方共奏调理禀性、祛风散寒、除痰通阻之功。

**【运用】**

(1)辨证要点　本方是治疗中风之禀性衰败而冷、浊风冷痰痹阻脑络证的常用方。临床应用以神思恍惚、口眼歪斜、言语不利、半身不遂、口角流涎、舌暗、苔白腻、脉弦滑为辨证要点。

(2)加减变化　舌紫有瘀斑者,加丹参、桃仁、红花,以通利血道;言语不清者,加菖蒲、远志,以祛痰宣窍。

(3)现代运用　本方常用于治疗短暂性脑缺血发作、局限性脑梗死、原发性脑出血、蛛网膜下腔出血等属禀性衰败而冷、浊风冷痰痹阻脑络者。

(4)使用注意　阴虚内热者慎用。孕妇忌用。

**【文献摘要】**

原书功用 《回回药方·卷十二·众风门·众风杂治类》云:"治禀性而冷,口眼歪斜,半身不遂,紫白癜风,恍惚,专宁动止。"

## 二十四 暗 风

### 1. 西撒里欲西膏

【组成】阿吉而哈而哈　西撒里欲西　乌速突忽都西　阿里浑各20g　吉而的马挈　黑黎提提　咱刺顽的(圆者)各10g

【用法】以上药捣罗为末,与制过净蜜相和。每服4g,每日2次。

【功用】祛风散寒,化浊祛润,通经止痛。

【主治】风湿内蕴,浊润阻滞证。头痛眩晕,身痛,肢体沉重或肿胀,精神不振,纳差,舌淡红,舌苔白腻,脉滑。

【方解】阿吉而哈而哈辛温行散,祛风散寒,达表入里,通窍止痛,温肺化浊;西撒里欲西、乌速突忽都西清除异常黏液质,健脑,强筋骨,祛风散寒止痛,添精安神;阿里浑主治黏液质性发热、寒性头痛、偏头痛,能生干生热,祛痰除润,开通肝脏、肾脏阻滞,祛寒止痛,通阻除黄,利尿通经,解药毒;吉而的马挈拔润生热,调节异常黏液质,主治寒湿性或黏液质性疾病,健胃消食,镇静止痛;黑黎提提清除多余黏液质,祛风止痛,净血,通血道,强筋健肌;圆咱刺顽的生干生热,祛润健脑,主治寒湿性或黏液质性疾病,安神定痉,健胃消食,祛寒止痛。全方共奏祛风散寒、化浊祛润、通经止痛之功。

【运用】

(1)辨证要点　本方是治疗风湿内蕴、浊润阻滞证的常用方。临床应用以头痛眩晕、身痛、肢体沉重、舌苔白腻,脉滑为辨证要点。

(2)加减变化 若脚膝肿甚者,加防己、木瓜,以利湿消肿;若身痛甚者,加姜黄、海桐皮,以活血通络止痛。

(3)现代运用 本方主要用于治疗高血压、偏头痛、风湿性关节炎、类风湿性关节炎等属风湿内蕴、浊润阻滞者。

(4)使用注意 湿热者及孕妇慎用。

**【文献摘要】**

原书功用 《回回药方·卷十二·众风门·暗风类》:"能治暗风证候。"

## 2. 咱剌顽的散

**【组成】** 咱剌顽的(圆者)20g 阿里浑5g 西撒里欲西2g 砂糖50g

**【用法】** 以上药捣罗为末,作一服,以温热水调服之,分2服。

**【功用】** 拔润化浊,祛风醒脑。

**【主治】** 浊风恶润内阻证。头晕目盲,不辨东西,昏眩倦怠,痰涎壅盛,骨节疼痛,舌淡红,舌苔白腻,脉滑。

**【方解】** 圆咱剌顽的生干生热,拔润健脑,主治寒湿性或黏液质性疾病,能安神定痉,健胃消食,祛寒止痛;阿里浑主治黏液质性发热,寒性头痛、偏头痛,能生干生热,祛润除痰,开通肝脏、肾脏阻滞,祛寒止痛;西撒里欲西生干生寒,能调节异常血液质,明目安神,清热消肿,快胃除胀,利尿,健胃化浊;砂糖既可调味又可增强体力,以助药力。全方共奏拔润化浊、祛风醒脑之功。

**【运用】**

(1)辨证要点 本方为治疗浊风恶润内阻证的常用方。临床应用以头晕眼黑、不辨东西、昏眩倦怠、痰涎壅盛、骨节疼痛、舌苔白腻、脉滑为辨证要点。

(2)加减变化 若兼恶寒发热者,加防风、葛根,以祛风解表;咳嗽、咽干口燥、咳痰不爽者,加牛蒡子、瓜蒌,以利咽化痰。

(3)现代运用 本方常用于治疗高血压、偏头痛、风湿性关节炎、类风湿性关节炎等属浊风恶润内阻者。

(4)使用注意 孕妇慎用。

**【文献摘要】**

原书功用 《回回药方·卷十二·众风门·暗风类》:"治暗风证候,能拔下暗风根源的润。"

## 3. 化浊通阻饼

**【组成】** 他福西牙(捣)50g 大麦面250g

**【用法】** 上药与葡萄醋相和为饼,吃饼。或当证候来时,或平时常令嗅之。

**【功用】** 祛风散寒,化浊通阻。

**【主治】** 禀性衰败而寒,浊风内阻证。头晕目眩,倦怠嗜卧,头重昏蒙,骨节疼痛,舌淡红,苔白腻,脉浮滑。

**【方解】** 他福西牙主治湿寒性或黏液质性疾病,通利小便,利关节,解痉止痛,舒筋活络;大麦面生干生寒,主治湿热性或血液质性疾病,能降低过盛的血液质和胆液汁,解毒消肿,清热止渴,通利肠阻,利胆止泻;葡萄醋调和上药成饼,化浊除润通阻。全方共奏祛风散寒、化浊通阻之功。

【运用】

(1)辨证要点　本方为治疗禀性衰败而寒、浊风内阻证的常用方。临床应用以头晕目眩、倦怠嗜卧、骨节疼痛、舌苔白腻、脉浮滑为辨证要点。

(2)加减变化　骨节痛甚者,加海桐皮,以祛风通经止痛。

(3)现代运用　本方常用于治疗高血压、偏头痛、风湿性关节炎、类风湿性关节炎等属禀性衰败而寒、浊风内阻者。

(4)使用注意　实热内盛者忌用。孕妇慎用。

【文献摘要】

原书功用《回回药方·卷十二·众风门·暗风类》:"治暗风,此方是虎乃尼古(是古回回医人)传者。"

## 二十五 浊 风

### 1. 肉豆蔻膏

【组成】肉豆蔻 撒法郎各等分

【用法】肉豆蔻用湿布包裹放一昼夜,咬咀。炼蜜澄清,加上撒法郎,却下肉豆蔻,用瓷瓶装贮,过一月为度。每服20g,每日1次。

【功用】疏风散寒,净血,通脉道。

【主治】风寒恶血阻滞脉络证。半身不遂,口眼歪斜,言语不利,腰膝冷痛,手足不温,泄泻,食少体瘦,舌紫暗,或有瘀斑,苔薄白,脉弦涩。

【方解】肉豆蔻生干生热,健胃消食,散寒止痛,添精壮阳,强筋健肌,解痉止痛,主治湿寒性或黏液质性疾病及寒性头痛;撒法郎生干生热,给力添精,净血,通血道,通经开阻,宁心安神,祛风散寒健脑。全方共奏疏风散寒、净血、通脉道之功。

【运用】

(1)辨证要点 本方为治疗风寒恶血阻滞脉络证的常用方。临床以半身不遂、口眼歪斜、言语不利、腰膝冷痛、舌紫暗、或有瘀斑、苔薄白、脉弦涩为辨证要点。

(2)加减变化 手足冷者,加桂枝、细辛,以温阳散寒;泄泻者,加干姜、肉桂,以散寒止泻。

(3)现代运用 本方常用于中风后遗症属风寒恶血阻滞脉络者。

(4)使用注意 热证者忌用。孕妇忌用。

【文献摘要】

原书功用 《回回药方·卷十二·众风门·左瘫右痪口眼歪斜类》:"能疏风,暖身,肥体。"

## 2. 疏风丸

【组成】黄诃子20g 阿里公15g 平面诃子 金樱子 红玫瑰花 番盐各8g 牙剌亦飞古剌 撒吉木你牙 苦草 艾叶各10g 可剌夫失子4g

【用法】一同捣罗,用可失那水合药为丸。每服8g,热水下,每日2次。

【功用】散风,化浊。

【主治】浊风壅滞证。头痛,头晕目眩,肢体抽搐、麻木、蠕动,口眼歪斜,言语不利,甚至突然晕厥,不省人事,半身不遂等。

【方解】黄诃子、平面诃子均生干生寒,纯化异常血液质,祛润健脑,除烦解郁,清热解毒;阿里公生干生热,清除异常黏液质和异常黑胆汁,散痰软坚,开通肝脏和肾脏阻滞,祛风清热,散寒止痛,利尿通经,解药毒;金樱子补肾固精,暖肝化浊,解毒消肿,祛风除润;红玫瑰花芳香开窍,安神止痛,调和胃肠,散风化浊;番盐生干生热,清除脓性液体;撒吉木你牙生干生热,清除异常黏液质和异常胆液汁,拔润消肿,祛寒止痛,解毒；苦草清热解毒，化浊祛痰，通经舒筋；艾叶生干生热，调节异常黏液质，散寒止痛，利尿消肿，散风通经；可剌夫失子生干生热，散寒利尿，通阻止痛，健胃消食，除润通经。全方共奏散风化浊之功。

【运用】

(1)辨证要点　本方为治疗浊风壅滞证的常用方。临床应用以头痛、头晕目眩、肢体抽搐、麻木、蠕动、口眼歪斜、言语不利等为辨证要点。

(2)加减变化　肢软无力、麻木者，加桑寄生、杜仲、牛膝，以强壮筋骨；痰火闭窍，突然晕厥、不省人事者，予至宝丹或安宫牛黄丸，以开窍醒脑；半身不遂者，加桃仁、红花，以净血，通血道。

(3)现代运用　本方常用于治疗高血压、脑血管病等属浊风壅滞者。

(4)使用注意　孕妇忌用。

【文献摘要】

原书功用　《回回药方卷十二·众风门·疏风顺气类》：未明确记载。

## 3. 疏风散气丸

【组成】阿夫忒蒙10g　阿里公8g　黑哈里吉4g　牙刺亦飞古刺10g　撒吉木你牙2g

【用法】一同为末，水丸。每服8g，热水下，每日2次。

【功用】疏风行气，祛浊润，解肿毒。

【主治】浊风冷痰壅结证。咳嗽,咯痰,气急喘促,面目肢体肿痛,心悸,烦躁等。

【方解】阿夫忒蒙清除异常黑胆汁或异常黏液质,理气通阻,解郁除烦,爽心悦志,醒脑安神,软坚消肿;阿里公生干生热,清除异常黏液质和异常黑胆汁,祛痰除润,开通肝脏和肾脏阻滞,散风清热,祛寒止痛,利尿通经,解药毒;黑哈里吉生干生热,清除异常黏液质,泻黄祛润,定痉止痛,化浊杀虫,主治湿寒性或黏液质性疾病;撒吉木你牙生干生热,清除异常黏液质或异常胆液汁,拔润消肿,祛寒止痛,解毒。全方共奏疏风行气、祛浊润、解肿毒之功。

【运用】

(1)辨证要点 本方为治疗浊风冷痰壅结证的常用方。临床应用以咳嗽、咯痰、气急喘促、面目或肢体浮肿等为辨证要点。

(2)加减变化 肿痛明显者,加白芷、防风、羌活,以消肿止痛;心悸烦躁者,加黄连、薄荷,以清心除烦。

(3)现代运用 本方常用于治疗流感、支气管炎、肺炎等属浊风冷痰壅结者。

(4)使用注意 孕妇忌用。

## 4. 阿夫忒蒙散

【组成】黑诃子(煮熟)60g 阿夫忒蒙30g 亦思讨虎都思18g 伯思把牙 柴胡各10g 无籽葡萄60g

【用法】上药(除去阿夫忒蒙)用水2000mL,三停内,煎至一停,滤去渣,却下阿夫忒蒙浸一昼夜,用手揉搓,滤去渣,再用阿里公末4g,蜜用10g,调阿里公末下在煎药内,搅匀。比及东方未动时,每服煎药用60g,热服,每日2次。

【功用】疏风,祛奄浊。

【主治】风邪内动证。头晕目眩,肢体抽搐、麻木、蠕动,口眼歪斜,言语不利,半身不遂等。

【方解】黑诃子生干生寒,纯化异常血液质,拔浊健脑,解郁除烦,清热解毒;阿夫忒蒙清除异常黑胆汁或异常黏液质,理气通阻,解郁除烦,爽心悦志,醒脑安神,软坚消肿;亦思讨虎都思生干生热,清除异常黏液质,强筋通络,止痛,祛风散寒,通经安神;伯思把牙生干生热,清除异常黑胆汁或异常黏液质,健脑宁心,爽心悦志,化浊祛痰,祛风净血;柴胡疏风退热,疏肝解郁,通经开阻;无籽葡萄生湿生热,调节异常黑胆汁,健脑养心,爽心悦志,泻润浊,补肝消肿,添精壮阳;阿里公生干生热,清除异常黏液质和异常黑胆汁,化浊祛痰,开通肝脏和肾脏阻滞,祛奄物退热,散寒止痛,通尿通经,解药毒。全方共奏疏风、祛奄浊之功。

【运用】

(1)辨证要点　本方为治疗风邪内动证的常用方。临床应用以头晕目眩,肢体抽搐、麻木、蠕动,口眼歪斜,言语不利等为辨证要点。

(2)加减变化　伴头痛者,加细辛、白芷,以通窍止痛;麻木抽搐者,加天麻、钩藤,以熄风止痉。

(3)现代运用　本方常用于高血压、脑血管病等属风邪内动者。

(4)使用注意 阴虚内热者忌用。

**【文献摘要】**

原书功用 《回回药方·卷十二·众风门·疏风顺气类》："治风疾,因有奄物,烧出此疾。"

## 5. 二诃煎药饮子

**【组成】**黑诃子(熟) 黄诃子(熟) 无籽干葡萄 无花果 阿夫忒蒙各30g 柴胡(半捣) 伯思把纳知各18g 阿你松 可剌夫失子 阿的黑儿 甘草各10g 芸香8g

**【用法】**上药用水500mL,同煎至250mL,去渣,每一服水内加牙剌亦飞古剌4g、阿里公2g,用蜜一同调服。每日8g,每日2次。

**【功用】**疏风化浊,清热解毒。

**【主治】**浊风热毒证。头面部皮肤焮红灼热,肿胀疼痛,水疱,眼胞肿胀难睁,头痛,舌红,苔薄黄,脉滑数。

**【方解】**黑诃子、黄诃子能生干生寒,纯化异常血液质,祛润健脑,除烦解郁,清热解毒;无籽干葡萄生湿生热,调节异常黑胆汁,健脑,爽心悦志,润肠通便,益肝消肿,添精壮阳;无花果生湿生热,调节异常黑胆汁,强身,润肠通便,消肿通阻,利尿通经;阿夫忒蒙清除异常黑胆汁或异常黏液质,行气通阻,解郁,爽心悦志,清脑安神,软坚消肿;柴胡疏散退热,疏肝解郁,升阳举陷;伯思把纳知生干生热,清除异常黑胆汁或异常黏液质,健脑爽心悦志,止咳平喘,祛风净血;阿你松生干生热,成熟异常黏液质,通经活络,理气止痛,利尿;可剌夫失子生干生热,散寒利尿,通阻止痛,健胃消食,除润通经;阿的黑儿生干生热,强筋健肌,行气止痛,开通阻滞,健胃,通尿通经;甘草生湿生热,祛痰,解毒,散风退热,调和药性;芸香生干生热,通阻利尿,行气止痛,健脑益智,强筋壮肌,健胃增食,调理经水;阿里公生干生热,清除异常黏液质和异常黑胆汁,开通肝阻和肾脏阻滞,泻黄退热,散寒止痛,通阻利尿。全方共奏疏风化浊、清热解毒之功。

【运用】

(1)辨证要点 本方为治疗浊风热毒证的常用方。临床应用以头面部皮肤焮红灼热、肿胀疼痛、眼胞肿胀难睁、舌红、苔薄黄,脉滑数为辨证要点。

(2)加减变化 灼痛明显者,加石膏、知母、栀子以除热消痛;目肿头痛者,加菊花、薄荷,以疏风泻热,利头目。

(3)现代运用 本方常用于治疗风癫、紫白癜风等属浊风热毒者。

(4)使用注意 虚热者忌用。孕妇忌用。

【文献摘要】

原书功用 《回回药方·卷十二·众风门·风癫紫白癜风类》:"专能疏风,去奄物烧刺。又治紫白癜风,鼾病疾。"


## 6. 赶风丸

【组成】高良姜　甘松　撒荅　丁香　彻忒刺　官桂　荜茇　丁皮各6g　撒法郎8g　撒吉木你牙10g　阿夫武蒙15g　芦荟20g

【用法】上药一同为末,用水和为丸。每服9g,热水下,每日2次。

【功用】疏风散寒,净血,通血道。

【主治】浊风寒凝脉络证。头晕目眩,心悸,肢体麻木抽搐,皮肤瘙痒,紫白癜风,风疮等。

【方解】高良姜主治寒性体液,如黏液质和黑胆汁过盛所致疾病,能散寒祛润,温胃消食,行气止痛,开通阻滞,补肾壮腰,添精壮阳;甘松生干生热,补脑养心,安神除癫,健胃益肝,祛风化浊,强筋健肌,利尿通经,净血,通血道;撒苔生干生热,通阻利尿,理气止痛,健脑增智,强筋壮肌,健胃消食,调理经水;丁香生干生热,化浊健胃,增进消化,散寒温筋,健脑,爽心悦志;彻忒刺清血生寒,纯化异常血液质,凉血解毒,祛风止痒,清热,通便利尿;官桂生干生热,散寒温中,化浊健胃,除胀止泻,宁心除悸,温肾壮阳;荜茇生干生热,健胃消食,理气消胀,添精壮阳,利尿通经,止咳化痰,散寒止痛;丁皮祛风湿,通经络,拔润止痛;撒法郎生干生热,给力添精,净血,通血道,开通阻滞,健脑悦志,强心安神,养肝明目;撒吉木你牙生干生热,清除异常黏液质或异常胆汁,祛润消肿,散寒止痛,解毒;阿夫忒蒙清除异常黑胆汁或异常黏液质,理气通阻,解郁,爽心悦志,醒脑安神,软坚消肿;芦荟软便清泻,解毒消肿,祛风除润,散寒止痛,利尿通经。全方共奏疏风散寒、净血、通血道之功。

【运用】

(1)辨证要点　本方为治疗浊风寒凝脉络证的常用方。临床应用以心悸、肢体麻木抽搐、皮肤瘙痒等为辨证要点。

(2)加减变化 肢体麻木抽搐甚者,加天麻、钩藤,以熄风止痉;皮肤瘙痒者,加防风、蝉衣、荆芥,以祛风止痒。

(3)现代运用 本方常用于高血压、心脑血管病、紫白癜风、疮疡等属浊风寒凝脉络者。

(4)使用注意 热证者忌用。孕妇忌用。

## 7. 香菜膏

【组成】香菜 山香菜 祖法 难花各18g 伯麦三 番茴香 菖蒲 干姜 白豆蔻 白豆蔻花各10g 可剌夫失子 小茴香 鲁迷茴香各15g 哈沙8g 砂糖18g 蜜500g

【用法】各药为末,炼蜜去沫,放温下药,搅匀为度。每服18g,空腹服,每日2次。

【功用】祛冷风,除浊润,通经络。

【主治】冷风浊润内扰证。头痛昏蒙重坠,视物旋转,胸脘痞闷,纳呆呕恶,口淡不渴,舌淡红,苔白腻,脉弦紧。

【方解】香菜、山香菜调节异常血液质,主治湿热性或血液质性疾病,清目安神,清热消肿,健胃消食,除胀利尿;祖法生干生热,温肺平喘,祛寒止咳,除润祛痰,发汗解毒消肿;难花生干生热,主治湿寒性或黏液质性疾病,温胃消食,行气止痛,祛风散寒,通经化滞,利尿排石,添精,热身;番茴香健胃,明目,通络;菖蒲生干生热,祛浊润,安神醒脑,强筋健肌,祛风除痹,明目;干姜温中消食,发散风寒,热身壮阳,祛润止带;白豆蔻生干生热,主治湿寒性或黏液质性疾病,健胃消食,祛寒止痛,添精壮阳,强筋健肌,收敛,利尿止泻;白豆蔻花化浊散寒,健脑,补心,益肝,增进消化,增强固摄力;可刺夫失子生干生热,散寒利尿,通阻止痛,健胃消食,祛润通经;小茴香、鲁迷茴香健胃,明目,通络;哈沙生干热寒,开通肝阻,健胃,发汗,强筋健肌,通经利尿。全方共奏祛冷风、除浊润、通经络之功。

【运用】

(1)辨证要点 本方是治疗冷风浊润内扰证的常用方。临床应用以头痛昏蒙重坠、视物旋转、舌淡红、苔白腻、脉弦紧为辨证要点。

(2)加减变化 若冷风浊润阻滞血道,头痛剧烈或刺痛、舌暗红有瘀斑瘀点者,加桃仁、红花、川芎、赤芍,以疏通血道;纳呆呕恶者,加砂仁、竹茹、代赭石,以调理脾胃。

(3)现代运用 本方常用于治疗高血压头痛、偏头痛等属冷风浊润内扰者。

(4)使用注意 禀性衰败而热者忌用。孕妇忌用。

【文献摘要】

原书功用 《回回药方·卷十二·众风门·众风杂治类》:"善治风疾。"

## 二十六　水　肿

### 1. 哈必消肿丸

【组成】可刺夫失子　哈咱而亦西攀的　鲁迷茴香　麻思他其　咱法兰各4g　可不里诃子　八里刺　牛柑子　撒吉别挈只　安息香各8g　野香菜　法的刺撒里温　福可黑亦即黑而广成　白薇各2g

【用法】上药为末,以撒苔卜水为丸。每服4g,每日3次。

【功用】消散浊风,祛寒行气,利尿消肿。

【主治】浊风寒气内阻之水肿。眼睑、四肢水肿,或全身皆肿,小便不利,恶寒,咳喘,肢体酸痛,舌苔薄白,脉浮紧。

【方解】可刺夫失子生干生热,散寒利尿,通阻止痛,健胃消食,祛润通经;鲁迷茴香健脾,通络;麻思他其生干生热,散寒祛润,健胃消食,理气除胀;咱法兰生干生热,给力添精,净血,通血道,开通阻滞;可不里诃子生干生寒,纯化异常血液质,拔润健脑,清热解毒,祛风止痒,凉血;八里刺生干生寒,纯化异常血液质,益肾固涩;牛柑子生干生寒,纯化异常血液质,健胃,去除体液秽气,除润止泻,清热止渴;撒吉别挈只生干生热,清除异常黏液质或异常胆液汁,祛润消肿,散寒止痛;安息香能生干生热,主治湿寒性或黏液质性疾病,温肺止咳,祛寒平喘,利尿祛润;野香菜调节异常血液质,清热消肿止痛;法的刺撒里温生干生热,散寒利尿,行气止痛,化浊健胃,暖宫通经;福可黑亦即黑而生干生热,成熟异常黏液质或清除异常体液,强筋健肌,理气止痛,通阻开胃,利尿通经;广成散寒祛风,开通阻滞,清除异常黑胆汁,强心补脑,爽心悦志;白薇清热凉血,利尿通淋。全方共奏消散浊风、祛寒行气、利尿消肿之功。

【运用】

(1)辨证要点 本方是治疗浊风寒气内阻之水肿的常用方。临床应用以眼睑、四肢水肿或全身皆肿,小便不利,舌苔薄白,脉浮紧为辨证要点。

(2)加减变化 风寒较甚者,加麻黄、桂枝、防风,以疏风散寒;兼有咳喘者,加杏仁、前胡,以降气定喘。

(3)现代运用 本方常用于治疗急慢性肾小球肾炎、肾病综合征、继发性肾小球疾病、肝硬化腹水等属浊风寒气内阻者。

(4)使用注意 血压偏低者慎用。孕妇忌用。

【文献摘要】

原书功用 《回回药方·卷十二·众风门·众风杂治类》:"能消散诸等浊风,小肠气,并肾经肿者,服之,亦得济。"

## 2. 三清膏子

【组成】醋60g 清水500g 净蜜1000g 撒法郎(细末)8g

【用法】将醋、清水、净蜜在砂锅中熬去沫,至清,却用撒法郎一同调和成膏。每服30g,不拘时服。

【功用】散寒祛润,逐瘀消肿。

【主治】寒湿瘀阻之水肿。全身水肿,双下肢肿甚,身体困重,脘闷纳呆,舌暗淡,苔白腻,脉沉缓。

**【方解】** 醋消除疲劳,调解血液的酸碱平衡,促进消化;净蜜生干生热,开通阻塞,祛润益脑,强筋健肌,给力添精,止咳平喘,润肠通便;撒法郎生干生热,给力添精,净血,通血道,开通阻滞,补脑悦志,强心安神,养肝明目。全方共奏散寒祛润、逐瘀消肿之功。

**【运用】**

(1)辨证要点 本方是治疗寒湿瘀阻之水肿常用方。临床应用以全身水肿、双下肢肿甚、身体困重、脘闷、纳呆、苔白腻、脉沉缓为辨证要点。

(2)加减变化 水肿甚者,加桑白皮、大腹皮、茯苓皮,以化浊行水;寒湿困脾者,加苍术、厚朴、陈皮,以除润健脾。

(3)现代运用 本方常用于治疗急慢性肾小球肾炎、肾病综合征、继发性肾小球疾病、营养不良性水肿、功能性水肿等属寒湿瘀阻者。

(4)使用注意 孕妇慎用。

**【文献摘要】**

原书功用 《回回药方卷三十·杂证门》:"治浑身寒湿,脾肿,妇人胎疼。"

## 3. 属伶章丸

**【组成】** 牙剌亦飞古剌20g 可剌夫失子 难花 没药 茜草 撒黑因 扎兀失儿 小茴香各8g 黄诃子 兀沙吉各18g 属伶章 番盐 安息香 牵牛子 撒吉木你牙各10g 香菜 夫

荅那知　莳萝　番茴香　阿魏各2g　柴胡30g

【用法】上药一同捣罗为末，用水做丸。每服10g，热水下，每日2次。

【功用】散寒化浊，行气消痰，利尿逐水。

【主治】寒湿冷痰交阻之水肿。胫足肿胀，腿膝疼痛，行走无力，腰背疼痛，咯痰，小便不利，月经不调或闭经，舌淡，苔白厚腻，脉沉缓。

【方解】可剌夫失子生干生热，散寒利尿，通阻止痛，健胃消食，除润通经；难花生干生热，消除黏性体液，理气除胀，温胃消食，止痛；没药生干生热，祛冷痰止疼痛，散寒化浊；茜草生干生热，利尿消肿，通经软肝，开通肝阻，利胆泻黄；撒黑因化痰止咳，宽肠健胃；扎兀失儿散寒祛风，清除异常黏液质，利尿消肿；小茴香生干生热，成熟异常黏液质，温经健肌，理气止痛，利尿通经；黄诃子生干生寒，纯化异常血液质，清热解毒，祛风止痒；兀沙吉生干生热，消肿止痛，开通阻塞，止咳化痰，通经利尿；属伶章生干生热，祛风止痛，解毒消肿，通阻泻黄水，祛寒助阳；番盐生干生热，祛润除浊；安息香生干生热，主治湿寒性或黏液质性疾病，温肺化痰，散寒平喘，利尿祛润；牵牛子生干生热，清除异常黏液质，散寒止痛，除润化浊；撒吉木你牙生干生热，清除异常黏液质或异常胆液汁，除润消肿，祛寒止痛；香菜调节异常血液质，清热消肿，利尿；夫荅那知生干生热，健胃，行气止痛，主治湿寒性或黏液质性疾病；莳萝生干生热，开通阻塞，成熟体液，利尿消肿，通经止痛；番茴香生干生热，温胃化浊，除胀止痛，利尿安神；阿魏清除多余黏液质，祛风止痛，净血，通血道，健胃消食；柴胡疏风散热，疏肝解郁。全方共奏散寒化浊、行气消痰、利尿逐水之功。

【运用】

(1)辨证要点　本方是治疗寒湿冷痰交阻之水肿的常用方。临床应用以胫足肿胀、腿膝疼痛、行走无力、舌淡、苔白厚腻、脉沉缓为辨证要点。

(2)加减变化　下肢冷痛者,加干姜、细辛、桂枝,以散寒止痛;咯痰多者,加陈皮、半夏,以理气散痰;小便不利者,加茯苓、泽泻、车前子,以利水祛湿。

(3)现代运用　本方常用于治疗急慢性肾小球肾炎、肾病综合征、继发性肾小球疾病、脚气水肿、功能性水肿等属寒湿冷痰交阻者。

(4)使用注意　血压偏低者慎用。孕妇忌用。

【文献摘要】

原书功用　《回回药方卷三十·杂证门》:"治寒湿脚气,筋松,背疼,痰胜,通月经,利水道。"

## 4. 紫白搽剂

【组成】白檀香　紫檀香　马米撒末　讨必里　白锡粉　阿而麦你泥　玫瑰花　那失苔儿把的各等分

【用法】上药一同捣罗为末,用蔷薇露调搽肿胀部位,每日2次。

【功用】清热解毒,祛浊消肿。

【主治】热浊壅滞证。诸肿有热,脚气有热,肾囊肿等。

【方解】白檀香、紫檀香芳香开窍,清热,舒心悦志,补脑安神,解毒消肿;马米撒末生干生寒,清热,解毒消肿,祛润健肌;讨必里生干生热,清除黏性致病体液,治疗各种疔疮疖肿;白锡粉生干生寒,清热,软坚消肿,祛润愈疮,净血解毒,固精止带;阿而麦你泥生干生寒,主治湿热性或血液质性疾病,凉血止血,清热;玫瑰花健胃宽肠,消食,芳香开窍,安神止痛,散风,润肠通便。全方共奏清热解毒、祛浊消肿之功。

【运用】

(1)辨证要点　本方是治疗热浊壅滞证的常用方。临床应用以诸肿有热、脚气有热、肾囊肿为辨证要点。

(2)加减变化　疼痛者,加栀子、乳香,以消肿止痛。

(3)现代运用　本方常用于水肿、脚气、肾囊肿属热浊壅滞者。

(4)使用注意　寒证者忌用。孕妇忌用。

【文献摘要】

原书功用　《回回药方·卷三十·杂证门》:"治诸肿有热,脚气有热、肾囊肿红烧热。"

## 二十七 淋 证

### 1. 荅洼兀里苦而苦迷撒尼而膏

**【组成】**咱法兰　牡丹皮　甘松　没药　木香　福可黑亦即黑而　肉桂各等分

**【用法】**以上药捣罗为末,用熬过的熟葡萄酒浸一昼夜,后与制过净蜜相和。每服4g,每日3次。

**【功用】**开气结,消浊风,除浊润,利尿消肿,散寒止痛。

**【主治】**禀性衰败而冷,风浊余润壅阻膀胱证。小便频涩,淋沥疼痛,腰腹疼痛;或肝经、脾经因冷生的证;肝经、脾经肿。

**【方解】**咱法兰生干生热,给力添精,净血,通血道,开通阻滞;牡丹皮微寒,能清营分、血分实热,擅清透阴分伏热;甘松生干生热,祛风除润,利尿通经;没药生干生热,祛冷痰,止疼痛,通经利尿;木香辛行苦泄温通,善行脾胃之滞气,为行气止痛之要药;肉桂生干生热,散寒温中,祛奄物,开通阻塞,清除胸部异常的润。全方共奏开气结、消浊风、除浊润、利尿消肿、散寒止痛之功。

**【运用】**

(1)辨证要点　本方是治疗禀性衰败而冷、风浊余润壅阻膀胱证的常用方。临床应用以小便频涩、淋沥疼痛、腰腹疼痛等为辨证要点。

(2)加减变化 少腹、胁肋胀痛者,加川楝子、小茴香、郁金,以疏肝理气;腹大胀满者,加茯苓、泽泻、车前子,以利水消肿;腹部冷痛者,加干姜、甘草,以散寒止痛。

(3)现代运用 本方常用于治疗泌尿系感染、泌尿系结核、尿路结石、前列腺炎等属禀性衰败而冷、风浊余润壅阻者。

(4)使用注意 禀性衰败而热者及孕妇忌用。

【文献摘要】

原书功用 《回回药方·卷三十·杂证门》:"此方功效与上方(即荅洼兀里苦而苦迷可必而方)荅洼兀里苦而苦迷可必而方(即加咱法兰小膏子药方)大者同:凡肝经、脾经因冷生的证,用之皆得济。又能开气结,消散风。又腰子、尿胞疼,用之皆得济。又能推凡附余浊润从小便出来。又因肝经、脾经肿,欲生蛊证者,其效能止之。"

## 2. 难花马凖

【组成】难花子 可剌夫失子 达达茴香 胡萝卜子各30g 芸香8g 丁香 细辛 高良姜 豆蔻花 生沉香各2g

【用法】上药一同捣罗为末,用砂糖比药三许多,一同调成膏。每日服10g,空腹而服,每日2次。

【功用】散痰祛润,通淋排石,散风定痛。

【主治】禀性衰败而冷,风痰浊润内阻之淋证。尿中砂石,排尿涩痛,腹部拘急疼痛,尿中带血。

淋证

【方解】难花子消除黏液性体液,行气除胀,开通阻塞,利尿排石;可剌夫失子生干生热,散寒利尿,通阻止痛,健胃消食,祛润通经;达达茴香健胃通经,开通阻塞,解毒;胡萝卜子生湿生热,利尿通淋,散寒通经,调理经水,排石;芸香清热解毒,净血,通血道,止痛;丁香温中降逆,益肾给力;细辛祛风散寒,通窍止痛,温肺化浊;高良姜主治寒性体液,如黏液质和黑胆汁过盛引起的疾病,祛寒除润,温胃消食,行气止痛,开通阻滞,益肾给力壮阳;白豆蔻花生干生热,健胃消食,祛寒止痛,添精壮阳,强筋骨,利尿;生沉香生干生热,祛润健脑,散寒温中,理气止痛,解毒。全方共奏散痰祛润、通淋排石、散风定痛之功。

【运用】

(1)辨证要点 本方是治疗禀性衰败而冷、风痰浊润内阻之淋证的常用方。临床应用以尿中砂石、排尿涩痛、腹部拘急疼痛、尿中带血等为辨证要点。

(2)加减变化 伴形寒肢冷、夜尿多者,加肉苁蓉、肉桂,以助肾给力;脉道瘀滞者,加桃仁、红花、皂角刺,净血,通血道,散阻结;淋证日久气虚者,加黄芪、党参、白术,以给力通淋。

(3)现代运用 本方常用于治疗尿路结石、消化不良、痔疮等属禀性衰败而冷、风痰浊润内阻者。

(4)使用注意 禀性衰败而热者忌用。

【文献摘要】

原书功用 《回回药方·卷三十·杂证门》:"治净胸中奄物,化痰,唤口香气,止口流清水,煞肚中之虫,助肾,去砂淋,消食,疏风,定心气痛,散肠风痔漏,止便血,定乱风,助肝,壮阳,思饮食。……八吉剌太医道:有人每一七服此马準(即膏子药)一服,当年不必用医人,此人必不有差,可敌十女,因此药力。"

## 3. 可思里牙马準

【组成】麻黄子 可则法而忒必 乳香 苏合油 香附各15g 阿失那 丁皮 撒法郎各8g 沉香2g 麝香0.3g

【用法】上药研为细末,用万年枣酒调和,放干。每服4g,每日2次。

【功用】祛浊润,除黑血。

【主治】湿浊、黑血根源之淋证。小便涩痛,尿色深红,或夹有血块,面色暗沉秽浊,舌暗,苔腻,脉涩或濡。

【方解】可则法而忒必成熟异常黑胆汁和黏液质,清热解毒,散痰化浊,利尿通经;乳香生干生热,祛润散痰,收敛生肌,健胃消食,固精缩尿;苏合油开窍醒脑,辟秽止痛,解毒,利尿;香附生热除润,温补肠胃,理气止痛,强筋健肌;阿失那生干生热,补心,安神,解郁,祛润散痰,行气止痛;丁皮祛风湿,通经络,化浊止痛;撒法郎生干生热,给力添精,净血,通血道,开通阻滞,健脑安神,养肝明目,提升内脏;沉香生干生热,拔润健脑,散寒温中,行气止痛,解毒;麝香芳香开窍,增强人体自然力,提高内外感觉力,爽心悦志,主治湿寒性或黏液质性疾病。全方共奏祛浊润、除黑血之功。

【运用】

(1)辨证要点 本方是治疗浊润、黑血根源之淋证的常用方。临床应用以小便涩痛、尿色深红、或夹有血块、面色暗沉秽浊、舌暗、苔腻、脉涩或濡为辨证要点。

(2)加减变化　尿血不止者,加仙鹤草、琥珀,以收敛止血;病久气血亏耗者,加党参、黄芪、阿胶,以给力添精。

(3)现代运用　本方常用于治疗泌尿系感染、尿道综合征、前列腺炎等属湿浊、黑血根源者。

(4)使用注意　孕妇忌用。

## 4. 长生根本马準

【组成】胡椒　荜茇　干姜　肉桂　阿米剌仁　黄诃子肉　失苔兰知　圆咱剌弯　菊花根　胡桃仁　椰瓢肉　阿魏各30g　菊花子20g　葡萄籽30g

【用法】上药一同捣罗为末,炼蜜调和。每服10g,随汤送下,每日2次。

【功用】祛寒助阳,益肾通淋。

【主治】禀性衰败而冷,虚寒内盛之淋证。小便淋沥不已,时作时止,腰膝酸软,神疲倦怠,大便溏泻,畏寒肢冷,情志不畅,纳差,记忆力减退,阳痿、早泄等。

【方解】胡椒芳香化浊,健胃消食,温中止痛,理气除胀;荜茇主治湿寒性或黏液质性疾病,温中止痛,理气除胀;干姜温中助阳,温肺化浊,发散风寒;肉桂生干生热,补火助阳,温中散寒,通经止痛,温肾利尿;阿米剌仁纯化异常血液质,收敛固涩,祛润止泻;黄诃子肉主治湿热性或血液质性疾病,纯化异常血液,益肾解毒;失苔兰知清血生寒,纯化异常血液,凉血解毒,通经利尿;圆咱刺弯生干生热,拔润健脑,祛寒止痛,解痉;菊花根、菊花子清热,利尿通淋;胡桃仁生湿生热,添精益脑,净血通淋;椰瓢肉补益脾胃,生津利尿;阿魏清除多余黏液质;葡萄籽祛润化浊,添精益肾。全方共奏祛寒助阳、益肾通淋之功。

**【运用】**

(1) 辨证要点 本方是治疗禀性衰败而冷、虚寒内盛之淋证的常用方。临床应用以小便淋沥不已、时作时止,腰膝酸软、神疲倦怠、畏寒肢冷等为辨证要点。

(2) 加减变化 阳痿早泄者,加仙灵脾、巴戟天、韭菜子,以益肾助阳;泄泻者,加补骨脂、肉豆蔻、吴茱萸,以温肾散寒止泻。

(3) 现代运用 本方常用于治疗泌尿系感染、消化不良、阳痿等属禀性衰败而冷、虚寒内盛者。

(4) 使用注意 禀性衰败而热者及孕妇忌用。

**【文献摘要】**

原书功用 《回回药方·卷三十·杂证门》:"能治分外之痰,保命欢心,消食,壮阳,能记念,止淋,诸般淋泄病证。"

## 5. 撒乞西你牙马準

**【组成】**腽肭脐 官桂 白薇 茜草根 木瓦 山蒜各8g 没药 胡椒 荜茇 别儿咱的 木香各20g 撒法郎4g

**【用法】**上药一同捣罗为细末,将别而咱的熬化,调药成膏,收贮过半年为度。每服4g,蜜水送下,每日3次。

【功用】散风寒,除浊润,祛黑血。

【主治】禀性衰败而冷,湿浊黑血瘀滞之淋证。尿中砂石,排尿涩痛,少腹疼痛,身寒,甚则尿中带血,舌暗,苔白腻,脉涩。

【方解】膃肭脐、别儿咱的生干生热,益脑安神,散寒祛润,助阳给力,解痉止痛,通经利尿;官桂生干生热,温中散寒,通经脉,祛润止痛,温肾助阳;白薇清热凉血,通经化滞,解毒愈疮;茜草根生干生热,利尿消肿;木瓦生干生热,祛寒除润,通经化滞,益肾固精;山蒜理气行滞,通经利尿;没药净血,通血道,行气止痛,开通阻滞;胡椒芳香化浊,健胃消食,温中止痛,理气化滞;荜茇主治湿寒性或黏液质性疾病,温中止痛,行气除胀;木香生热散寒,祛润愈疮,健胃止痛;撒法郎生干生热,给力添精,净血,通血道,开通阻滞,健脑安神。全方共奏散风寒、除浊润、祛黑血之功。

【运用】

(1)辨证要点 本方是治疗禀性衰败而冷、湿浊黑血瘀滞之淋证的常用方。临床应用以尿中砂石、排尿涩痛、少腹疼痛,身寒、舌暗、苔白腻、脉涩为辨证要点。

(2)加减变化 腰腹绞痛者,加芍药、甘草,以解痉止痛;神疲乏力者,加黄芪、党参、白术,以给力强体;形寒肢冷、夜尿多者,加肉苁蓉、肉桂,以温补肾阳。

(3)现代运用 本方常用于治疗泌尿系感染、尿路结石、消化不良、心血管病等属禀性衰败而冷、湿浊黑血瘀滞者。

(4)使用注意 禀性衰败而热者及孕妇忌用。

【文献摘要】

原书功用 《回回药方·卷三十·杂证门》:"治浑身冷病皆

散,又治胸间冷湿,消食顺气,治心气痛,定缠肠风疼,软其肝脾肿硬,诸般淋证,化其砂淋,治一切牙疼。"

## 6. 琥珀散

【组成】琥珀(明者,研细)8g

【用法】上为细末,空腹用葱白浓煎汤调服。每服2g,每日2次。

【功用】开水道,散血结。

【主治】湿浊黑血瘀滞之淋证。小便涩痛,小腹拘急疼痛,尿色深红夹有血块,或尿中夹有砂石,尿后淋沥不已。

【方解】琥珀生干化浊,净血,通血道,开通阻滞,利尿通淋,健脑安神,定惊宁悸,主治各种血滞经闭,小便不利,癃闭,癥瘕疼痛,心烦惊风,各种创伤,胃肾两虚;葱白辛散温通,宣通阳气,发汗解表散寒。全方共奏开水道、散血结之功。

【运用】

(1)辨证要点 本方是治疗湿浊黑血瘀滞之淋证的常用方。临床应用以小便涩痛、小腹拘急疼痛为辨证要点。

(2)加减变化 小便赤热灼痛,尿血者,加栀子、滑石、小蓟,以清热通淋止血;腹胀便秘者,加枳实、大黄,以泻下通腑;尿中砂石者,加金钱草、海金沙、鸡内金,以排石化石;少腹坠胀,尿后余沥难尽者,加党参、黄芪,以给力强体。

(3)现代运用 本方常用于治疗泌尿系感染、尿路结石、泌尿道结核、前列腺炎、尿道综合征等具有淋证特征者。

(4)使用注意 孕妇忌用。

**【文献摘要】**

原书功用《瑞竹堂经验方·卷十二·杂治门》:"无问诸般淋证,一二服,立效。"

## 7. 绛宫汤

**【组成】** 露蜂房 40g　血余炭 8g　白茅根 18g

**【用法】** 上为细末,入麝香 0.1g,每服 8g,食前温葡萄酒下,每日 2 次。

**【功用】** 清热毒,利小便。

**【主治】** 热结膀胱之淋证。小便淋涩,尿色黄赤,脐下胀痛,口苦,胁肋胀痛,大便秘结,舌红,苔黄,脉数。

**【方解】** 露蜂房祛风止痛,解毒散结;血余炭收敛止血,净血添精,散瘀通经利尿;白茅根凉血止血,清热利尿,主清肺、胃、膀胱之热;麝香生干生热,芳香开窍醒神,净血,通血道,开通阻滞,散结止痛,增强人体自然力,提高内外感觉力,爽心悦志,主治湿寒性或黏液质性疾病。全方共奏清热毒、利小便之功。

**【运用】**

(1)辨证要点　本方是治疗热结膀胱之淋证的常用方。临床应用以小便淋涩、尿色黄赤、脐下胀痛、舌红、苔黄、脉数为辨证要点。

(2)加减变化　寒热、口苦、呕恶者,加黄芩、柴胡,以散寒清热;大便秘结、腹胀者,加枳实、大黄,以泻下通腑。

(3)现代运用　本方常用于治疗泌尿系感染、泌尿道结核、前列腺炎、尿道综合征等属热邪内结者。

（4）使用注意　禀性衰败而冷者及孕妇忌用。淋止即停药。

【文献摘要】

原书功用　《瑞竹堂经验方·卷十二·杂治门》："治三焦气滞、腹胁主痛。因服热药，引入下焦，膀胱受热，小便淋涩、脐下胀痛。……甚者，不过三五服，有效。"

## 二十八 癃闭

### 1. 大西知即尼牙马准

【组成】腽肭脐 阿肥荣 肉桂 白薇 福 谟 堵胡各4g 没药 胡椒 荜茇 别而咱的 木香各20g 咱法兰2g

【用法】上药先将净蜜入别而咱的内化开,后将余药捣罗为末,却与上蜜相和,收藏六个月,候其性到至处,方可使用。每服4g,与温热水同服,每日3次。

【功用】散寒利尿,祛痰化浊,软坚开结。

【主治】禀性衰败而冷,白痰恶血阻滞之癃闭。小便涩,点滴而下,甚则阻塞不通,小腹胀满疼痛,舌紫暗,或有瘀点,苔白腻,脉涩。

【方解】腽肭脐、别而咱的生干生热,健脑安神,助阳散寒拔润,祛风解痉止痛,通经利尿;肉桂生干生热,散寒温中,祛奄浊,开通阻塞,清除胸部异常的润;白薇清热凉血,通经化滞,解毒愈疮;福生干生热,利尿消肿,通经,散结,开通阻塞,祛润泻黄;谟生干生热,散寒止痛,祛润通经利尿;堵胡生干生热,利尿消肿,散寒通经,溶石排石;没药净血,通血道,行气,通经止痛;胡椒健胃消食,散寒温中止痛,行气除胀;荜茇主治湿寒性或黏液质性疾病,散寒温中止痛,行气除胀;木香生热散寒,除润愈疮,健胃,疏风止痛;咱法兰生干生热,给力添精,净血,通血道,开通阻滞。全方共奏散寒利尿、祛痰化浊、软坚开结之功。

**【运用】**

(1)辨证要点　本方是治疗禀性衰败而冷、白痰恶血阻滞之癃闭的常用方。临床应用以小便涩,点滴而下,甚则阻塞不通,小腹胀满疼痛,舌紫暗、或有瘀点,苔白腻,脉涩为辨证要点。

(2)加减变化　黑血阻滞重者,加三棱、莪术、桃仁,以增强净血,通血道,开通阻滞之力;病久气血不足者,加黄芪、丹参、当归,以给力添精,除恶血;尿路有结石者,加金钱草、海金沙、石韦,以排石利尿。

(3)现代运用　本方常用于治疗神经性尿闭、尿路结石、前列腺增生等属禀性衰败而冷、白痰恶血阻滞者。

(4)使用注意　禀性衰败而热者及孕妇忌用。

**【文献摘要】**

原书功用　《回回药方·卷三十·杂证门》:"人或禀气冷,或冷证的,人或有浊风,或牙疼,或牙蚀坏了,或忽邻只(即肠风内结)证候,或白痰根源生小便涩证者,用之皆得济。又能开肝经气结,消散肝经上坚实。又能热胃经冷。又人伤食者,吃此则能消化。"

## 2. 腽椒通闭膏

**【组成】**腽肭脐　别而咱的　黑胡椒　白胡椒　咱法兰福　谟　堵胡　白薇　肉桂各8g　木香4g

【用法】上药捣罗为末,与制过净蜜相和用。每服4g,每日2次。

【功用】散寒除润,净血止痛,通经利尿。

【主治】禀性衰败而冷,湿浊黑血阻滞之癃闭。小便不畅或点滴而下,或尿如细线,甚则阻塞不通,形寒怕冷,小腹胀满疼痛,或月经不调、闭经、痛经,舌紫暗,或有瘀点,苔白腻,脉沉涩。

【方解】腽肭脐、别而咱的生干生热,健脑安神,助阳散寒拔润,祛风解痉止痛,通经利尿;黑胡椒、白胡椒生干生热,健胃消食,散寒温中止痛,行气除胀;咱法兰生干生热,给力添精,净血,通血道,开通阻滞;福生干生热,利尿消肿,通经散结,开通肝阻,祛润泻黄;谟生干生热,散寒化浊止痛,祛润通经利尿;堵胡生干生热,利尿消肿,散寒通经,溶石排石;白薇清热凉血,通经化滞,解毒愈疮;肉桂生干生热,温中散寒,祛奄浊,开通阻塞,清除胸部异常的润;木香生热散寒,除润愈疮,健胃,疏风止痛。全方共奏散寒除润、净血止痛、通经利尿之功。

【运用】

(1)辨证要点 本方是治疗禀性衰败而冷、湿浊黑血阻滞之癃闭的常用方。临床应用以小便不畅或点滴而下,形寒怕冷,小腹胀满疼痛,舌紫暗或有瘀点,苔白腻,脉沉涩为辨证要点。

(2)加减变化 瘀血较重者,加乳香、桃仁,以增强净血,通血道,止痛之力;大便不通者,加大黄、芒硝,以通便泻浊;寒象明显者,加桂枝,以增强温通散寒之功。

(3)现代运用 本方常用于治疗神经性尿闭、尿路结石、前列腺增生等属禀性衰败而冷、湿浊黑血阻滞者。

(4)使用注意 禀性衰败而热者及孕妇忌用。

## 3. 吉而的马拿消癃膏

【组成】吉而的马拿 咱法兰 胡萝卜子 即剌 米阿(湿)各10g 腽肭脐 肉桂各8g 谟 福 法体剌撒里荣 黑胡椒 荜茇 别而咱的 木香各20g 难花30g

【用法】以上药,依法相和用。每服4g,每日3次。

【功用】散寒除润,通经止痛,助阳利尿。

【主治】禀性衰败而冷,湿浊恶血闭阻之癃闭。小便不畅或点滴而下,量极少,或尿如细线,甚则阻塞不通,形寒怕冷,胸闷不舒,胃脘胀满,食欲不振,小腹胀满疼痛,或月经不调、闭经、痛经,寐差,舌紫暗,或有瘀点,苔白腻,脉沉涩。

【方解】吉而的马拿生干生热,除胸部异常的润,散化浊痰,祛寒止痛;咱法兰生干生热,给力添精,净血,通血道,开通阻滞;胡萝卜子生湿生热,利尿通经,助阳散寒,调理经水,排石;即剌生干生热,温中行气止痛,除润化浊,通经利尿;米阿生干生热,化浊散痰,主治湿寒性或黏液质性疾病;腽肭脐生干生热,健脑安神,助阳散寒拔润,祛风解痉止痛,通经利尿;肉桂生干生热,散寒温中,开通阻塞,清除胸部异常的润;谟生干生热,祛湿浊止痛,通经利尿;福生干生热,利尿消肿,通经散结,开通肝阻,祛润泻黄;法体剌撒里荣生干生热,散寒利尿,理气止痛,助阳通经;黑胡椒生干生热,健胃消食,散寒温中止痛,行气除胀;荜茇主治湿寒性或黏液质性疾病,散寒温中止痛,行气除胀;别而咱的生干生热,健脑安神,祛润化浊,疏风散寒,止痛,通经利尿;木香生热散寒,除润愈疮,健胃,疏风止痛;难花生干生热,温胃消食,理气止痛,祛风散寒,通经化滞,全方共奏散寒除润、通经止痛、助阳利尿之功。

【运用】

(1)辨证要点 本方是治疗禀性衰败而冷、湿浊恶血闭阻之癃闭的常用方。临床应用以小便不畅或点滴而下、量极少、或尿如细线、甚则阻塞不通,形寒怕冷,胸部满闷不舒,胃脘胀满,食欲不振,小腹胀满疼痛或刺痛,舌紫暗或有瘀点、苔白腻,脉沉涩为辨证要点

(2)加减变化 气机阻滞明显者,加青皮、乌药,以理气通滞;恶血闭阻重者,加乳香、川牛膝、桃仁,以增强净血,通血道,开通阻滞之力。

(3)现代运用 本方常用于治疗神经性尿闭、尿路结石、前列腺增生等属禀性衰败而冷、湿浊恶血闭阻者。

(4)使用注意 禀性衰败而热者及孕妇忌用。

## 二十九 阳 痿

### 1. 难花膏

【组成】胡萝卜子 达达茴香 细辛 可刺夫失子 难花 芸香细辛各60g 荜澄茄8g 丁香 沉香各4g 砂糖250g

【用法】前九味药同为细末,入砂糖调成膏。每服8g,不拘时服。

【功用】散寒除润,温肾助阳。

【主治】肾经亏衰,冷痰浊润阻滞证。阳痿不举,或举而不坚,夜尿频多,口流清水,舌淡胖,苔白腻,脉沉细。

【方解】胡萝卜子生湿生热,暖肾助阳,给力添精,祛寒通经,调理经水;达达茴香芳香健脾,养肝通络;细辛生干生热,开通肝阻,利尿消肿,醒脑开窍,拔润散寒,通经止痛;可刺夫失子生干生热,散寒利尿,通阻止痛,健胃消食,祛润通经;难花生干生热,温胃消食,理气止痛,祛风散寒,通经化滞,给力添精;芸香生干生热,通阻利尿,理气止痛,强筋通经;荜澄茄温中散寒,行气止痛;丁香生干生热,燥湿健胃,散寒通经,补脑益智,温肾助阳;沉香生干生热,祛润健脑,温中散寒,行气止痛,祛除冷痰,益肾给力;砂糖给力添精,止渴,调节药味。全方共奏散寒除润、益肾助阳之功。

【运用】

(1)辨证要点 本方是治疗肾经亏衰、冷痰浊润阻滞证的常用方。临床应用以阳痿不举、或举而不坚、夜尿频多,口流清水、舌淡胖、苔白腻、脉沉细为辨证要点。

(2)加减变化 遗精者,加覆盆子、金樱子、益智仁,以益肾给力固精;阳虚甚者,加巴戟天、肉桂,以增强助阳给力之功。

(3)现代运用 本方常用于治疗前列腺炎、精囊炎等属肾经亏衰、冷痰浊润阻滞者。

(4)使用注意 阴虚火旺者慎用。

【文献摘要】

原书功用 《回回药方·卷三十·杂证门》:"治夜起,口流清水,阳事不兴,此药多有功效。"

## 2. 锁精丸

【组成】独活 续断 谷精草 石莲肉 生鸡豆(去壳) 莲子心 干菱米 川楝子 金樱子 龙骨 茯苓 猪苓 小茴香 藕节各等分

【用法】上药各为细末,混匀,鸡子清为丸,如梧桐子大(6g)。每服1丸,空心盐汤送下,干物压之,每日2次。

【功用】补益心脾,强肾固精。

【主治】心脾亏耗,肾精不固证。精滑不禁,心悸,失眠多梦,自汗盗汗,神疲乏力,面色萎黄,食少纳呆,腹胀便溏,腰膝酸软,舌淡,苔薄白,脉沉弱。

【方解】独活祛风除润,通经止痛;续断补肝益肾,助阳固精;谷精草疏风除热,养肝明目;石莲肉益肾固精,健脾涩精;

生鸡豆补肾助阳,通经止痛,添精生辉;莲子心清心安神,交通心肾,涩精止泄;干菱米健脾给力,养心添精;川楝子化滞行气,通经止痛;金樱子益肾固精,给力止泄;龙骨养肝益精,收敛固涩,宁心安神;茯苓甘淡,化浊祛润,健脾安神;猪苓祛润泻浊;小茴香暖肝散寒,通经止痛;藕节收敛涩精。全方共奏补益心脾、强肾固精之功。

**【运用】**

(1)辨证要点 本方是治疗心脾亏耗、肾精不固证的常用方。临床应用以精滑不禁、心悸、失眠多梦、食少纳呆、腹胀便溏、舌淡、苔薄白、脉沉弱为辨证要点。

(2)加减变化 失眠甚者,加夜交藤、合欢皮,以养心安神;脾虚便溏者,加白术、茯苓、白扁豆,以健脾祛湿浊。

(3)现代运用 本方常用于治疗前列腺炎、精囊炎等属心脾亏耗、肾精不固者。

(4)使用注意 实火、阴虚内热者忌用。

**【文献摘要】**

原书功用《瑞竹堂经验方·卷七·羡补门》:"治精滑不禁。"

## 3. 通治还少丹

**【组成】** 山药(炒) 牛膝(酒焙) 山茱萸 茯苓 小茴香(炒) 菟丝子(酒焙)各40g 续断30g

**【用法】** 上药各为细末,炼蜜为丸如梧桐子大(6g)。每服1丸,盐汤下,每日3次。

【功用】补益心肾,给力添精。

【主治】干性气质失调,心肾两虚证。遗精阳痿,白浊,心悸,失眠多梦,神疲倦怠,头晕耳鸣,腰膝酸软,舌淡,苔薄白,脉沉细。

【方解】山药益气养阴,补脾益肾,固精止泄;牛膝补益肝肾,添精强筋,通经;山茱萸补益肝肾,添精固涩;茯苓甘淡,化浊除润,健脾安神;小茴香生干生热,成熟异常黏液质,暖肝温经,散寒止痛,助阳通经;菟丝子补益肝肾,添精强筋;续断补肝益肾,助阳固精。全方共奏补益心肾、给力添精之功。

【运用】

(1)辨证要点　本方是治疗干性气质失调、心肾俱虚证的常用方。临床应用以遗精、白浊、心悸、失眠多梦、神疲倦怠、腰膝酸软、舌淡、苔薄白、脉沉细为辨证要点。

(2)加减变化　遗精频繁者,加覆盆子、金樱子,以加强益肾固精之力;肾阳虚者,加巴戟天、肉桂,以补肾助阳。

(3)现代运用　本方常用于治疗前列腺炎、精囊炎等属干性气质失调、心肾俱虚者。

(4)使用注意　阴虚内热者忌用。

【文献摘要】

原书功用《瑞竹堂经验方·卷十二·杂治门》:"治心肾俱虚,漏精白浊。"

## 4. 分清饮

**【组成】** 益智仁　萆薢　石菖蒲(盐炒)　乌药各等分

**【用法】** 上药各剉为散,入盐少许煎,空腹服。每服6g,每日2次。

**【功用】** 化湿浊,补漏精。

**【主治】** 湿浊内阻,精气不固证。遗精,小便频、浑浊不清,小便余沥、赤白浊,舌淡,苔白腻,脉细滑。

**【方解】** 益智仁益肾助阳,收敛,善于固精缩尿,温脾止泄摄唾;萆薢利湿祛浊,祛风除润;石菖蒲生干生热,清除冷痰湿浊,安神醒脑,强筋通窍,健脾益肝;乌药通阻止痛,温肾散寒。全方共奏化湿浊、补漏精之功。

**【运用】**

(1)辨证要点　本方是治疗湿浊内阻、精气不固证的常用方。临床应用以遗精、小便频、浑浊不清、小便余沥、赤白浊、舌淡、苔白腻、脉细滑为辨证要点。

(2)加减变化　尿浊夹血者,加生地、旱莲草,以养血止血;湿浊化热者,加黄柏、茵陈蒿,以清热利湿。

(3)现代运用　本方常用于治疗尿路感染、前列腺增生、前列腺炎、精囊炎等属湿浊内阻、精气不固者。

(4)使用注意　阴虚火旺者忌用。

**【文献摘要】**

原书功用　《瑞竹堂经验方·卷十二·杂治门》:"通心气,补漏精。治小便余沥,并赤白浊。"

## 三十　郁　证

### 1. 阿夫忒蒙丸

【组成】阿夫忒蒙60g　牙刺亦肥古刺40g　伯思把你知 阿里公各30g　黑哈里吉　番盐各18g　亦思秃忽都思20g

【用法】上药同为细末,砂糖水调和为丸。每服10g,热水送下,每日2次。

【功用】疏肝解郁,爽心悦志。

【主治】黑液质性气质失调,肝经阻滞扰神证。精神抑郁,心绪不宁,急躁易怒,胡思乱想,胡言乱语,脘闷嗳气,失眠多梦,舌红,苔薄白,脉弦。

【方解】阿夫忒蒙清除异常黑胆汁或异常黏液质,行气通阻,宁心解郁,爽心悦志,醒脑安神,软坚消肿;伯思把你知生干生热,清除异常黑胆汁和黏液质,补脑安神,爽心悦志,祛风净血;阿里公生干生热,清除异常黏液质和异常黑胆汁,散痰拔润,开通肝、肾阻滞,祛寒止痛,化浊泻黄;黑哈里吉生干生热,清除异常黏液质,泻黄水,祛湿浊,通阻止痛;番盐生干生热,清除脓性液体;亦思秃忽都思生干生热,主治湿寒性或黏液质性或黑胆汁性疾病,清除异常黏液质,养肝健脾,祛风散寒,养心安神。全方共奏疏肝解郁、爽心悦志之功。

【运用】

(1)辨证要点　本方是治疗黑液质性气质失调、肝经阻滞扰神证的常用方。临床应用以精神抑郁、心绪不宁、胡思乱想、口中胡言、脘闷嗳气、失眠多梦、舌红、苔薄白、脉弦为辨证要点。

(2)加减变化 肝火上炎,烦躁易怒者,加龙胆草、牡丹皮、栀子,以清肝泻火;失眠多梦者,加龙骨、牡蛎,以镇心安神。

(3)现代运用 本方常用于治疗神经衰弱、癔症、焦虑症等属黑液质性气质失调、肝经阻滞扰神者。

(4)使用注意 孕妇慎用。

【文献摘要】

原书功用《回回药方·卷十二·众风门·风魔胡想类》:"专治胡想、风魔、诸般风病。"

## 2. 快膈饮子

【组成】玫瑰花20g 香附18g 丁香 芸香 甘松 阿撒龙各10g 丁皮 咱儿那不 撒法郎 砂仁 白豆蔻花 草果 肉豆蔻各8g 金樱子 砂糖 蜜各250g

【用法】前14味同为细末,与糖、蜜调和为度。每服8g,随药送下,每日2次。

【功用】快气净血,通血道,解郁除烦。

【主治】气郁血结证。情志抑郁,烦躁不安,胸膈满闷,消食乏力,健忘,肤色晦暗,舌质紫暗,苔薄白,脉弦涩。

【方解】玫瑰花芳香疏泄,滋补肠胃,促进消化,疏肝解郁,安神止痛,润肠通便;香附生热祛润,温补肠胃,理气止痛,健脑安神,保肝利胆;丁香生干生热,祛润健胃,消食,散寒通经,健脑增智,益肾助阳;芸香生干生热,通阻利尿,行气止痛,健脑增智,健胃消食,调理经水;甘松生干生热,祛风化浊,通经利尿;阿撒龙生干生热,开通肝阻,醒脑开窍,利尿消肿,散寒除润,通经止痛;丁皮生干生热,化浊健胃,促进消化,散寒通经,健脑增智;咱儿那不生干生热,补心益胃,降逆止呃,行气散痰;撒法郎开通阻滞,养肝明目;砂仁化浊行气,温中醒脾;白豆蔻花生干生热,健胃消食,祛寒止痛,益肾添精;草果化浊生热,调节异常黏液质,温胃消食,降逆止呕;肉豆蔻生干生热,祛寒止痛;金樱子益肾固精,养肝涩肠。全方共奏快气净血、通血道、解郁除烦之功。

【运用】

(1)辨证要点 本方是治疗气郁血结证的常用方。临床应用以情志抑郁、烦躁不安、胸膈满闷、肤色晦暗、舌质紫暗、苔薄白、脉弦涩为辨证要点。

(2)加减变化 肝气犯胃者,加半夏、旋覆花、代赭石,以和胃降逆;兼有食积者,加神曲、山楂、麦芽,以消食化滞。

(3)现代运用 本方常用于治疗神经衰弱、癔症、焦虑症等属气郁血结者。

(4)使用注意 孕妇忌用。

【文献摘要】

原书功用《回回药方·卷三十·杂证门》:"助真魂之力,发欢娱快乐,解闷,长精神,生见识,治缠肠肚风,痔漏病疾。每服空心服者,助阳,食后服者,消食快气。"

## 3. 安息香膏

【组成】安息香  芸香  把耽油各60g  番酸枣80g  黄诃子

皮　黑诃子皮　平面诃子皮　金樱子皮　柴胡各30g　红玫瑰鲁迷茴香各10g　砂糖500g

【用法】上药各为细末，同调成膏。每服10g，随物送下，每日3次。

【功用】疏肝解郁，快气净血，通血道。

【主治】肝气郁结，气滞血瘀之郁证。精神抑郁，胸部闷塞，脘腹胀满，食后加重，舌暗，有瘀点瘀斑，脉弦涩。

【方解】安息香生干生热，主治湿寒性或黏液质性疾病，温肺化浊，祛寒平喘，排脓愈疮，芳香祛润；芸香生干生热，开通阻滞，行气止痛；把耽油生湿生热，芳香祛润，润肺添精；番酸枣养心益肝，添精安神；黄诃子皮、黑诃子皮面诃子皮清除异常胆汁，调节异常血液质，清热快胃，疏肝解郁，祛润养肝；金樱子皮益肾固精，养肝涩肠；柴胡疏肝解郁，通经散热；红玫瑰滋补胃肠，促进消化，芳香安神，散风止痛，润肠通便；鲁迷茴香生干生热，成熟异常黏液质，开通阻滞，行气止痛，通经利尿。全方共奏疏肝解郁、快气净血、通血道之功。

【运用】

(1)辨证要点　本方是治疗肝气郁结、气滞血瘀之郁证的常用方。临床应用以精神抑郁，胸部闷塞，脘腹胀满，食后加重，舌暗、有瘀点瘀斑，脉弦涩为辨证要点。

(2)加减变化　瘀血明显者，加丹参、郁金，以净血，通血道；肝经气结重者，加香附、枳壳，以疏肝解郁。

(3)现代运用　本方常用于治疗神经衰弱、癔症、焦虑症等属肝气郁结、气滞血瘀者。

(4)使用注意 孕妇慎用。

**【文献摘要】**

原书功用《回回药方·卷三十·杂证门》载,同"快膈饮子膏",即助真魂之力,发欢娱快乐,解闷,长精神,生见识,治缠肠肚风,痔漏病疾。每服空心服者,助阳,食后服者,消食快气。

## 三十一　痰　证

### 1. 祖法思膏

**【组成】**撒额冰　亦思秃忽都思　扎兀失儿各30g　沙哈木罕苔里　可马的儿雨思　阿里公各20g　当归　圆咱剌弯　白胡椒　补芦思　牡丹皮各18g　官桂　甘松　撒法郎　没药　主兀苔各15g

**【用法】**以上药胶者用酒化开,炼蜜一同调和。每服15g,应病之水送下,每日2次。

**【功用】**疏风祛痰,化浊除润。

**【主治】**风痰浊润壅滞证。半身不遂,口眼歪斜,痴呆,健忘,胸膈闷痛不舒,或有咳嗽、咯痰,舌苔白腻,脉弦滑。

**【方解】**亦思秃忽都思生干生热,主治湿寒性或黏液质性或黑胆汁性疾病,清除异常黏液质,强筋骨,止痛,祛风散寒,宁心安神;扎兀失儿疏风散寒,清除异常黏液质,通阻强筋,利尿消肿,健胃除胀,止咳平喘,通经止痛;沙哈木罕苔里生干生寒,清除异常黏液质,开通脑阻,行气止痛,除润化浊;可马的儿雨思生干生热,开通阻滞,通经利尿,软坚止痛;阿里公生干生热,清除异常黏液质和异常黑胆汁,散痰祛润,开通肝肾阻滞;当归甘温质润,给力添精,通经净血;圆咱剌弯生干生热,拔润健脑,安神,健胃化浊,祛寒止痛;白胡椒生干生热,消食健胃,温中止痛,行气除胀;补芦思生湿生热,清除过剩黑胆汁,清热祛润,润肠通便,行气通经;牡丹皮净血,通血道,清热凉血;肉桂生干生热,温肾散寒,除润健胃,补肝,宁心除悸,温肾助阳;甘松生干生热,祛风散痰,通经利尿;撒法郎生干生热,给力添精,净血,通血道,开通阻滞,益脑悦志,强心安神,养肝明目;没药生干生热,祛润散寒止痛。全方共奏疏风祛痰、化浊除润之功。

**【运用】**

(1)**辨证要点** 本方是治疗风痰浊润壅滞证的常用方。临床应用以半身不遂、口眼歪斜、痴呆、健忘、胸膈闷痛不舒、舌苔白腻、脉弦滑为辨证要点。

(2)**加减变化** 胸闷较甚,伴大便秘结者,加大黄、葶苈子,泻下逐润;咳嗽咯痰者,加陈皮、半夏,以化痰止咳。

(3)**现代运用** 本方常用于治疗慢性支气管炎、支气管哮喘、心脑血管病等属风痰浊润壅滞者。

(4)**使用注意** 孕妇忌用。

**【文献摘要】**

原书功用 《回回药方·卷十二·众风门·左瘫右痪口眼歪斜类》:"治风痰、半身不遂、口眼歪斜、脑中有病、忘事,净其胸膈奄浊之物,取胸中之力,疏风,能去病根,用此药而泻出。"

## 2. 马亭丸

**【组成】** 牙剌亦飞古剌20g 沙哈木罕苔里 麻黄 吉苔兀黑马儿水各18g 法剌夫荣9g 腽肭脐 胡椒 阿魏 撒黑因彻忒剌 扎兀失儿 白芥子各4g

【用法】同干,捣罗为末,沾者用水研化,调末作丸。每服9g,热水下,不拘时。

【功用】散寒祛润,化痰通滞。

【主治】寒湿痰浊阻滞证。半身不遂,口眼歪斜,骨节疼痛,咳嗽有痰,脚气水肿等。

【方解】沙哈木罕苔里生干生寒,清除异常黏液质,开通脑阻,行气止痛,化浊除润,泻下黄水;麻黄散寒宣肺,止咳散痰,除润通经;吉苔兀黑马儿水生干生热,化浊除润,泻下黄水,软坚通经,祛风解毒;法剌夫荣生干生热,清除异常黏液质,强筋骨,醒脑,散寒止痛,祛润消肿,通利肠阻;腽肭脐益脑安神,益肾添精助阳,祛寒平喘,熄风解痉,止疼痛,通经利尿;胡椒生干生热,消食开胃,温中止痛,理气除胀;阿魏能清除多余黏液质,祛风止痛,净血,通血道,通经,强筋骨;撒黑因化痰止咳,健肠胃;徹忒剌清热生寒,纯化异常血液质,凉血解毒,祛风止痒,通便利尿;扎兀失儿祛风散寒,清除异常黏液质,通阻强筋,利尿消肿,益胃除胀,止咳平喘,通经止痛;白芥子散寒除润,除痰通阻止痛。全方共奏散寒祛润、化痰通滞之功。

【运用】

(1)辨证要点 本方是治疗寒湿痰浊阻滞证的常用方。临床应用以半身不遂、口眼歪斜、骨节疼痛、咳嗽有痰、脚气水肿为辨证要点。

(2)加减变化 寒湿较重者,加半夏、陈皮、干姜,以加强散寒祛除冷痰之力;咳嗽明显者,加杏仁、紫菀、款冬花,以温肺降气。

(3)现代运用 本方常用于治疗脑血管病、慢性支气管炎、支气管哮喘、脚气等属寒湿痰浊阻滞者。

(4)使用注意 孕妇忌用。

**【文献摘要】**

原书功用 《回回药方·卷十二·众风门·左瘫右痪口眼歪斜类》:"治半身不遂,口眼歪斜,骨节疼痛,有痰,脚气,寒湿病证"。

## 3. 白突鲁必的膏

**【组成】** 白突鲁必的30g 牵牛子20g 黑胡椒 荜茇 肉桂 丁香 牡丹皮 香附 必灵极可不里(去壳) 肉豆蔻各4g 白砂糖30g

**【用法】** 上药捣罗为末,在砂糖内化开成膏。若有白癜风、左瘫右痪,每服4g,早上以温热水服之,若能动脏腑,以18g作一服。

**【功用】** 净身除润。

**【主治】** 湿浊白润阻滞证。脘腹胀满不舒,纳食减少,呕吐清水痰涎,头晕心悸,或左瘫右痪,白癜风,舌苔白腻,脉滑。

**【方解】** 白突鲁必的生干生热,清除异常黏液质,除润消肿,祛寒止痛,祛风舒筋,止咳平喘,散寒解郁;牵牛子生干生热,清除异常黏液质,祛寒止痛,拔润排脓;黑胡椒生干生热,消食健胃,温中止痛,行气除胀;荜茇温中散寒止痛,化浊祛润;肉桂生干生热,温肾助阳散寒,祛奄浊,开通阻塞,通血道,清除胸部异常的润;丁香生干生热,祛润健胃,促进消化,散寒通经,益脑增智,补肾助阳;牡丹皮净血,通血道,清热凉血;香附生热祛润,温补胃肠,理气止痛,健脑安神,暖宫通经;必灵极可不里生干生热,清除脓性体液、异常黏液质及黑胆汁;肉豆蔻生干生热,温肾健胃,散寒止痛,添精助阳,强筋骨,收敛,主治湿寒性或黏液质性疾病及寒性头痛;白砂糖既可调胃又可增强体力,以助药力。全方共奏净身除润之功。

【运用】

(1)辨证要点 本方是治疗湿浊白润阻滞证的常用方。临床应用以脘腹胀满不舒、纳食减少、呕吐清水痰涎、头晕心悸、舌苔白腻、脉滑为辨证要点。

(2)加减变化 舌苔厚腻者,加苍术、厚朴,以加强祛除浊润之功;脘闷不食者,加白豆蔻仁、砂仁,以化浊开胃;呕吐较甚者,加半夏、陈皮,以化浊止呕。

(3)现代运用 本方常用于治疗慢性胃炎、功能性消化不良、脑血管病等属湿浊白润阻滞者。

(4)使用注意 孕妇及月经过多者忌用。

【文献摘要】

原书功用 《回回药方·卷十二·众风门·疏风顺气类》:"能去净身内润。"

## 4. 坠痰丸

【组成】黑牵牛子(取头,末)500g 皂角(酥炙黄色、去子)60g 生白矾 30g

【用法】上药各为细末,清水为丸,如梧桐子大(6g)。每服1丸,渐加至2丸,空心温酒送下。看病轻重,病重者5日、10

日一服,病轻者半月、一月一服。

**【功用】**攻逐痰涎。

**【主治】**冷痰浊润壅滞证。胸膈痞塞,气促,咳嗽喘逆,痰多,肢体困重,食少难消,舌苔白腻,脉滑。

**【方解】**黑牵牛子生干生热,清除异常黏液质,祛寒止痛,泻下湿浊,逐水利尿,祛润除脓;皂角祛顽痰,通窍开闭,祛风;生白矾生干生热,清除过盛黏液质,除润散痰,祛腐生肌,收敛。全方共奏攻逐痰涎之功。

**【运用】**

(1)辨证要点 本方是治疗冷痰浊润壅滞证的常用方。临床应用以胸膈痞塞、气促、咳嗽喘逆、痰多、肢体困重、食少难消、舌苔白腻、脉滑为辨证要点。

(2)加减变化 痰黏者,加陈皮、半夏、制胆南星,以加强祛痰除润之力;湿浊困脾,食少者,加半夏、茯苓、草豆蔻,以化浊健脾。

(3)现代运用 本方常用于治疗慢性支气管炎、支气管哮喘、渗出性胸膜炎等属冷痰浊润壅滞者。

(4)使用注意 阴虚、胃弱者及孕妇忌用。

**【文献摘要】**

原书功用 《瑞竹堂经验方·卷五·痰饮门》云:"治痰壅,胸痞气凑。"

## 5. 涤痰丸

**【组成】**皂角(300mL水浸一宿,火炙黄色,取净,末)60g

猪牙皂角30g　枳壳(30g火炒,30g生用)60g　黑牵牛子60g

【用法】上药用朴硝18g,井水泡开,不用滓末,澄清硝水为丸,如梧桐子大(6g)。每服1丸,临卧用井水送下。量人虚实加减服之。

【功用】祛痰消积。

【主治】冷痰酒食积聚证。泛吐清水痰涎,脘腹胀闷,或酒食后吐唾,面黄肌瘦,皮肉枯涩,瞳神无光等。

【方解】皂角祛顽痰,通窍开闭,祛风;枳壳快气除痞,散痰消积;黑牵牛子生干生热,清除异常黏液质,泻下湿浊,逐水利尿,祛寒止痛,祛润除脓;朴硝软坚泻下,清热除润,净血通经开滞。全方共奏祛痰消积之功。

【运用】

(1)辨证要点　本方是治疗冷痰酒食积聚证的常用方。临床应用以泛吐清水痰涎、或酒食后吐唾、面黄肌瘦、皮肉枯涩、眼无神光等为辨证要点。

(2)加减变化　呕吐明显者,加半夏、竹茹,以化浊散痰止呕;脘腹胀闷甚者,加厚朴、槟榔、莱菔子,以理气消胀。

(3)现代运用　本方常用于治疗慢性胃炎、消化不良等属冷痰酒食积聚者。

(4)使用注意　孕妇忌用。

【文献摘要】

原书功用　《瑞竹堂经验方·卷五·痰饮门》:"治男子、妇人远年日久积聚痰涎,或饮酒食后,吐唾日久,面黄肌瘦,皮肉枯涩,眼无神光。又治偏正头风,如一月服三五服,至老无风瘫之疾。"

## 6. 敌痰丸

**【组成】**黑牵牛子　皂角（火中微烧）各60g　白矾（枯）　半夏曲（炒）　陈皮各30g

**【用法】**上药各为细末，煮萝卜为丸，如梧桐子大（6g）。每服1丸，临卧淡姜汤送下，每日2次。

**【功用】**宽胸快气。

**【主治】**痰壅胸膈证。胸膈瞀闷，喘促气短，口多痰涎，咳嗽咯痰，呕呃食少，体倦，舌苔白腻，脉濡滑。

**【方解】**黑牵牛子生干生热，清除异常黏液质，祛寒止痛，祛润除脓；皂角祛顽痰，通窍开闭，祛风；白矾生干生热，清除过盛黏液质，祛腐生肌，收敛；半夏曲祛润化痰，降逆止呕，消痞散结；陈皮理气健脾，祛润化痰。全方共奏宽胸快气之功。

**【运用】**

(1) 辨证要点　本方是治疗痰壅胸膈证的常用方。临床应用以胸膈瞀闷、喘促气短、口多痰涎、咳嗽咯痰、呕呃食少、体倦、舌苔白腻、脉濡滑为辨证要点。

(2) 加减变化　痰涌气逆，不得平卧者，加葶苈子、紫苏子，以泻肺降逆；体倦食少者，加党参、白术，以给力除润。

(3) 现代运用　本方常用于治疗慢性支气管炎、支气管哮喘、肺气肿、渗出性胸膜炎等属痰壅胸膈者。

(4) 使用注意　气虚、阴虚燥咳者及孕妇忌用。

【文献摘要】

原书功用《瑞竹堂经验方·卷五·痰饮门》:"治痰盛,宽胸膈,快气。"

## 7. 化痰丸

【组成】石青(水飞)30mL 石绿(水飞)18mL

【用法】上为末,面糊为丸,如绿豆大(3g)。每服十丸,温汤下。

【功用】化顽痰。

【主治】顽痰不化证。痰黏,坚结胶固,吐咯难出,咳嗽,胸膈闷胀,苔白厚腻,脉沉牢。

【方解】石青、石绿主治寒湿性或黏液质性疾病,止咳平喘,祛腐敛疮。全方共奏化顽痰之功。

【运用】

(1)辨证要点 本方是治疗顽痰不化证的常用方。临床应用以痰黏、坚结胶固、吐咯难出、咳嗽,胸膈闷胀,苔白厚腻,脉沉牢为辨证要点。

(2)加减变化 兼有纳少神疲者,加党参、白术,以助脾给力;痰湿重者,加苍术、厚朴,以祛润化浊。

(3)现代运用 本方常用于治疗慢性支气管炎、支气管哮喘、肺气肿、渗出性胸膜炎等属顽痰不化者。

(4)使用注意 石青有小毒,不可久用。孕妇忌用。

【文献摘要】

原书功用 《瑞竹堂经验方·卷五·痰饮门》:"治顽痰不

化。"

## 8. 肉蔻丸

【组成】厚朴(去粗皮,青盐30g同炒,青盐不见烟为度,不用盐)60g 肉豆蔻(用盐酒浸,补骨脂同炒,干燥不用补骨脂) 山药(酒浸,北五味子同炒,干不用五味子) 大半夏(每个切作二块,木猪苓亦作片水浸炒,燥者不用猪苓)各30g

【用法】上为细末,酒糊为丸,如梧桐子大(6g),朱砂1g、沉香1g,作两次上为衣,阴干。每服五丸,空腹米饮汤送下。

【功用】补脾健胃,化痰顺气。

【主治】脾虚胃弱,痰停胸膈证。胃纳不佳,形瘦,肢倦乏力,少气懒言,腹满肠鸣,面色无华,大便溏薄,反酸烧心,胃肠胀气,胸部满闷不舒,痰多,不易咳出,咳嗽气喘,舌淡,苔白腻,脉濡滑。

【方解】肉豆蔻生干生热,健脾益肾,祛寒止痛,填精壮阳,强筋健肌,收敛,主治湿寒性或黏液质性疾病及寒性头痛;山药益气养阴,补脾益肾,固精止带;厚朴化浊行气,温中止呕;半夏除润化痰,降逆止呕,消痞散结。全方共奏补脾健胃、化痰顺气之功。

【运用】

(1)辨证要点 本方是治疗脾虚胃弱、痰停胸膈证的常用方。临床以应用胃纳不佳、肢倦乏力、少气懒言、腹满肠鸣、面色无华、大便溏薄、胸部满闷不舒、痰多、不易咳出、舌淡、苔白腻、脉濡滑为辨证要点。

（2）加减变化　脾气虚者,加党参、白术,以健脾益气;痰多者,加陈皮、制胆南星,以祛润化痰;大便溏泻者,加白扁豆、薏苡仁,以化浊止泻。

（3）现代运用　本方常用于治疗慢性支气管炎、支气管哮喘、肺气肿、渗出性胸膜炎、慢性胃炎、消化不良等属脾虚胃弱、痰停胸膈者。

（4）使用注意　阴虚内热者忌用。

**【文献摘要】**

原书功用　《瑞竹堂经验方·卷七·羡补门》:"治脾胃虚弱,脾土不能化痰,成窠臼,停于胸臆,饮食既少复迟。当以实脾土,则痰下气顺。"

## 9. 四制苍术丸

**【组成】** 苍术（作四分制,一分用补骨脂、小茴香同炒;一分用川楝子同炒;一分用花椒同炒;一分用青盐同炒）500g

**【用法】** 上同炒毕,余药不用,只用苍术为末,酒糊为丸,如梧桐子大(6g)。每服十丸,空腹米饮送下。

**【功用】** 健脾除润,化痰行气,固真养胃。

**【主治】** 痰湿滞脾证。恶心呕吐,纳呆,脘腹胀闷,神疲困倦,乏力短气,咳嗽痰多,胸脘胀闷,舌胖大有齿痕,苔白厚腻,脉弦滑。

【方解】川楝子、花椒、青盐炒苍术,芳香化浊,健脾除润,祛风散寒;破故纸、小茴香炒苍术,不仅能健脾除润、祛风助阳,亦可明目。全方共奏健脾除润、化痰行气、固真养胃之功。

【运用】

(1)辨证要点  本方是治疗痰湿滞脾证的常用方。临床应用以恶心呕吐、纳呆、脘腹胀闷、神疲困倦、乏力短气、舌胖大有齿痕、苔白厚腻、脉弦滑为辨证要点。

(2)加减变化  恶心呕吐明显者,加竹茹、生姜,以化浊止呕;纳呆不食者,加鸡内金、麦芽,以开胃导滞;脾虚者,加党参、黄芪、白术,以健脾给力。

(3)现代运用  本方常用于治疗慢性胃炎、消化不良等属痰湿滞脾者。

(4)使用注意  川楝子有小毒,不可久用。孕妇忌用。

【文献摘要】

原书功用  《瑞竹堂经验方·卷七·羡补门》:"燥脾土,固真养胃。"

## 三十二 消 渴

### 1. 梅子丸

【组成】乌梅(肉) 白梅(肉) 木瓜 紫苏叶各40g 甘草30g 檀香8g 麝香(研)0.4g

【用法】上药为末,入麝香和匀为丸,如弹子大(3g)。每服一丸,嚼化。

【功用】生津止渴,化浊祛润。

【主治】禀性衰败而干,津液耗伤证。口渴多饮,口舌干燥,尿频量多,舌红,脉细数。

【方解】乌梅生津止渴,益肾添精;白梅利咽生津,益肺添精;木瓜养肝益精;紫苏叶调节异常黑胆汁,补脑养心,爽心悦志,宽胸化浊祛润;甘草调节脓性体液,健脾给力,调和诸药;檀香芳香化浊,清热强心,舒心悦志,补脑安神,解毒;麝香芳香除润,增强人体自然力,提高内外感觉力,爽心悦志,主治湿寒性或黏液质性疾病,心悸气短,抑郁健忘,癫痫昏厥。全方共奏生津止渴、化浊祛润之功。

【运用】

(1)辨证要点 本方是治疗禀性衰败而干、津液耗伤证的常用方。临床应用以口渴多饮、口舌干燥、尿频量多等为辨证要点。

(2)加减变化 津伤有热者,加生地黄、麦冬、天花粉,以添精清热;虚者,加党参、黄芪,以给力添精。

(3) 现代运用　本方常用于治疗糖尿病、酒精中毒等属禀性衰败而干、津液耗伤者。

(4) 使用注意　不可久用。孕妇忌用。

【文献摘要】

原书功用　《饮膳正要·卷二·诸般汤煎》:"生津止渴,解化酒毒,祛湿。"

## 2. 五味子汤

【组成】北五味子(净肉)500g　紫苏叶　人参(锉)各60g

【用法】上药,用水2000mL,煎至1000mL,滤去滓,澄清。每服10mL,每日2次。

【功用】生津止渴,给力添精。

【主治】禀性衰败而干,精伤气弱证。口渴多饮,气少乏力,汗多,精神不振,体瘦,咳嗽,胸闷,舌淡红,苔白而干,脉细弱。

【方解】北五味子敛肺滋肾,生津涩精,宁心安神;紫苏叶调节异常黑胆汁,补脑宁心,爽心悦志,宽胸化浊祛润;人参益守精神力、生命力和自然力,补脑增智,养心安神,增强食欲,助脾给力添精。全方共奏生津止渴、给力添精之功。

【运用】

(1) 辨证要点　本方是治疗禀性衰败而干、精伤气弱证的常用方。临床应用以口渴多饮、气少乏力、汗多、精神不振、体瘦、舌淡红、苔白而干、脉细弱为辨证要点。

(2)加减变化 口渴甚者,加天花粉、生地黄,以养阴添精;气短汗多者,加黄芪、山茱萸,以益气敛汗。

(3)现代运用 本方常用于治疗糖尿病、慢性支气管炎、肺炎等属禀性衰败而干、精伤气弱者。

(4)使用注意 孕妇慎用。

【文献摘要】

原书功用 《饮膳正要·卷二·诸般汤煎》:"生津止渴,暖精益气。"

## 3. 祛润散瘀膏

【组成】葡萄醋500g 草果18g 肉豆蔻8g 撒法郎 砂仁 丁香各4g

【用法】先将醋煎沸,却将各药用水煎五七沸,去渣,澄清,调入煎醋。每服10g,每日3次。

【功用】散寒除润,破血通阻。

【主治】冷痰恶血瘀阻证。多食消瘦,腹胀腹痛,头晕目花,口流清水;亦可用于治疗白癜风、肺间疮、痔疮等。

【方解】葡萄醋添精养肝,补益和中;撒法郎生干生热,主治湿寒性或黏液质性疾病,净血,通血道,破血通阻;砂仁芳香化浊,温中醒脾祛润;肉豆蔻生干生热,益肾健胃,祛寒添精壮阳,主治湿寒性或黏液质性疾病及冷痰恶润;丁香生干生热,芳香化浊健胃,散寒降逆,健脑增智,补肾壮阳;草果芳香祛润,调节异常黏液质,温胃消食,降逆止呕,行滞除满。全方共奏散寒除润、破血通阻之功。

**【运用】**

(1)辨证要点　本方是治疗冷痰恶血瘀阻证的常用方。临床应用以多食消瘦、腹痛、头晕眼花、口流清水等为辨证要点。

(2)加减变化　腹痛者,加干姜、肉桂,以散寒止痛;瘀阻明显者,加当归、丹参,以增强化瘀通阻之功。

(3)现代运用　本方常用于治疗糖尿病、白癜风、痔疮、消化不良等属冷痰恶血瘀阻者。

(4)使用注意　实热内盛者慎用。孕妇忌用。

**【文献摘要】**

原书功用《回回药方·卷三十·杂证门》:"治诸般病证,白癜风,肺间疮,痔疮,缠肠风,眼有昏花,口流清水,三等消渴病证。每日一服,每服二钱。有病者再不而发,寿至百年。"

## 三十三　内伤发热

### 1. 散瘀除热膏

【组成】广成　都卢拿只各4g　珍珠　琥珀　珊瑚　生丝各6g　红八黑蛮　白八黑蛮　草果　撒荅只忻的　甘松　丁香　腽肭脐各2g　干姜　荜茇各1g　麝香0.2g

【用法】上药捣罗为末,与制过净蜜相和,每服4g,每日2次。

【功用】祛黑血,通瘀滞。

【主治】黑血根源病证。厘卜亦(即隔一日发一遭热的病证)发热,或回归热、间歇热,心悸,气窄,暗风,舌质青紫、有瘀点瘀斑,脉弦涩。

【方解】广成散寒祛风,开通阻滞,清除异常黑胆汁,强心醒脑,爽心悦志;都卢拿只生干生热,温补心脏,安神除烦,除润化浊,强筋养肌;珍珠补益心肝,爽心悦志,定惊安神;琥珀生干止血,祛润化浊,爽心悦志,健胃补肾,通利小便;珊瑚生干生寒,主治湿热性或血液质性疾病,安神除悸,祛恶润敛疮,清热,爽心悦志,止血止泻;生丝生干生热,祛寒,祛恶润,健脑,爽心悦志,止咳平喘;红八黑蛮生干生热,壮阳填精,爽心悦志,益肾固精;草果化浊除润,调节异常黏液质,温胃消食,降逆止呕,行滞除满;甘松主治寒性或黑胆汁性或黏液质性疾病,补脑养心,安神除癫,健胃养肝,祛风除润,强筋骨,利尿通经,净血祛斑;丁香芳香化浊,健胃促消化,散寒通经,补脑增智,爽心悦志;腽肭脐芳香益精,补脑安神,散寒平喘,祛风解痉除润,止疼痛,安神催眠,通经利尿;干姜、荜茇均主治湿寒性或黏液质性疾病,温胃消食,行气除胀;麝香生干生热,芳香开窍,增强人体自然力,提高内外感觉力,爽心悦志,主治湿寒性或黏液质性疾病,神经衰弱,心悸气短,抑郁健忘,癫痫昏厥。全方共奏祛黑血、通瘀滞之功。

**【运用】**

(1)**辨证要点** 本方是治疗黑血根源之内伤发热的常用方。临床应用以厘卜亦发热,或回归热、间歇热,心悸、气窄,舌质青紫、有瘀点瘀斑,脉弦或涩为辨证要点。

(2)**加减变化** 发热较甚者,加秦艽、白薇、牡丹皮,以清热凉血;心悸明显者,加桃仁、红花、丹参,以净血通阻宁心。

(3)**现代运用** 本方常用于治疗功能性发热,或肿瘤、血液病、结缔组织疾病、内分泌疾病及部分慢性感染性疾病所引起的发热,或心脑血管疾病等属黑血根源者。

(4)**使用注意** 无瘀滞者及孕妇忌用。

**【文献摘要】**

原书功用 《回回药方·卷三十·杂证门》:"人有黑血根源并心跳、气窄、暗风、口眼歪斜、厘卜亦(即隔一日发一遭热的病证)发热,用之得济。"

## 2. 黑黎提提马竹尼

**【组成】**黑黎提提　胡椒　没药　撒苔卜叶儿各等量

**【用法】**上药当捣者捣之,当化者化之,与制过净蜜相和调作膏子,每服2g。若发热者,可于未发热时一时前,与葡萄醋共蜜熬成的煎同吃。若毒虫所伤者,与热葡萄酒或制过蜜汤同服。

【功用】祛恶润,除痰截疟,解毒止颤。

【主治】恶润根源病证,痰浊毒邪壅滞病证。厘卜亦(即隔一日发一遭热的病证)发热,鲜蝎子、鲁他亦刺等所伤,误服毒药,发颤病证等。

【方解】黑黎提提清除多余黏液质,祛风止痛,净血,通血道,强筋骨,消食健胃;胡椒生干生热,化冷痰,行气除胀,消食开胃;没药生干生热,祛寒湿,止疼痛,祛润化痰;撒苔卜叶儿通阻利尿,理气止痛,强筋养肌。全方共奏祛恶润、除痰截疟、解毒止颤之功。

【运用】

(1)辨证要点  本方是治疗恶润根源及痰浊毒邪壅滞之内伤发热的常用方。临床应用以厘卜亦(即隔一日发一遭热的病证)发热,鲜蝎子、鲁他亦刺等所伤,误服毒药,发颤等为辨证要点。

(2)加减变化  痰邪较盛者,加半夏、厚朴,以祛润化浊除痰;寒热如疟者,加青蒿、黄芩,以清热截疟。

(3)现代运用  本方常用于治疗功能性发热,或肿瘤、血液病、结缔组织疾病、内分泌疾病及部分慢性感染性疾病所引起的发热,或毒物所伤等属恶润根源及痰浊毒邪壅滞者。

(4)使用注意  孕妇忌用。

【文献摘要】

原书功用  《回回药方·卷三十·杂证门》:"能治厘卜亦

（即隔一日发一遭热的病证）发热，若此热日久，用之更得济。又能止当熟了的恶根源，及鲜蝎子、鲁他亦刺等所伤。一方治误服毒药，并痰病、疟疾、发颤病证。"

## 3. 清暑解热煎

【组成】葫芦　绿豆　莙荙菜　莴苣菜　大黄　生姜

【用法】将葫芦与绿豆、莙荙菜、莴苣菜同煮熟吃，又将大黄与姜煎，各等分相和。每服4g，每日3次。

【功用】调理禀性，调节寒热，通利二便。

【主治】禀性衰败而热、而干之内伤发热。发热，恶热而不寒，口渴喜冷饮，头疼体痛，大便秘结，小便短赤，食欲不振，失眠心烦，舌苔黄燥等。

【方解】葫芦生湿生寒，调节异常胆液汁，清热，利尿解郁宁狂，润肠通便，安神；绿豆生湿生寒，调节异常胆液汁，清热，消除各种干热性偏盛的症状；莙荙菜清热解毒，凉血净血；莴苣菜生寒生湿，降低过盛胆液汁，清热止痛，解渴开胃，泻黄利尿；大黄调节寒热，退热消肿，利尿除润，通经利尿；生姜温胃消食，温中止泻，发散风寒。全方共奏调理禀性、调节寒热、通利二便之功。

【运用】

（1）辨证要点　本方是治疗禀性衰败而热、而干之内伤发热的常用方。临床应用以发热、恶热而不寒、口渴喜冷饮，大便秘结、小便短赤、舌苔黄燥等为辨证要点。

（2）加减变化　阴液耗伤者，加玄参、生地黄，以养阴添精；失眠心烦者，加竹叶、栀子，以清心除烦。

(3)现代运用 本方常用于治疗功能性发热、便秘等属禀性衰败而热、而干者。

(4)使用注意 脾胃虚寒者及孕妇忌用。

【文献摘要】

原书功用 《回回药方·卷三十四·棒疮门》："夏月天气其人禀气热且燥,将肉炒的葫芦、退皮的绿豆粥,加莙荙菜、莴苣菜等与吃。又将大黄姜煎,各等分相和,每服一钱至一钱二分,在蜜水内吃。"

## 三十四　虚　劳

### 1. 祛润化浊方

**【组成】**阿福体门15g　葡萄（干者,去核）30g　黑诃子20g　乌速突忽都西10g

**【用法】**以上药在250mL水内煎去二留一,与阿牙刺只（膏子药名）同服,三日后,将即而八回回酸汤与吃,凡要用水时,必以别物相和吃之。

**【功用】**祛润化浊,通利血道。

**【主治】**浊润壅盛,血道不利证。心绪不宁,烦躁不安,面色暗沉,少寐多梦,视力减退,肢体活动不利或肿胀,便秘,舌淡暗,苔白,脉沉弦。

**【方解】**阿福体门清除异常黑胆汁或异常黏液质,行气通阻,解郁除狂,爽心悦志,健脑安神,软坚消肿;葡萄干生湿生热,调节异常黑胆汁,补脑宁心,爽心悦志,润肠通便,养肝添精,温肾助阳;黑诃子生干生热,给力添精,净血,通血道,开通阻滞,健脑悦志,宁心安神,养肝明目;乌速突忽都西生干生热,清除异常黏液质,健脑安神,强筋健骨,止痛,祛风散寒。全方共奏祛润化浊、通利血道之功。

**【运用】**

(1)辨证要点　本方是治疗浊润壅盛、血道不利证的常用方。临床应用以心绪不宁、烦躁不安、面色暗沉、舌淡暗、苔白、脉沉弦为辨证要点。

（2）加减变化　平素情志抑郁者,加厚朴、紫苏,以调气解郁;瘀滞明显者,加桃仁、红花,以加强通滞之功。

（3）现代运用　本方常用于治疗虚劳、抑郁等属浊润壅盛、血道不利者。

（4）使用注意　孕妇、体液亏耗者、禀性衰败而热者忌用。

## 2. 阿傩失苔芦马竹尼

【组成】阿迷剌80g　玫瑰花20g　香附18g　丁香　麻思他其　甘松　白薇各10g　桂心　札而拏卜　咱法兰　肉豆蔻花　草果　砂仁　肉豆蔻各8g　净蜜500g

【用法】先将阿迷剌在1000mL水内熬,三分取一,擦之,滤过,却与净蜜同熬到处,后将余药捣罗为末,与所熬者相和,用柳枝搅极匀。每服6g,每日2次。

【功用】温中散寒,给力添精。

【主治】禀性衰败而冷,脾胃虚弱,浊润内盛证。面黄无光,消食乏力,纳差,食后腹胀,口臭,筋骨寒痛,舌淡,苔白,脉濡弱。

【方解】玫瑰花健胃厚肠,增进消化,芳香化浊,安神止痛,祛风,润肤悦色;香附芳香化浊,行气止痛,补脑宁心,强筋健肌,利尿通阻;丁香生干生热,芳香化浊,除润健胃,增进消化,散寒温筋,补脑增智;麻思他其生干生热,祛寒除润,健胃消食,行气除胀,增进消化,芳香除臭;甘松主治寒性或黑胆汁性或黏液质性疾病,健脑养心,安神除癫,健胃益肝,祛风燥湿,强筋骨,利尿通经,活血祛斑;白薇清热凉血,通经化滞,解毒敛疮;桂心入心,引血化汗,补劳伤;札尔挐卜生干生热,温补心脏,健胃止泻,降逆止呃,除润散痰;咱法兰生干生热,给力添精,净血,通血道,开通阻滞,补脑悦志,强心安神;肉豆蔻、肉豆蔻花生干生热,祛寒止痛,暖肾敛精;草果化浊除润,调节异常黏液质,温胃消食;砂仁化浊行气,温胃化滞;阿迷刺生干生寒,能纯化异常血液质,祛奄浊。全方共奏温中散寒、给力添精之功。

**【运用】**

(1)辨证要点　本方是治疗禀性衰败而冷、脾胃虚弱、浊润内盛证的常用方。临床应用以面黄无光、消食乏力、纳差、口臭、筋骨寒痛,舌淡、苔白、脉濡弱为辨证要点。

(2)加减变化　肝经不通者,加香附、川芎、行气疏肝;口臭明显者,加木香、藿香,以加强芳香除臭之功;脾胃虚弱者,加党参、白术、茯苓,以给力祛润。

(3)现代运用　本方常用于治疗虚劳、消化不良、营养不良等属禀性衰败而冷、脾胃虚弱、浊润内盛者。

(4)使用注意　孕妇、禀性衰败而热者忌用。

**【文献摘要】**

原书功用　《回回药方·卷三十·杂证门》:"此方是忻都人造的马肫,又名木法黎黑,经验过者。服之能令面色光泽,去其黄色。又能令口气、汗气转香。又能助肝经。食前食后皆可服也。"

### 3. 化浊润脏马肫

【组成】胡椒 荜茇 黑诃子 八里刺 阿迷刺 麻黄各等量

【用法】上药捣罗为末,将酥油擦过,与蜜相和。每服4g,每日3次。

【功用】净胃经,润脏,明目愈疮。

【主治】禀性衰败而干,胃经有浊,脏器失润证。两目干涩,视物不清,脘腹胀痛,不思饮食,泄泻,痔疮,舌淡、苔薄白,脉弦细。

【方解】胡椒、荜茇主治湿寒性或黏液质性疾病,温胃消食,行气除胀;黑诃子生干生热,给力添精,净血,通血道,开通阻滞,补脑悦志,宁心安神,增智催眠,养肝明目;阿迷刺生干生寒,能纯化异常血液质,去除体液秽浊恶润;麻黄生干生寒,平喘止咳,宣肺祛润通阻,止泻敛疮。全方共奏净胃经、润脏、明目愈疮之功。

【运用】

(1)辨证要点 本方是治疗禀性衰败而干、胃经有浊、脏器失润证的常用方。临床应用以两目干涩、视物不清、脘腹胀痛、不思饮食等为辨证要点。

(2)加减变化 痔疮者,加五倍子、赤石脂,以祛润敛疮;浊润阻滞胃经者,加藿香、佩兰,以芳香化浊。

(3)现代运用 本方常用于治疗消化不良、眼病、痔疮等属禀性衰败而干、胃经有浊、脏器失润者。

（4）使用注意  孕妇、禀性衰败而热者忌用。

**【文献摘要】**

原书功用  《回回药方·卷三十·杂证门》："此方亦是忻都人造者。其功效比上方（阿傩失苔芦马竹尼方）相近，能明目，净胃经，润脏，如治八洼西而（即痔疮病证）证候，得济。"

## 4. 麝香膏子

**【组成】** 白砂蜜1000g  白砂糖500g  麝香0.4g  撒法郎4g

**【用法】** 用白砂蜜500g、白砂糖500g、清水1000g，同熬去沫，再上慢火熬稠，却用麝香、撒法郎为细末，一同搅匀为度。每服10g，每日2次。

**【功用】** 补虚暖身，助胸力，化痰退热。

**【主治】** 禀性衰败而冷，气力不足，痰浊阻滞证。浑身微弱，怕冷，心慌，胸闷，气短，咳嗽，咯痰，因痰发热，舌淡，苔白，脉沉细弱。

**【方解】** 砂蜜、砂糖滋补身体，润肠通便，调节药味；麝香生干生热，芳香开窍，增强人体自然力，提高内外感觉力，爽心悦志，开通阻滞，强筋充肌，祛风止痛，益身壮阳；撒法郎生干生热，给力添精，净血，通血道，开通阻滞，补脑悦志，宁心安神，增智催眠，靓肤悦色，养肝明目。全方共奏补虚暖身、助胸力、化痰退热之功。

**【运用】**

（1）辨证要点  本方是治疗禀性衰败而冷、气力不足、痰浊阻滞证的常用方。临床应用以浑身微弱、怕冷、心慌、胸闷、气短、舌淡、苔白、脉沉细弱为辨证要点。

(2)加减变化 因痰发热者,加陈皮、半夏,以祛润散痰;胸闷气短者,加党参、白术、茯苓,以助脾给力。

(3)现代运用 本方常用于治疗虚劳、心悸、胸痹等属禀性衰败而冷、气力不足、痰浊阻滞者。

(4)使用注意 孕妇、禀性衰败而热者忌用。

【文献摘要】

原书功用 《回回药方·卷三十·杂证门》言:"能治老人浑身微弱,最能暖补浑身,助胸之力,去因痰发烧病证。"

## 5. 添精润脏末药

【组成】可不里诃子 八里剌 牛柑子 干姜 突鲁必的 罕必里 砂糖各等量

【用法】上药捣罗为末,将砂糖相和。每服4g,每日2次。

【功用】添精润脏。

【主治】禀性衰败而干,体液不足,脏器干燥证。精神忧郁,烦躁不宁,咽干口燥,皮肤瘙痒,大便秘结,舌质淡,脉细弱。

【方解】可不里诃子生干生寒,纯化异常血液质,除润健脑,增强智力,解郁除烦,祛风止痒,凉血乌发;八里剌生干生寒,纯化异常血液质,清除烧焦体液,健脑明目,宽肠胃;牛柑子生干生寒,纯化异常血液质,滋补健胃,祛奄浊;干姜温胃消食,健脾助力壮阳;突鲁必的生干生热,清除异常黏液质,祛润消肿,疏风散寒,舒筋止痛,止咳平喘,软坚散结,开通耳窍;罕必里生干生热,化浊祛寒,清除异常体液和润,敛疮愈伤,祛腐生肌,通便,止痒;砂糖调理脾胃,补中益气。全方共奏添精润脏之功。

【运用】

(1)辨证要点　本方是治疗禀性衰败而干、体液不足、脏器干燥证的常用方。临床应用以精神忧郁、烦躁不宁、咽干口燥、皮肤瘙痒等为辨证要点。

(2)加减变化　烦躁甚者,加淡竹叶、栀子,以清心宁神;便秘者,加火麻仁、桃仁,以润肠通便。

(3)现代运用　本方常用于治疗虚劳、消化不良、皮肤瘙痒等属禀性衰败而干、体液不足、脏器干燥者。

(4)使用注意　禀性衰败而湿者忌用。

【文献摘要】

原书功用　《回回药方·卷三十·杂证门》:"治人生亦而吉马的泥证候,又能润藏,去净此证根源。若人连服十日,皆瘥矣。"

## 6. 可木你马準

【组成】小茴香500g　撒荅不　胡椒　干姜各60g　甘松　牡丹皮各20g　丁皮　芸香　伯刺桑子　官桂各18g

【用法】将小茴香用葡萄醋浸三昼夜,控干,半捣,其余药各自捣碎,却用药三许,净蜜炼过,一同调和。每服18g,开水调吃,每日2次。

【功用】补虚肥体。

【主治】诸般虚损病证。形神衰惫,心悸气短,面容憔悴,自汗盗汗,五心烦热,或畏寒肢冷,身体瘦弱,不思饮食,脉虚无力。

【方解】小茴香生干生热,成熟异常黏液质,温经通络,理气止痛,利尿通经;撒苔不生干生热,通经利尿,行气除胀,温中止痛,化浊补虚;胡椒生干生热,主治寒湿性或黏液质性疾病,祛斑生辉,散寒舒筋;干姜温中消食,健脾助力,发散风寒,壮阳;甘松主治寒性或黑胆汁性或黏液质性疾病,补脑养心,安神除癫,健胃益肝,祛风除润,强筋充肌,利尿通经,净血,通血道;牡丹皮净血,通血道,清热凉血;丁皮生干生热,健胃化浊,增进消化,散寒舒筋,补脑增智;芸香生干生热,通阻利尿,行气止痛,补脑增智,强筋充肌;官桂生干生热,散寒温中,化浊开胃,除胀止泻,温补肝脏,促进消化,宁心除悸,温肾壮阳。全方共奏补虚肥体之功。

【运用】

(1)辨证要点　本方是治疗诸般虚损病证的常用方。临床应用以形神衰惫、面容憔悴、身体瘦弱、不思饮食、脉虚无力为辨证要点。

(2)加减变化　自汗盗汗甚者,加五味子、煅牡蛎、煅龙骨,以收敛汗液;心悸气短甚者,加黄芪、白术、酸枣仁,以助力宁心;五心烦热者,加地骨皮、白薇,以退热除烦;畏寒肢冷者,加附子、干姜,以给力助阳。

(3)现代运用　本方常用于治疗虚劳、营养不良、消化不良等属虚损病证者。

（4）使用注意　孕妇、禀性衰败而热者忌用。

**【文献摘要】**

原书功用　《回回药方·卷三十·杂证门》："能治诸般病证,取效。"

## 7. 助胃肥体方

**【组成】** 少尼子　可深　难花　即刺　胡芦巴　撒苔卜（湿）各20g　可刺夫失8g　香菜5g　酪500g

**【用法】** 共浸酪内二日,滤过。每服10g,早上服,过两小时后,吃精粹饮食。

**【功用】** 助胃经力,添精肥体。

**【主治】** 胃经力弱证。脘腹胀痛,早饱嗳气,消食无力,恶心呕吐,面色萎黄,形体消瘦,舌淡红,脉弦细。

**【方解】** 少尼子生干生热,乌须黑发,增加色素,强筋充肌,祛寒止痛,宽肠胃,行气通阻,利尿消肿,通经催乳;可深生湿生寒,调节异常胆液汁,清肝经热,清胃经热,泻黄水,利尿退肿;难花生干生热,温胃消食,行气止痛,祛风散寒,通经化滞;即刺生干生热,温热开胃,行气止痛,祛润止泻,通经利尿;胡芦巴生湿生寒,调节异常胆液汁,解郁,清热利尿,润肠通便;撒苔卜生干生热,通经利尿,行气除胀,温中止痛,化浊补虚;可刺夫失生干生热,散寒利尿,通阻止痛,健胃消食,除润通经;香菜调节异常血液质,清目安神;酪添精养脏,给力强体。全方共奏助胃经力、添精肥体之功。

【运用】

(1)辨证要点 本方是治疗胃经力弱证的常用方。临床应用以脘腹胀痛、早饱嗳气、消食无力、面色萎黄、形体消瘦等为辨证要点。

(2)加减变化 脘腹胀痛甚者,加砂仁、莱菔子,以行气化浊消积;嗜食异物者,加陈皮、白术、茯苓,以健运胃经力。

(3)现代运用 本方常用于治疗消化不良、营养不良、慢性胃炎等属胃经力弱者。

(4)使用注意 孕妇、禀性衰败而热者忌用。忌食醋、生菜,并咸物等。

【文献摘要】

原书功用 《回回药方·卷三十·杂证门》:"能助胃经力,令身肥,亦能治吃泥证候。"

## 8. 沉麝香茸丸

【组成】沉香 8g 麝香 0.4g 木香 乳香各 10g 大茴香(炒) 小茴香(炒)各 15g 鹿茸(酥炙) 莲肉(炒) 晚蚕砂 肉苁蓉 菟丝子 地龙 陈皮各 18g 仙灵脾(酥炙)10g

【用法】上为细末,葡萄酒糊入麝香为丸,如梧桐子大(6g)。每朝不见红日,用温酒送下 1 丸。

【功用】补益脾肾,强壮筋骨。

【主治】五劳百损,诸虚精怯,真元不固证。气短乏力,腰膝冷痛,四肢无力,消食乏力,自汗,尿频,阳痿,早泄,遗精,经少、闭经,或崩漏,舌淡红,苔薄白,脉细弱。

**【方解】** 沉香生干生热,芳香化浊,健脑养心,温中助胃,行气止痛,止咳平喘,解毒;麝香生干生热,芳香开窍,增强人体自然力,提高内外感觉力,爽心悦志,主治湿寒性或黏液性疾病,神经衰弱,心悸气短,抑郁健忘,癫痫昏厥;木香芳香健胃,强筋充肌,行气止痛,化浊除润;乳香生干生热,增强记忆,平喘止咳,收敛生肌,健胃消食,固精缩尿;大茴香、小茴香生干生热,成熟异常黏液质,温经充肌,理气止痛,利尿通经;鹿茸生干生热,温肾壮阳,给力添精,平喘止咳,厚肠胃,消食,利水消肿,强筋壮骨,通阻止痛;莲肉养心,补脾止泻,益肾固精;晚蚕砂生干生热,祛寒养心,祛润健脑,爽心悦志,止咳平喘;肉苁蓉温补肾脏,填补精液,润肠通便,健身安神;菟丝子成熟异常黑胆汁,安神解郁,通阻止痛,调经净血;地龙生湿生热,祛寒壮阳,软坚散肿,强筋充肌,祛风止痛;陈皮理气健脾,祛浊润,散冷痰;仙灵脾温肾壮阳,养筋强骨,祛风湿。全方共奏补益脾肾、强壮筋骨之功。

**【运用】**

(1)辨证要点 本方是治疗五劳百损、诸虚精怯、真元不固证的常用方。临床应用以气短乏力、腰膝冷痛、四肢无力、消食乏力、自汗、尿频等为辨证要点。

(2)加减变化 阳痿遗精者,加人参、黄芪、甘草,以给力添精;闭经者,加当归、熟地黄,以补血调经;崩漏者,加阿胶、五倍子,以补血净血。

(3)现代运用 本方常用于治疗虚劳、阳痿、早泄、遗精、月经不调等属五劳百损、诸虚精怯、真元不固者。

(4)使用注意 孕妇、禀性衰败而热者忌用。忌食羊血、豆粉之物。

**【文献摘要】**

原书功用 《瑞竹堂经验方·卷七·羡补门》："治五劳百损,诸虚精怯,元气不固。"

## 9. 万安丸

**【组成】** 川楝子(微炒) 知母(微炒) 甘草(微炒) 小茴香(炒黄色)各60g 莲子心 木香 晚蚕砂(微炒)各30g

**【用法】** 将甘草、小茴香二味先捣为末,取80g熬膏。外将余40g与其余药同为末,用膏为丸如梧桐子大(6g)。每服2丸,空腹下,每日3次。

**【功用】** 补诸虚损。

**【主治】** 劳伤。周身疲乏,精神不振,头晕昏眩,四肢无力,心悸气短,消食乏力,腰酸背痛,形体消瘦,舌质淡红,脉细弱。

**【方解】** 川楝子舒肝行气止痛;知母清热泻火,滋阴润燥;甘草生湿生热,调节脓性体液,益肺,散冷痰,定喘止咳,散风退热;小茴香生干生热,成熟异常黏液质,温经行气止痛,利尿通经;莲子心清心安神,涩精止血;木香芳香化浊,健胃祛润,强筋充肌,散风止痛;晚蚕砂生干生热,祛寒养心,祛润健脑,爽心悦志,止咳平喘。全方共奏补诸虚损之功。

**【运用】**

(1)辨证要点 本方是治疗劳伤的常用方。临床应用以周身疲乏、精神不振、头晕头昏、四肢无力、心悸气短、消食乏力、腰酸背痛、形体消瘦等为辨证要点。

（2）加减变化 遗精尿浊者,加金樱子、桑螵蛸、覆盆子,以补肾固摄;失眠者,加茯神、酸枣仁、远志,以宁心安神。

（3）现代运用 本方常用于治疗心悸、失眠、消瘦等劳伤者。

（4）使用注意 孕妇忌用。

## 10. 金锁正元丹

【组成】白僵蚕(炒) 补骨脂(炒) 煅龙骨 山茱萸(汤浸) 桑螵蛸(炒) 黑附子(炮) 肉苁蓉(酒浸) 牛膝(酒浸) 菟丝子(酒浸)各18g 韭子(炒)60g

【用法】上为细末,炼蜜为丸,如梧桐子大(6g)。每服2丸,空腹温酒送下,每日2次。

【功用】给力助阳,添精固精。

【主治】五劳七伤,沉寒痼冷。四肢厥逆,阴盛身寒,脐腹久痛,脏腑软弱,困倦少力,饮食迟化,舌淡红,脉细弱。

【方解】白僵蚕壮阳益肾,补益培本,熄风散痰;补骨脂温肾助阳,温脾止渴;煅龙骨生干生热,主治寒性或黑胆汁或黏液质性疾病,能清除异常黑胆汁和黏液质,补脑养心,悦志,祛风净血;山茱萸补益肝肾,添精固涩;桑螵蛸补肾添精固涩;黑附子回阳气,散阴寒,逐冷痰,通阻滞;肉苁蓉温补肾脏,填补精液,润肠通便,健身安神;牛膝补肝肾,通经强筋骨;菟丝子补益肝肾,强壮筋骨;韭子生干生热,祛寒壮阳,开通肝阻,行气消结。全方共奏给力助阳、添精固精之功。

【运用】

(1)辨证要点　本方是治疗五劳七伤、沉寒痼冷的常用方。临床应用以四肢厥逆、阴盛身寒、脐腹久痛、脏腑软弱、困倦少力、饮食迟化等为辨证要点。

(2)加减变化　食少腹胀者,加木香、砂仁、白术,以健脾化浊;遗精尿浊者,加金樱子、桑螵蛸、覆盆子,以补肾固摄。

(3)现代运用　本方常用于治疗腹痛、消化不良等属五劳七伤、沉寒痼冷者。

(4)使用注意　孕妇忌用。

【文献摘要】

原书功用　《瑞竹堂经验方·卷七·羡补门》:"治男子五劳七伤,沉寒痼冷,四肢厥逆,阴盛身寒,脐腹久痛,脏腑软弱,困倦少力,饮食迟化,涩精补气。久服强健驻颜。"

## 11. 神应丸

【组成】大黄(去皮,净)　黄连(净)　血竭　犀角(水牛角代)末各60g　仙人盖(醋炙黄色)1个　鳖甲1个　牛黄0.8g　灵矾60g

【用法】上为末,用好醋1000mL入砂锅内,文武火熬醋尽,焙干,再为极细末,酒糊为丸,如弹子大(3g),每服一丸。服药男子用酒将药化开空腹温服。妇人用红花好酒300mL煎至七分,去红花滓,将药化开,空腹服之。

【功用】清热泻浊,交通阴阳。

【主治】五劳七伤。腰痛,腹痛肠鸣,腹泻或便秘,不欲饮食,男子遗精、早泄、阳痿,女子月经不调,舌红,脉弦。

【方解】大黄通阻止痛,调节寒热,退热消肿,利水泻浊;黄连生干生热,清心健胃明目;血竭生干生寒,凉血净血,宽胃肠,除润止泻,降逆止呕;犀角(水牛角代之)清热凉血,解毒镇静;鳖甲滋阴潜阳,软坚散结;牛黄生干生热,解毒退肿,收敛利尿,通经排石,泻黄水,除浊润,明目;灵矾镇惊安神,解热镇痛。全方共奏清热泻浊、交通阴阳之功。

【运用】

(1)辨证要点　本方是治疗五劳七伤的常用方。临床应用以腰痛、腹痛肠鸣、腹泻或便秘、不欲饮食、男子遗精、早泄、阳痿、女子月经不调等为辨证要点。

(2)加减变化　不欲饮食者,加山楂、神曲,以消食健胃;遗精早泄者,加金樱子、桑螵蛸、覆盆子,以补肾固摄;阳痿者,加肉苁蓉、补骨脂,以温肾助阳。

(3)现代运用　本方常用于治疗消化不良、遗精、早泄、阳痿、月经不调等属五劳七伤者。

(4)使用注意　孕妇忌用。服药后十日内,忌生冷、酒、肉、面等物。

【文献摘要】

原书功用　《瑞竹堂经验方·卷七·羡补门》:"治男子妇人五劳七伤。"

## 12. 马竹尼法刺昔伐方

**【组成】** 荜茇 20g　干姜　肉桂　八里刺　阿迷刺　沙亦他刺只　咱刺顽的　甘菊花根　松子仁　胡思牙突撒刺必　椰瓢穰各 30g　甘菊花子 18g　干葡萄（去核）10g

**【用法】** 以上捣罗为末，却与葡萄肉共捣后，用制过净蜜（其分两比药总分量）相和。每服 8g，每日 2 次。

**【功用】** 散痰祛浊，健胃消食。

**【主治】** 禀性衰败而冷，白痰根源证。食欲不振，胃脘胀痛，情志抑郁，反应迟钝，健忘，牙齿松动，视物不清，小便淋沥，脊背胁肋疼痛，舌淡红，苔白，脉弦滑。

**【方解】** 荜茇生干生热，健胃消食，行气除胀，散寒止痛；干姜辛香甘热，散寒止痛，温经通脉；肉桂生干生热，化浊健胃，温补肝肾，增进消化；八里刺生干生寒，纯化异常血液质，清除烧焦体液，健脑明目，厚肠胃，行气散结；阿迷刺生干生寒，纯化异常血液质，滋补心肝，祛奄浊，明目乌发，除润止泻；沙亦他刺只清血生寒，纯化异常血液质，凉血解毒，祛风止痒，通便利尿；咱刺顽的生干生热，除润健脑，养心安神，健胃消食，祛寒止痛；甘菊花根生干生热，健胃，促进消化，理气，健脑通络，祛风止痛，利尿通经；松子仁添精，润肺，散痰止咳；胡思牙突撒刺必、椰瓢穰生湿生热，增强体内自然热，养血肥体，温肾添精，补脑明目；甘菊花子健胃，促进消化，行气，健脑舒筋；葡萄生干生热，滋补强壮，强心安神，开通阻滞，肥体暖身，主治湿寒性或黏液质性疾病。全方共奏散痰祛浊、健胃消食之功。

**【运用】**

（1）辨证要点　本方是治疗禀性衰败而冷、白痰根源证的常用方。临床应用以食欲不振、胃脘胀痛、情志抑郁、反应迟钝、健忘等为辨证要点。

（2）加减变化　情志抑郁者,加柴胡、香附、佛手,以疏肝理气;胃脘疼痛者,加木香、枳壳,以行气止痛。

（3）现代运用　本方常用于治疗慢性胃肠炎、消化不良、偏头痛等属禀性衰败而冷、白痰根源者。

（4）使用注意　阴虚有热者忌用。孕妇忌用。

**【文献摘要】**

原书功用　《回回药方·卷三十·杂证门》:"能消化附余白痰,添思饮食的力,又能助胃经消化的力,又能发噫,添善记并多智之力,又能返老还童,又能治淋证清神,添精壮牙根,又脊背并两肋及各体疼,用之皆得济。"

## 13. 通滞健胃马竹尼

**【组成】** 玫瑰花20g　香附18g　丁香　麻思他其　甘松　白薇各10g　桂心　札而拏卜　咱法兰　肉豆蔻花　肉豆蔻　草果　砂仁各6g　阿迷剌60g　净蜜80g

**【用法】** 以上先将阿迷剌在3000mL水内熬,三分取一,擦之,滤过,却与蜜同熬到处,后将余药捣罗为末,与所熬者相和,用柳枝搅极匀。每服9g,每日2次。

**【功用】**疏肝通滞,健胃添精。

**【主治】**肝经气滞,胃肠虚弱证。面色萎黄,口臭、汗臭,情志抑郁,烦躁易怒,胁肋胀痛,舌淡红,脉弦。

**【方解】**玫瑰花芳香化浊,厚肠胃,促进消化,疏肝解郁,安神止痛,疏风,润肠通便,润肤悦色;香附生热祛润,宽肠胃,行气止痛,补脑养心,强筋充肌,养颜生辉,除臭固龈,利尿排石,保肝利胆;丁香生干生热,芳香化浊,健胃,增进消化,散寒舒筋,补脑增智,补肾;麻思他其生干生热,祛寒化浊,健胃消食,行气除胀,芳香除臭,主治寒湿性或黏液质性疾病;甘松生干生热,祛风除润,利尿通经;白薇清热凉血,利尿通淋;桂心生干生热,散寒温中,除润开胃,除胀止泻,温补肝肾,增进消化,宁心除悸;札而挈卜生干生热,温补心脏,健胃止泻,降逆止呕;咱法兰生干生热,给力添精,净血,通血道,开通阻滞,补脑悦志,宁心安神,养肝明目;肉豆蔻花、肉豆蔻生干生热,散寒止痛,强筋充肌,收敛;草果祛润生热,调节异常黏液质,健胃消食,降逆止呕,化浊止泻;砂仁化浊醒脾,行气温中,止呕止泻;阿迷剌生干生寒,能纯化异常血液质,祛冷痰浊润;蜜和中缓急,生津润燥。全方共奏疏肝通滞、健胃添精之功。

**【运用】**

(1)辨证要点 本方为治疗肝经气滞、胃肠虚弱证的常用方。临床应用以面色萎黄、口臭、汗臭、情志抑郁、烦躁易怒等为辨证要点。

(2)加减变化 口臭、汗臭重者,可加木香、藿香,以芳香化浊;胁肋疼痛明显者,加青皮、佛手,以理气止痛。

(3)**现代运用** 本方常用于月经不调、痛经、慢性肝炎、慢性胃炎、胃及十二指肠溃疡等属肝经气滞、胃肠虚弱者。

(4)**使用注意** 气虚及阴虚血热者忌服。

【文献摘要】

原书功用 《回回药方·卷三十·杂证门》:"此方是忻都人造的马朎,又名木法黎黑,经验过者。服之能令面色光泽,去其黄色,又能令口气、汗气转香,又能助肝经。"

## 14. 净胃润脏膏

【组成】胡椒 荜茇 黑诃子 阿迷剌 麻黄各等量

【用法】上药捣罗为末,将酥油擦过,与蜜相和。每服9g,每日2次。

【功用】净胃经,润脏,明目。

【主治】浊润阻滞胃经证。食欲不振,脘腹冷痛,大便秘结,痔疮,视物不清,夜盲,舌淡红、苔白,脉弦滑。

【方解】胡椒温中止痛,下气消痰,主治湿寒性或黏液质性疾病,能消食开胃,通气除胀,止咳散痰;荜茇温中散寒止痛,降胃气;黑诃子生干生寒,纯化异常血液质,祛润解郁;阿迷剌生干生寒,能纯化异常血液质,祛浊润、散冷痰;麻黄生干生寒,主治湿热性或血液质性疾病,清热补脏,泻下通便,利水消肿,通肺经,止咳喘,散痰浊。全方共奏净胃经、润脏、明目之功。

**【运用】**

(1)辨证要点 本方为治疗浊润阻滞胃经证的常用方。临床应用以食欲不振、脘腹冷痛、大便秘结等为辨证要点。

(2)加减变化 脘腹冷痛甚者,加干姜、甘草,以散寒止痛;呕吐泄泻者,加生姜、乌梅,以温中止泻;痔疮者,加赤石脂、枯矾,生肌敛疮;夜盲者,加密蒙花、谷精草、苍术、决明子,以养肝明目。

(3)现代运用 本方常用于慢性胃炎、肠炎,痔疮等属浊润阻滞胃经者。

(4)使用注意 阴虚火旺、实热郁火者忌服。孕妇慎用。

**【文献摘要】**

原书功用 《回回药方·卷三十·杂证门》:"能明目,净胃经,润脏,如治八洼西而(即痔疮病证)证候得济。"

## 15. 益荣丹

**【组成】** 当归(酒焙)60g 紫石英(火煅醋淬七次,研细) 柏子仁(炒,另研) 酸枣仁 小草 木香 茯苓 桑寄生 卷柏叶(酒炙) 熟地黄(酒焙) 龙齿各30g 朱砂(另研)2g

**【用法】** 上为细末,炼蜜为丸如梧桐子大,朱砂为衣。每服6g,食前用补气汤下,每日2次。

**【功用】** 补血养心。

**【主治】** 心虚血少证。心神不宁,神不守舍,怔忡惊惕,睡卧不宁,神情恍惚,健忘,目涩,口苦唇燥,舌淡,苔薄白,脉结散。

**【方解】** 当归辛甘温,补血和血;紫石英、龙齿、朱砂镇心安神;柏子仁、酸枣仁养心安神;小草给力添精,凉血散热;木香行气健脾,消食除胀止痛;茯苓宁心安神;桑寄生补肝肾,益精血;卷柏叶凉血止血;熟地黄补血滋肾,添精养肝,宁心安神。全方共奏补血养心之功。

**【运用】**

(1)辨证要点 本方为治疗心虚血少证的常用方。临床以心神不宁、神不守舍、怔忡惊惕、睡卧不宁、神情恍惚、健忘、舌淡、苔薄白、脉结散为辨证要点。

(2)加减变化 血少气虚,出血不止者,加阿胶、山茱萸,以固精净血;感冒者,加葱白、浓豆豉、生姜、大枣,以散寒解表。

(3)现代运用 本方可用于治疗各种贫血、过敏性紫癜、神经衰弱、心血管疾病等属心虚血少者。

(4)使用注意 本方应用时可与补气汤配合使用。孕妇忌用。

**【文献摘要】**

原书功用《瑞竹堂经验方·卷七·羡补门》:"治心脉结而散,肺脉浮而软,余脉如经,原其所自,思虑伤心,忧虑伤肺,心乃诸血之源,肺为诸气之候。心虚则血少,脉弱则气虚,遂致目涩、口苦、唇燥、舌咸,甚则齿为之痛,鼻为之不利,怔忡白浊,腠理不密,易感风寒。今以补气汤补气以养肺,益荣丹滋血以助心,荣卫日充,心肺职治,诸疾自愈。"

## 16. 补气汤

**【组成】**黄芪(炙)60g　人参(炙)　甘草(炙)各18g　麦冬(去心)　桔梗(炒)各30g

**【用法】**上咀嚼,每服15g。水300mL,生姜10g,煎至七分,去滓温服,不拘时候。

**【功用】**补气给力养肺。

**【主治】**肺虚气弱证。少气自汗,怔忡无力,鼻塞,易感风寒,舌淡、苔白,脉浮软。

**【方解】**黄芪味甘微温,补益肺气,固表止汗;人参甘温,益真元,补肺气,生津液;麦冬甘寒,养阴清热,润肺添精;桔梗通肺利气,宽胸利咽;生姜散寒止咳,疏风化浊;甘草健脾养胃,给力润肺。全方共奏补气给力养肺之功。

**【运用】**

(1)辨证要点　本方为治疗肺虚气弱证的常用方。临床以少气自汗、怔忡无力、鼻塞、易感风寒、脉浮软为辨证要点。

(2)加减变化　怔忡明显者,加龙眼肉、夜交藤,以养心安神;易感冒者,加白术、防风,以益气固表祛风;自汗多者,加浮小麦、煅牡蛎、麻黄根,以固表止汗。

(3)现代运用　本方可用于治疗感冒、慢性咳嗽、慢支、神经衰弱等属肺虚气弱者。

(4)使用注意　本方可与益荣丹配合使用。

## 17. 补养真元丸

**【组成】**菟丝子(捣末) 苍术(炒)各60g 补骨脂(炒) 益智仁 杜仲(炒) 山药(炒)各30g 小茴香(炒)40g

**【用法】**上为细末,酒糊为丸如梧桐子大。每服2丸,空腹温服,盐酒、盐汤服下。

**【功用】**补益真元,滋养气血,暖肾。

**【主治】**气血亏耗,肾脏亏虚证。阳痿遗精,遗尿,尿频,带下,泄泻,腰膝酸痛,筋骨无力,耳鸣,头晕目眩,夜盲,流涎过多,舌淡,脉细弱。

**【方解】**菟丝子主治黑胆汁性疾病,安神解郁,除烦宁心,开通肝阻;苍术芳香化浊健脾,祛风湿通络,散寒除润,明目辟秽;补骨脂生干生热,清除异常黏液质,增加色素,净血解毒,祛风止痒,暖肾添精;益智仁补肾助阳,添精固精缩尿,温脾止泻摄唾;杜仲补益肝肾,强壮筋骨;山药补脾益肾,固精止带;小茴香芳香化浊,暖肝通滞,散寒止痛,理气和胃,暖肾添精。全方共奏补益真无、滋养气血、暖肾之功。

**【运用】**

(1)辨证要点 本方为治疗气血亏耗、肾脏亏虚证的常用方。临床以阳痿遗精、遗尿、尿频、带下、泄泻、腰膝酸痛、筋骨无力、耳鸣等为辨证要点。

(2)加减变化 泄泻者,加肉豆蔻、五味子、吴茱萸,以温阳止泻;流涎过多者,加陈皮、半夏、茯苓、甘草,以给力祛润摄涎。

（3）现代运用　本方常用于治疗性功能减退、遗精、遗尿、腰肌劳损、慢性结肠炎等属气血亏耗、肾脏亏虚者。

（4）使用注意　阴虚火旺及便秘者忌用。

【文献摘要】

原书功用《瑞竹堂经验方·卷七·羡补门》："补养元气,滋益气血,暖水脏及下元。"

## 18. 杜仲丸

【组成】莲子肉（去心）　益智仁　补骨脂（炒）　小茴香（炒）　牛膝　茯神　杜仲（炒）　核桃仁（炒）各30g　煅龙骨（研细）20g　菟丝子40g

【用法】上为细末,用山药160g炙为末,葡萄酒糊为丸,如梧桐子大。每服2丸,枣汤送下,空腹食前服,每日2次。

【功用】补益心肾,给力添精。

【主治】气血亏虚,心肾不足证。腰痛,遗精遗尿,尿频,心悸失眠,健忘,疲倦乏力,脉虚。

【方解】莲子肉益肾固精,补脾止泻,养心安神；益智仁暖肾固精缩尿,温脾止泻摄唾；补骨脂补肾助阳,固精缩尿,暖脾止泻,纳气平喘；小茴香暖肝肾,健脾胃,散寒通经；牛膝补肝肾,强筋骨,利水通经；茯神宁心安神,健脾化浊；杜仲、核桃仁、菟丝子均能补肝肾,强筋骨,核桃仁又可温肺润肠；煅龙骨益精潜阳,收敛固涩,镇惊安神；山药健脾补肺,益胃补肾,给力添精。全方共奏补益心肾、给力添精之功。

【运用】

1. 辨证要点　本方为治疗气血亏虚、心肾不足证的常用方。临床应用以腰痛、遗精遗尿、尿频、心悸失眠、健忘、疲倦乏力、脉虚为辨证要点。

2. 加减变化　如暖脾肾，减去莲子肉、煅龙骨、茯神，加好醋兼糟120g，莲须、葱白、苍术各120g，米泔水浸一夕。

3. 现代运用　本方常用于腰肌劳损、遗精、遗尿等属气血亏虚、心肾不足者。

4. 使用注意　阴虚火旺者忌用。孕妇慎用。

【文献摘要】

原书功用　《瑞竹堂经验方·卷七·羡补门》："补心肾，益气血，暖元脏，缩小便，壮力。"

## 19. 杏子蜜

【组成】杏仁　苍术　白砂蜜各60g　苍术（麸炒）　姜半夏　木香　当归　人参各30g

【用法】杏仁用热水洗净屯于罐内，将生苍术80g为粗末，水熬一二百沸，将汁浸杏仁封其口。夏一日一夜，春秋三日三夜，冬五日五夜。去苍术及汁，锅内炒干，调入蜜60g，再炒少时取出。木香、当归、人参、半夏、苍术俱为细末，拌于杏仁上，冷定，用瓷罐盛屯，再用生蜜100g浇上。每日空腹细嚼15个，面汤送下，每日2次。

**【功用】** 给力添精,润肺祛痰。

**【主治】** 气血不足,肺虚痰盛证。咳喘,痰多,气短,便秘,舌淡红,苔白,脉弱。

**【方解】** 杏仁生湿生热,止咳,润肺祛痰,平喘润肠肥体;生苍术芳香化浊健脾,祛风湿;白砂蜜生干生热,开通阻塞,祛润健脑,强筋充肌,强身健体,止咳平喘,润肠通便;麸炒苍术化浊祛润健脾,祛风散寒,明目;姜半夏祛浊润,散冷痰,降逆止呕,消痞散结;木香芳香化浊健胃,强筋充肌,散风止痛,给力助阳;当归甘温质润,补血添精;人参益守精神力、生命力和自然力,产生良性体液,补脑增智,补心安神,益肺脏,增进食欲,给力添精,固表止汗,补肠止泻。全方共奏给力添精、润肺祛痰之功。

**【运用】**

(1)辨证要点 本方为治疗气血不足、肺虚痰盛证的常用方。临床应用以咳喘、痰多、气短等为辨证要点。

(2)加减变化 若气不顺者,加木香末6g;气血不和者,加当归末10g;若喘息者,加人参末10g。

(3)现代运用 本方常用于治疗感冒咳嗽、支气管炎、肺炎、支气管哮喘、百日咳等属气血不足、肺虚痰盛者。

(4)使用注意 泄泻者慎用。

## 20. 十宝丸

**【组成】** 补骨脂(酒焙) 附子(炮) 苍术(炒) 当归各30g

石枣(去核) 枸杞子(焙) 菟丝子(酒焙) 肉苁蓉(酒焙) 茯苓各18g 熟地黄60g

【用法】上为细末,醋糊为丸,如梧桐子大。每服2丸,空腹用温酒或盐汤送下,干物压之,每日2次。

【功用】暖肾固精,温脾益肝。

【主治】肝脾肾虚弱证。泄泻,阳痿,遗精、遗尿,尿频,腰膝酸软,盗汗,耳鸣目眩,月经不调,面色萎黄,舌淡红,脉细弱。

【方解】补骨脂性温,补肾助阳,固精缩尿,暖脾止泻,纳气平喘;附子上助心阳,中温脾阳,下补肾阳;苍术芳香化浊,健脾除润,祛风湿;当归甘温质润,补血添精;石枣祛风除润,消肿止痛,凉血净血;枸杞子甘润壮阳,固肾填精,养肝明目,补脑安神,消脂净血;菟丝子补肝肾,强筋骨;茯苓宁心安神;肉苁蓉温补肾脏,填补精髓,润肠通便,健体安神;熟地黄养肝补血,暖肾益精填髓。全方共奏暖肾固精、温脾益肝之功。

【运用】

(1)辨证要点 本方是治疗肝脾肾虚弱证的常用方。临床应用以泄泻、阳痿、遗精遗尿、尿频、腰膝酸软等为辨证要点。

(2)加减变化 五更泄泻者,去当归、肉苁蓉,加五味子、吴茱萸、肉豆蔻,以温阳止泻;遗尿者,加益智仁,以暖肾缩尿。

(3)现代运用 本方常用于治疗贫血、慢性肝炎、慢性泄泻、消化不良、性功能进退、遗精遗尿等属肝脾肾虚弱者。

(4)使用注意 阴虚火旺者忌用。孕妇慎用。

【文献摘要】

原书功用 《瑞竹堂经验方·卷七·羡补门》说:"专补益肝

脾肾三经,其功不可具述。"

## 21. 草还丹

【组成】苍术(30g酒浸、30g醋浸、30g泔浸、30g盐水浸,各一宿)120g 胡芦巴(酒浸一宿) 川楝子 补骨脂(酒浸一宿)各30g 覆盆子6g 小茴香3g 木香18g 山药 穿山甲(酥炙黄) 地龙 茯苓 枸杞子(酒浸一宿) 牛膝(酒浸一宿)各10g

【用法】上晒干为细末,葡萄酒糊丸为梧桐子大。每服2丸,葡萄酒盐汤送下,干物压之。空腹服毕,须行百步,使药力行,日进2服。

【功用】健脾胃,益精髓,补肾经。

【主治】脾胃肝肾虚弱证。食欲不振,遗精、遗尿,尿频,腰脚不利,耳目不明,容颜憔悴,须发早白,牙齿松动,失眠健忘,舌淡红,脉细弱。

【方解】苍术芳香化浊,健脾除润,祛风湿;胡芦巴生干生热,软坚散结,利喉清音,镇咳化痰,利尿调经;川楝子苦寒降泄,清肝火,泄郁热,通经止痛;补骨脂生干生热,补肾助阳,固精缩尿,暖脾止泻,纳气平喘;覆盆子甘酸补肾,固精缩尿;小茴香健脾益肾,通经开滞;木香芳香健胃,强筋充肌,散风止痛,行气通经;山药给力添精,补脾益肾,固精止带;穿山甲性善走窜,内达脏腑经络,益肾助阳,攻坚破积,通经脉;地龙性寒,清热,长于通行诸经;茯苓化浊除润,健脾安神;枸杞子养肝益肾,固精添精,明目,补脑安神,消脂净血;牛膝补肝肾,强筋骨,利水通经。全方共奏健脾胃、益精髓、补肾经之功。

【运用】

（1）辨证要点　本方为治疗脾胃肝肾虚弱证的常用方。临床应用以食欲不振、遗精、遗尿、尿频、腰脚不利、容颜憔悴、失眠健忘等为辨证要点。

（2）加减变化　脾虚食少者，加白术、陈皮、砂仁，以芳香健脾益胃；遗精、遗尿者，加益智仁、龙骨，以温肾固精。

（3）现代运用　现代常用于慢性胃炎、营养不良、性功能异常、遗精遗尿等属脾胃肝肾虚弱者。

（4）使用注意　孕妇忌用。

【文献摘要】

原书功用　《瑞竹堂经验方·卷七·羡补门》："夫草还丹者，不用金石，不加燥热，不伤五脏，只以草药为用，全在制度之妙。得水火既济之术，夺丹砂烧炼之功，大壮脾胃，能进饮食。且脾属中央之土，乃五脏之主，一失调养，则五脏俱虚，百病由此而生。此药益精髓，补肾经，固元阳，轻腰脚，安五脏，通九窍，令人耳目聪明。有一老人，年七十以上，常服此药，悦颜容，乌髭发，固牙齿，能夜书细字，延年益寿，乃仙家之良剂，平补大有效验。"

## 22. 金锁丹

【组成】远志（去心，炒）　蛇床子（酒浸，微炒）　紫梢花　小茴香　晚蚕蛾　续断　穿山甲（炙黄）　鹿茸（炒黄）各6g　海马（炒黄）　黑牵牛子各10g　木香　乳香　麝香各9g

【用法】上为细末,糊酒为丸,如梧桐子大(6g)。每服2丸,空腹温酒送下,每日2次。

【功用】暖肾添精,给力助阳。

【主治】肾虚精亏,神气不足证。阳痿滑泄、遗精、遗尿,腰膝酸软,精神不振,倦怠少气,舌淡红,脉弱无力。

【方解】远志宁心安神,补肾气,强志;酒浸蛇床子、紫梢花温肾壮阳,助阳秘精,补真元虚惫;小茴香健脾,补肾,暖肝通滞;晚蚕蛾、续断补肝益肾,壮阳涩精;穿山甲性善走窜,内达脏腑经络,益肾助阳,消癥通经;鹿茸生干生寒,主治各种湿热性或血液质性疾病,暖肾助阳,添精益血;海马生干生热,主治湿寒性或黏液质性疾病,补肾壮阳,固肾填精,强筋充肌;黑牵牛子祛风除润,通经;木香芳香化浊健胃,强筋充肌,散风止痛,行气通经;乳香生干生热,主治湿寒性或黏液质性疾病;麝香生干生热,芳香开窍,增强人体自然力,提高内外感觉力,开通阻滞,强筋骨,祛风止痛,壮阳。全方共奏暖肾添精、给力助阳之功。

【运用】

(1)辨证要点　本方是治疗肾虚精亏、神气不足证的常用方。临床应用以阳痿滑泄、遗精、遗尿、腰膝酸软、精神不振、倦怠少气等为辨证要点。

(2)加减变化　阳痿者,加淫羊藿、补骨脂、益智仁,以温肾助阳;遗精滑泄者,加锁阳、龙骨、桑螵蛸,以补肾固精;腰膝酸软者,加牛膝、杜仲,以强筋健骨。

(3)现代运用　本方常用于性功能减退、遗精、遗尿等属肾虚精亏、神气不足者。

(4)使用注意 阴虚内热者或阳热素盛者忌用。

**【文献摘要】**

原书功用《瑞竹堂经验方·卷七·羡补门》:"此药延年益寿,添精和血,注颜壮骨,养神调气,效不可尽述。"

## 三十五　痹证

### 1. 失苔剌知丸

【组成】芦荟30g　干姜　白芥子　失他剌知　菖蒲　番盐各6g　柴胡　沙哈木罕苔里　黄诃子　撒吉木你牙各20g　砂糖10g

【用法】同为细末,用可剌夫失水调合为丸,如梧桐子大(6g)。每服2丸,热水送下,每日2次。

【功用】祛风通经,除润散寒。

【主治】禀性衰败而寒,风湿阻滞证。关节肿胀疼痛,肢节冷痛,舌胖苔白,脉沉弦。亦可治半身不遂、口眼歪斜、缠肠肚风等属此证者。

【方解】芦荟软便清泻,祛风散寒止痛,利尿通经,养肝明目;干姜辛热,回阳通脉,温中散寒;白芥子辛温善走,温肺散冷痰,利气散结,通经逐恶润,用于阴疽流注及痰阻经络关节之肢体麻木、关节疼痛;失他剌只辛苦,温,净血,通血道,行气止痛;菖蒲生干生热,祛除浊润,安神清肠,强筋充肌,祛风除痹;番盐生干生热,主治湿寒性或黏液质性疾病,泻黄水;柴胡辛苦,气微寒,疏散郁结,疏风清热;沙哈木罕苔里生干生寒,清除异常黏液质,主治湿寒性或黏液质性疾病,开通脑阻,理气止痛,泻下恶润黄水,治疗寒性头部疾病,清除关节脓性黏液质,利水消肿;黄诃子清除异常胆液质,调节异常血液质,清热健胃,除郁,祛润通经;撒吉木你牙辛热,峻下逐水消肿;可剌夫失水健胃利尿,清热通经。全方共奏祛风通经、除润散寒之功。

**【运用】**

（1）辨证要点　本方为治疗禀性衰败而寒、风湿阻滞证的常用方。临床应用以关节肿胀疼痛、肢节冷痛、舌胖苔白、脉沉弦为辨证要点。

（2）加减变化　水肿较甚者,加茯苓、猪苓,以利水除润；疼痛较甚者,加制川乌、制草乌,以助搜风通络止痛。

（3）现代运用　本方常用于治疗慢性关节炎、类风湿性关节炎等属禀性衰败而寒、风湿阻滞者。

（4）使用注意　痹证之属湿热实证者忌用。孕妇慎用。

**【文献摘要】**

原书功用　《回回药方·卷十二·众风门·左瘫右痪口眼㖞斜类》："专治半身不遂、口眼㖞斜、缠肠肚风、骨节疼痛。"

## 2. 除润止痛羹

**【组成】** 木黑里　蜀葵根各20g

**【用法】** 将木黑里在温热水内化开,以蜀葵根捣罗过,相和用。

**【功用】** 除润祛浊,散寒止痛。

**【主治】** 禀性衰败而寒,浊润痹阻证。周身关节重着疼痛,胸闷气短,舌胖,苔白,脉沉。

**【方解】** 木黑里为芳香化浊,生干生热,主治湿寒性或黏液质性疾病,温肺止咳,祛寒平喘,利尿排石,排脓敛疮,除恶润；蜀葵根生湿生热,主治干寒性或黑胆汁性疾病,能散表发汗,软坚止痛,开通阻塞。全方共奏除润祛浊、散寒止痛之功。

【运用】

(1)辨证要点 本方是治疗禀性衰败而寒、浊润痹阻证的常用方。临床应用以周身关节重着疼痛、胸闷气短、舌胖、苔白、脉沉为辨证要点。

(2)加减变化 若恶寒发热,头痛如裹,加羌活、防风,以祛风散寒祛润。

(3)现代运用 本方常用于风湿性关节炎、类风湿性关节炎等属禀性衰败而寒、浊润痹阻者。

(4)使用注意 虚火内盛者及孕妇慎用。

【文献摘要】

原书功用 《回回药方·卷十二·众风门·风湿筋搐类》:"能开筋经,坚实并结。"

## 3. 温经止痛贴

【组成】阿而的叶 木香各20g 阿吉而哈而哈 撒苦卜子各15g 纳体笼10g 即福提150g 牙西珉油30g

【用法】以上药除即福提、牙西珉油外,余皆捣罗为末,与此二味依法相和,摊纸上贴病处。

【功用】温经止痛,祛风散寒除润。

【主治】冷痰恶润阻滞筋缩证。肢体关节拘急、疼痛重着、僵硬、屈伸不利,寒冷及阴雨天加重,舌淡红,苔白厚而腻,脉濡缓。

【方解】阿而的叶生干生热,主治湿寒性或黏液质性疾病,祛寒止痛；木香辛行苦泄温通，醒脾健胃，为行气止痛之要药；阿吉而哈而哈辛香走窜，祛风散寒，达表入里，止痛，下气消痰，温肺化浊；撒苕卜子生干生热，主治寒湿性或黏液质性疾病，通经利尿，行气消胀，温中止痛，除润给力；纳体笼生干生热，主治湿寒性或黏液质性疾病，利尿通淋，解毒消肿，通阻泻下，行气止痛；牙西珉油生干生热，主治湿寒性或黏液质性疾病，祛润健胃，促进消化，散寒通经。全方共奏温经止痛、祛风散寒除润之功。

**【运用】**

（1）辨证要点　本方为治疗冷痰恶润阻滞筋缩证的常用方。临床应用以肢体关节拘急、疼痛重着、僵硬、屈伸不利，寒冷及阴雨天加重，舌淡红、苔白厚而腻，脉濡缓为辨证要点。

（2）加减变化　肢体关节肿胀者，加草薜、通草，以芳香化浊祛润；肌肤麻木不仁者，加海桐皮、豨莶草，以祛风通经。

（3）现代运用　本方常用于风湿性关节炎、类风湿性关节炎等属冷痰恶润阻滞者。

（4）使用注意　热盛者慎用。

**【文献摘要】**

原书功用　《回回药方·卷十二·众风门·风湿筋搐类》："治筋经缩。"

## 4. 健胃长生马準

**【组成】** 丁香　肉豆蔻　豆蔻花　撒的知　砂仁各3g　肉桂

草果　胡椒　荜茇各10g　干姜　难花　小茴香　黑诃子　黄诃子各30g　金樱子皮60g　黑子15g　火麻仁12g　火麻叶10g

【用法】一同捣罗为末，用净蜜调和。每服20g，每日2次，随物送下。

【功用】温里祛寒，健脾除润。

【主治】脾胃寒湿证。腹部挛急疼痛，恶心，呕吐，胃脘满闷，厌食，泄泻清稀甚至如水样，舌淡，苔白腻，脉濡缓。

【方解】丁香辛香温，温中散寒，降逆止呕；肉豆蔻生干生热，主治寒湿性或黏液质性疾病，健胃，涩肠止泻，温中行气，祛寒止痛，强筋充肌；豆蔻花辛香温散，化浊行气，温中止呕，尤以胃经冷痰恶润阻滞之呕吐最为适宜；撒的知清肺止咳，降逆止呕，和胃降气；砂仁辛香温散，化浊行气，温中止呕止泻，其化浊祛润醒脾、行气温中均佳，故浊润冷痰阻滞脾胃所致诸证常用；肉桂生干生热，散寒止痛，温经通脉；草果辛温，能祛润散寒，除冷痰浊润，尤以冷痰浊润偏盛者为佳；胡椒生干生热，主治湿寒性或黏液质性疾病，能消食开胃，行气通阻，止咳散痰，温中止痛；荜茇生干生热，主治湿寒性或黏液质性疾病，健胃消食，行气通阻，利尿通经，止咳散痰，散寒止痛；干姜辛香甘热，散寒止痛，温经通阻；难花生干生热，温胃消食，行气止痛，祛风散寒，利尿排石，填精添精；小茴香辛温，散寒通经止痛，理气和中，开通阻滞；黑诃子、黄诃子均为生干生寒之品，能纯化异常血液质，祛润健脑，增强智力，除烦解郁，清热解毒；金樱子皮酸涩，能固精，涩肠止泻；黑子给力养心，祛风止咳；火麻仁、火麻叶甘平，润肠通便。全方共奏温里祛寒、健脾除润之功。

【运用】

（1）辨证要点　本方是治疗脾胃寒湿证的常用方。临床应用以腹部挛急疼痛、恶心、呕吐、泄泻、苔白腻、脉濡缓为辨证要点。

（2）加减变化　腹痛甚者,加白芍、甘草,以通经止痛；恶心呕吐甚者,加半夏、生姜,以温胃止呕。

（3）现代运用　本方常用于慢性胃炎、慢性肠炎、消化不良、胃肠神经官能症等属脾胃寒湿者。

（4）使用注意　阴虚有热或实热郁结者忌用。孕妇慎用。

【文献摘要】

原书功用《回回药方·卷十二·众风门·风湿筋搐类》："治手脚骨节筋松抽扯。"

## 5. 通痹止痛酊

【组成】膃肭脐

【用法】将上药浸入葡萄酒中,浸泡1周,以此酒搽之。

【功用】温经散寒,通痹止痛。

【主治】冷痰浊润凝滞,经脉痹阻证。肩背冷痛,瘫痪,手足颤抖,脐腹冷痛,肢体酸疼,腰背拘急,脚膝缓弱,舌淡、苔白,脉沉迟。

【方解】膃肭脐生干生热,助阳散寒,主治寒湿性、黏液质性经脉痹阻及诸般风疾、风疾闭塞、冷痰相缠、禀气冷、恶润过盛、浊风闭脏、寒浊筋松病证。本方具有温经散寒、通痹止痛之功。

【运用】

(1)辨证要点 本方为治疗冷痰浊润凝滞、经脉痹阻的常用方。临床应用以肩背冷痛、瘫痪、手足颤抖、舌淡、苔白、脉沉迟为辨证要点。

(2)加减变化 肩背冷痛重者,加肉桂、干姜,以助阳散寒止痛;手足颤抖重者,加天麻,以熄风止痉。

(3)现代运用 本方常用于脑血管病、风湿、类风湿性关节炎等属冷痰浊润凝滞、经脉痹阻者。

(4)使用注意 热证者忌用。

【文献摘要】

原书功用 《回回药方·卷十二·众风门·风湿杂治类》:"治人体有冷或风。"

## 6. 阿夫忒蒙煎

【组成】阿夫忒蒙 20g 黑诃子(煮熟) 无籽干葡萄各 9g 亦思秃忽都思 20g 伯思把你知 柴胡各 10g

【用法】上药用水 750mL,煎至 500mL,去渣,却下阿夫忒蒙同浸一昼夜,次日手揉去渣,再用阿里公末 3g,净蜜 10g,调和入在前水,空腹而服。

【功用】清热利湿,祛风止痛。

【主治】风湿热证。肢体沉重疼痛,烦躁,舌红、苔黄腻,脉滑数。

【方解】阿夫忒蒙生干生热,主治湿寒性或黏液质性或黑胆汁性疾病,能清除异常黏液质,强筋充肌,止痛,祛风散寒,养心安神;黑诃子生干生寒,能纯化异常血液质,祛浊湿,除烦解郁,清热解毒;无籽干葡萄生湿生热,主治干寒性或黑胆汁性疾病,调节异常黑胆汁,爽心悦志,润肠通便,补肝消肿;亦思秃忽都思甘温,能补肾固精,养肝明目;伯思把你知生干生热,主治寒性或黑胆汁或黏液质性疾病,能清除异常黑胆汁和黏液质,健脑,补心,爽心悦志,祛风净血;柴胡疏散退热,条达气结,调经止痛;阿里公开通阻滞,祛寒止痛,祛润利湿。全方共奏清热利湿、祛风止痛之功。

【运用】

(1)辨证要点　本方是治疗痹证属风湿热证的常用方。临床应用以肢体沉重疼痛、舌红、苔黄腻、脉滑数为辨证要点。

(2)加减变化　若脚膝肿甚者,加防己、木瓜,以祛湿消肿。

(3)现代运用　本方常用于风湿、类风湿性关节炎等属风湿热证者。

(4)使用注意　阿夫忒蒙不可多煮,减去其力则可,煎一二沸。

【文献摘要】

原书功用《回回药方·卷十二·众风门·众风杂治类》:"专治诸般风疾,又奄物烧刺病证。"

## 7. 没药锭子

【组成】面碱30g　沙哈木罕苔里15g　撒吉木你牙9g　没药3g

【用法】没药用葡萄酒化开,余药为末,一同调和,捏成锭子,每个5g,每服1个。

【功用】散风,祛痰,止痛。

【主治】风痰阻滞经脉证。髋骨背疼,骨节疼痛,或见腹部绞痛,腹泻,舌淡,苔白腻,脉弦滑。

【方解】面碱祛湿热,化食滞,解毒;沙哈木罕苔里生干生寒,主治湿寒性或黏液质性疾病,能清除异常黏液质,开通脑阻,行气止痛,泻下浊润,除黄痰;撒吉木你牙生干生热,主治湿寒性或黏液质性疾病,能清除异常黏液质和异常胆液质,祛冷痰消肿,散寒止痛,健胃消气窄;没药行气净血,通血道止痛。全方共奏散风、祛痰、止痛之功。

【运用】

(1)辨证要点 本方主治风痰阻滞经脉证。临床应用以胯骨背疼、骨节疼痛、舌淡、苔白腻、脉弦滑为辨证要点。

(2)加减变化 痛甚者,加延胡索,以止痛。

(3)现代运用 本方常用于骨关节病、急慢性肠炎、胃及十二指肠溃疡等属风痰阻滞弱脉者。

(4)使用注意 不可久服。

【文献摘要】

原书功用 《回回药方·卷三十·杂证门》:"能治胯骨背疼,又治因痰骨节疼痛,又散缠肠肚风。"

## 8. 阿思吉夫膏子

【组成】银柴胡 撒吉木你牙各18g 胡椒 阿迷剌(熟) 干姜各10g 草果 官桂 肉豆蔻花 丁香 肉豆蔻 芸香 丁皮各6g 砂糖60g

【用法】同为细末,炼蜜调和。上等禀性者服20g,中等者服15g,下等者服10g,若要宣者,服4g。

【功用】清除浊润,温通经脉。

【主治】浊润壅滞经脉证。脊背疼痛,肠风,痔漏,饮食不振,痰多,舌淡,苔白,脉迟缓。

【方解】银柴胡甘寒添精,能清虚热而不苦泄,治疗虚劳肌热,为退虚热、除骨蒸之佳品;撒吉木你牙生干生热,主治湿寒性或黏液质性疾病,能清除异常黏液质和异常胆液质,祛浊润,消肿,散寒止痛,健胃消食;胡椒生干生热,主治湿寒性或黏液质性疾病,能消食快胃,行气除胀,止咳散痰,温中止痛;干姜辛香甘热,散寒止痛,温经通脉;草果辛香温,除润散寒,除冷痰,用于浊润气结中阻之脘腹胀痛、呕吐泄泻、舌苔浊腻;官桂生干生热,助阳给力,散寒止痛,温经通脉;肉豆蔻花、丁香辛香温散,能温中散寒,降逆止呕,为治疗胃冷呕逆之要药,用于脘腹冷痛;肉豆蔻生干生热,主治寒湿性或黏液质性疾病,健胃,涩肠止泻,温中行气,祛寒止痛,强筋充肌;阿迷刺生干生寒,纯化异常血液质,主治湿热性或血液质性疾病,五脏虚弱;芸香生干生热,通阻利尿,理气止痛,强筋充肌;丁皮生干生热,主治湿寒性或黏液质性疾病,能除润健胃,增进消化,散寒通络;砂糖既可调味,又可增强体力以助药力。全方共奏清除浊润、温通经脉之功。

【运用】

(1)辨证要点 本方主治浊润壅滞经脉证。临床应用以脊背疼痛、肠风、痔漏、舌淡、苔白、脉迟缓为辨证要点。

(2)加减变化 肠风疼痛重者,加白芍、甘草,以通经止痛;

痔漏者,加蒲公英、黄柏,以清热解毒。

(3) 现代运用　本方常用于骨关节病、急慢性胃肠炎、痔疮等属浊润壅滞弱脉者。

(4) 使用注意　实热郁结者忌用。

【文献摘要】

原书功用《回回药方·卷三十·杂证门》:"专治脊背疼痛,肠风痔漏病证。"

## 9. 黑弩箭丸

【组成】两头尖　五灵脂各20g　乳香(另研)　没药(另研)　当归各10g

【用法】上为细末,醋糊为丸,如梧桐子大。每服2丸,临卧温酒下。

【功用】祛风除湿,行气净血,通经止痛。

【主治】冷痰黑血阻滞经脉证。肌肉、筋骨、关节疼痛、肿胀,四肢拘挛,痈肿溃烂,舌暗红,或有瘀斑、瘀点,脉涩。

【方解】两头尖辛热,祛风除润,散冷痰,消痈肿;五灵脂苦咸,温通疏泄,专入肝经,功擅净血,通血道,为治疗黑血瘀阻诸痛之要药;乳香、没药既均能净血,通血道止痛,又能行气通经;当归甘温质润,给力添精,通经止痛。全方共奏祛风除湿、行气净血、通经止痛之功。

【运用】

(1) 辨证要点　本方是治疗冷痰黑血阻滞经脉的常用方。

临床应用以肌肉、筋骨、关节疼痛、肿胀,舌暗红,或舌有瘀斑、瘀点,脉涩为辨证要点。

(2)加减变化 关节肿胀明显者,加萆薢、姜黄,以祛湿浊消肿;刺痛明显者,加桃仁、红花,以通经止痛。

(3)现代运用 本方常用于风湿性关节炎、类风湿性关节炎、强直性脊柱炎、骨性关节炎等属冷痰黑血阻滞经脉者。

(4)使用注意 忌食油腻之物。孕妇忌用。

【文献摘要】

原书功用《瑞竹堂经验方·卷一·诸风门》:"治风湿证。"

## 10. 导水丸

【组成】黄芩 大黄(酒浸二三时,纸裹火煨) 黑牵牛子(炒香) 滑石(研细)各30g

【用法】上为细末,滴水为丸,如梧桐子大。每服3丸,临卧温水送下。

【功用】攻下逐水。

【主治】浊湿冷痰停聚证。水湿肿满,湿热腰痛,痰湿流注身痛,无名肿毒,关节肿痛,疝气,大小便闭等。

【方解】黄芩苦寒,能清热除润,泻火解毒,散黄痰,净黑血;大黄苦寒,泻下黄水白痰,荡涤肠胃积滞,净血,通血道,通经开滞;黑牵牛子苦寒降泄,能通利二便以泄下浊湿、恶润白痰;滑石甘寒,利湿除润,清解暑热,收干脏润。全方共奏攻下逐水之功。

【运用】

(1)辨证要点 本方为治疗浊湿冷痰停聚证的常用方。临床应用以水湿肿满、湿热腰痛、痰湿流注身痛、无名肿毒、关节肿痛、疝气、大小便闭等为辨证要点。

(2)加减变化 痰火甚者,加黄连、薄荷、川芎,以除浊润,散黄痰;湿热腰痛、水湿肿痛者,加甘遂,以逐水除浊湿;遍身走注疼痛者,加白芥子,以通经散痰;发热,关节肿痛甚者,加朴硝,以退热散肿止痛;肠胃不通者,加郁李仁,以散气结,行肠胃。

(3)现代运用 本方常用于治疗肝硬化、慢性肾炎等所致的腹水或全身水肿属浊湿冷痰停聚者。

(4)使用注意 本方逐水力强,只可暂用,不宜久服。年老体弱者慎用。孕妇忌用。

## 11. 透骨止痛膏

【组成】生地黄 熟地黄 马鞭草各60g 吴茱萸 蒲黄 白面各30g 骨碎补 败姜屑各40g 鳖甲(炙)80g

【用法】上为细末,用米醋调似膏子,于火上温热,涂于痛处,用纸裹着候药令冷,再用热涂。如此七次,于避风处用。

【功用】除湿净血,通经止痛。

【主治】浊湿凝滞,血道不通证。骨节疼痛,痛无定处,舌苔白腻,脉弦滑。

【方解】生地黄甘寒质润,苦寒清热,入营分、血分,为添精清热之要药;熟地黄给力添精,补肾填髓,与生地黄共伍,增强补益肝肾经气、添精益髓之力;马鞭草清热解毒,净血,通血道,祛除浊湿;吴茱萸辛散苦泄,性热祛寒,既散肝经之寒邪,又解肝经气结,又温中散寒,降逆止呕,开通阻滞;白面健脾厚肠;骨碎补甘温,补肝肾,强筋骨,益虚损,行血脉,续筋骨,疗伤止痛;败姜屑温胃消食,祛润止泻,发散风寒;鳖甲添精清热,散白痰,祛浊润,软坚散结;蒲黄性平,既能净血又能通血道,且通经止痛。全方共奏除湿净血、通经止痛之功。

**【运用】**

(1)辨证要点　本方是治疗浊湿凝滞、血道不通证的常用方。临床应用以骨节疼痛、痛无定处、舌苔白腻、脉弦滑为辨证要点。

(2)加减变化　血道瘀滞明显者,加乳香、没药,以通调血道;疼痛明显者,加羌活、独活,以散寒止痛。

(3)现代运用　本方常用于治疗风湿性、类风湿性关节炎等属浊湿凝滞、血道不通者。

(4)使用注意　孕妇慎用。

**【文献摘要】**

原书功用《瑞竹堂经验方·卷一·诸风门》:"治一切风湿走注疼痛。"

## 12. 木瓜虎骨丸

**【组成】** 木瓜　血竭(另研)　没药(另研)　地龙　自然铜(煅,醋淬,研)　骨碎补(去毛)　木香　枫香脂　甜瓜子　羊胫骨(酒炙黄)　龟板(醋炙黄)　肉桂(去粗皮)　安息香(汤酒

煮)当归身(剉,焙)各30g 乳香(另研)18g

【用法】上为细末,拌匀,酒糊为丸,如梧桐子大。每服3丸,温酒送下,煎木瓜汤下亦可,渐加至4丸。食前临卧各进一服。

【功用】祛风通经,散寒除润。

【主治】风寒浊湿客于经脉之痹证。肢节疼痛,麻痹不仁,手臂无力,项背拘急,脚膝筋挛,不能屈伸等。

【方解】木瓜不仅有较好的通经舒筋作用,同时又能祛浊湿除润,为治疗久风顽痹、筋脉拘急之要药;血竭能入血分而通经消肿止痛,与乳香、没药配伍使用能宣通脏腑,疏通经络;肉桂温通经脉;龟板添精给力,益肾健骨,净血续伤;地龙、自然铜、骨碎补能疗伤续骨,添精益髓,祛润通经,善治筋松、筋缩病证;甜瓜子补肾填精;木香辛行苦泄温通,善通行脾胃之气结,为行气止痛之要药;羊胫骨祛风定痛,强筋健骨,治疗风湿痹痛、脚膝痿软;枫香脂能净血止痛,解毒生肌,开通血道;当归给力添精,通经止痛;安息香辛香温散,祛浊湿,除恶润,散白痰,通血道,引药入经。全方共奏祛风通经、散寒除润之功。

【运用】

(1)辨证要点 本方主治风寒浊湿客于经脉之痹证。临床以肢节疼痛、麻痹不仁,手臂无力,项背拘急,脚膝筋挛、不能屈伸等为辨证要点。

(2)加减变化 疼痛以肩肘等上肢关节为主者,加羌活、威灵仙、川芎,以祛风通经止痛;疼痛以膝踝等下肢关节为主者,加独活、牛膝,以除浊湿,益肾添精;疼痛以腰背关节为主者,加杜仲、桑寄生、续断,以补肾壮骨,添精益髓。

(3)现代运用 本方常用于治疗风湿性及类风湿性关节炎、强直性脊柱炎、骨性关节炎等属风寒浊湿客于经脉者。

(4)使用注意 服药期间忌食冷物、湿面、诸血等物。孕妇忌用。

**【文献摘要】**

原书功用 《瑞竹堂经验方·卷一·诸风门》:"治风寒湿客于荣卫合而成痹,使肢节疼痛,麻痹不仁,手臂无力,项背拘急,脚膝筋挛,不能屈伸。"

## 13. 圣灵丹

**【组成】** 制川乌(去皮脐,切片) 制草乌(去皮尖,切片)各18g 麻黄(去根节,微炒去汗) 生地黄(剉碎酒,浸一宿,焙酥黄) 自然铜(醋淬七次,研) 五灵脂(微炒) 羊胫骨(醋浸,炙酥黄)各30g 木香9g 乳香(另研) 没药(炙,研)各2g 木瓜(生者)40g 甜瓜子(炒黄)30g 沉香18g 龟板(醋炙黄酥)20g

**【用法】** 上为细末,炼白砂蜜,冷定和药成剂,每30g分为12丸。每服2丸,隔夜以生姜自然汁入瓷盏,同浸至天明,化开,空心温酒调服,再饮盏热酒送下,日进2服,唇吻微麻无妨。

**【功用】** 祛风散寒,除润通经,强壮筋骨。

**【主治】** 风寒湿相搏之痹证。手足麻肿疼痛,久则偏枯,活动不便,瘫痪,舌淡,苔白腻,脉沉迟。

**【方解】** 川乌、草乌均能祛风寒,除浊湿,散冷痰白润,温阳通经,破积散结,开痹止痛;麻黄辛温发散,祛风散寒,宣肺止咳,除浊湿,散冷痰白润,利水消肿;生地黄清热凉血,添精益脏;自然铜能疗伤续骨,舒筋通经;五灵脂净血止痛,开通血道,用于瘀血阻滞诸痛证;羊胫骨祛风定痛,强筋健骨;木香辛行苦泄温通,与乳香、没药、沉香配伍使用能行气止痛,宣通脏腑,疏通经脉;龟板添精给力,益肾健骨,益髓通滞;甜瓜子补肾填精;木瓜舒筋通经,除浊湿。全方共奏祛风散寒、除润通经、强壮筋骨之功。

【运用】

(1)辨证要点 本方主治风寒湿相搏之痹证。临床应用以手足麻肿疼痛、久则偏枯、活动不便、瘫痪、舌淡、苔白腻、脉浮滑为辨证要点。

(2)加减变化 冷风甚者,加防风、白芷,以祛风止痛;寒湿重者,加附子、细辛,以散寒除浊湿;浊湿者盛,加防己、萆薢、薏苡仁,以除浊湿,散冷痰白润。

(3)现代运用 本方常用于治疗风湿性及类风湿性关节炎、强直性脊柱炎、骨性关节炎、脑血管病后遗症等属风寒湿相搏者。

(4)使用注意 孕妇忌用。

【文献摘要】

原书功用 《瑞竹堂经验方·卷二·湿气篇》:"治男子妇人,风湿相搏,气痹,传于手足,麻肿疼痛,久则偏枯,及脚气不能行履。大治瘫痪风湿,手足复旧。"

## 14. 甜瓜子丸

【组成】甜瓜子(炒黄色) 威灵仙各30g 木瓜20g 川乌(炮)18g

【用法】上为细末,酒煮面糊为丸,如梧桐子大。每服2丸,温酒下,避风处少息,汗出为度。若病在上,食后服;病在下,食前服。

【功用】祛风除润,通经止痛。

【主治】风寒浊湿相搏之痹证。腰脚疼痛,手足麻木肿胀,屈伸不利,舌淡,苔白腻,脉沉滑。

【方解】甜瓜子补肾填精;木瓜舒筋通经,添精,除浊湿白润;威灵仙祛风寒,除浊湿,通经止痛;川乌祛风寒,除浊湿,散冷痰白润,温阳通经,破积散结,开痹止痛。全方共奏祛风除润、通经止痛之功。

【运用】

(1)辨证要点 本方治疗风寒浊湿相搏之痹证。临床应用以腰脚疼痛,手足麻木肿胀、屈伸不利,舌淡、苔白腻,脉沉滑为辨证要点。

(2)加减变化 疼痛重者,加细辛、羌活、独活,以散寒通经止痛;血道瘀滞明显者,加乳香、没药,以通调血道。

(3)现代运用 本方常用于治疗风湿性及类风湿性关节炎、强直性脊柱炎、骨性关节炎等属风寒浊湿相搏者。

(4)使用注意 服药后当日忌食热物及相反药材,如半夏、瓜蒌、贝母、白及之类。孕妇忌用。

**【文献摘要】**

原书功用《瑞竹堂经验方·卷一·诸风门》:"治风湿相搏,腰脚疼痛。服之大效。"

## 15. 四倍丸

**【组成】** 杜仲(炒)60g 补骨脂(炒) 甘草 核桃仁(去皮油)各40g

**【用法】** 上为细末,酒糊为丸,如梧桐子大。每服2丸,空心用甘草末调汤送下。

**【功用】** 补肾强腰。

**【主治】** 肾虚腰痛。腰膝疼痛,筋骨无力,大便燥结,或伴咳喘,肢面浮肿,遗精早泄,舌淡、苔白,脉沉迟。

**【方解】** 杜仲补肝肾,强筋骨;补骨脂补肾添精,助阳益髓;甘草生湿生热,祛奄浊,益肺散痰,定喘止咳,祛风退热,调和药性;核桃仁生湿生热,温肾助阳填髓,暖腰通经,润肺止咳,润肠通便。全方共奏补肾强腰之功。

**【运用】**

(1)辨证要点 本方为治疗肾虚腰痛的常用方。临床应用以腰膝疼痛、筋骨无力、遗精早泄、舌淡、苔白、脉沉迟为辨证要点。

(2)加减变化 咳喘者,加蛤蚧、杏仁,以止咳定喘;遗精早泄者,加菟丝子、枸杞子、覆盆子、车前子、五味子,以固精止遗。

(3)现代运用 本方常用于治疗腰肌劳损、性功能障碍、习惯性便秘、支气管哮喘等属肾虚者。

(4)使用注意 阴虚火旺者及大便不实者忌用。

**【文献摘要】**

原书功用《瑞竹堂经验方·卷七·羡补门》:"治腰膝疼痛,美进饮食。"

## 16. 复春丹

**【组成】**杜仲(酥炒) 补骨脂(酒浸,用脂麻炒黄) 萆薢(酥制黄) 巴戟各30g 沉香18g

**【用法】**上为细末,醋糊为丸,如梧桐子大。每服2丸,空腹服。每服药时先嚼胡桃一枚,同药温酒送下,干物压之。

**【功用】**补肾强筋,祛风除润,通经止痛。

**【主治】**肾虚筋弱,风湿痹阻证。腰腿疼痛,步履艰难,阳痿,遗精带下,遗尿,尿频,泄泻,舌淡,苔白腻,脉沉滑。

**【方解】**杜仲补肝肾,强筋骨;补骨脂补肾添精,助阳益髓;萆薢苦微寒,能利湿化浊,祛风除润,泻下黄水;巴戟补肾助阳给力,强筋骨,祛风寒,除浊湿;沉香芳香辛散,开气结,散冷痰白润,通滞止痛,温中止呕,纳气平喘。全方共奏补肾强筋、祛风除润、通经止痛之功。

**【运用】**

(1)辨证要点 本方为治疗肾虚筋弱、风湿痹阻证的常用方。临床应用以腰腿疼痛、步履艰难、阳痿、遗精带下、遗尿、尿频、舌淡、苔白腻、脉沉滑为辨证要点。

(2)加减变化 步履艰难者,加牛膝、五加皮,以强筋健骨;遗尿者,加益智仁、乌药,以温肾散寒止遗;泄泻者,加肉豆蔻、五味子、吴茱萸,以温阳止泻;阳痿遗精者,加锁阳、龙骨、桑螵蛸,以补肾固精。

(3)现代运用 本方常用于风湿性及类风湿性关节炎、腰肌劳损、性机能减退、遗精遗尿等属肾虚筋弱、风湿痹阻者。

(4)使用注意 阴虚火旺者及便秘者忌用。

【文献摘要】

原书功用 《瑞竹堂经验方·卷七·羡补门》:"治腰腿疼痛。"

## 17. 苍术化浊丸

【组成】苍术(泔浸,用生姜、葱白各一片切碎,加盐二两,同炒苍术至黄色为度,去葱不用)60g 花椒(微炒) 茯苓 小茴香(微炒)各40g

【用法】上为细末,酒糊为丸,如梧桐子大。每服2丸,空腹温酒送下。

【功用】散寒除润,通经止痛。

【主治】恶润浊湿痹阻经脉证。腰腿疼痛,小便不利,水肿胀满,食少,便溏泄泻,舌淡胖、苔白腻,脉沉滑。

【方解】苍术性味辛苦温散,化浊祛润,健脾给力,开通阻滞;花椒辛温,温阳散寒,通经止痛;茯苓性甘淡,健脾给力,化浊除湿,散痰净润;小茴香味辛温,温阳散寒,开通阻滞止痛,开气结,暖肝胃。全方共奏散寒除湿、通经止痛之功。

【运用】

(1)辨证要点　本方为治疗寒湿浊湿痹阻经脉证的常用方。临床应用以腰腿疼痛、小便不利、水肿胀满、舌淡胖、苔白腻、脉沉滑为辨证要点。

(2)加减变化　小腹寒疝疼痛者,加吴茱萸、川楝子、香附、木香,以加强散寒止痛之力;水肿胀满者,加猪苓、泽泻、白术、桂枝,以利浊湿消肿。

(3)现代运用　本方常用于慢性胃炎、胃溃疡、风湿性关节炎、夜盲症、肾炎水肿、嵌闭性小肠疝等属寒湿浊湿痹阻者。

(4)使用注意　阴虚火旺、气虚多汗者忌服。

【文献摘要】

原书功用《瑞竹堂经验方·卷七·羡补门》:"治腰腿疼痛,明目,暖水脏,并小肠疝气,大有补益。"

## 三十六 痿 证

### 1. 蓖麻子油

【组成】可剌夫失根 小茴香 鲁迷茴香 茴香根 亦即黑而根 甘草 剌辛各30g 难花 地椒 山香菜 马而马胡子 可剌夫失子 麻思他其 白薇 胡芦巴各20g 书黎 福黎 沙他剌只 木黑里各18g 撒吉别挈只 兀沙吉 扎兀失儿 干姜 肉桂 胡椒 草果 砂仁 荜澄茄 荜茇 肉豆蔻 肉豆蔻花 少尼子 木香 可落牙 广成 都卢拿只各10g

【用法】上药共捣半碎,在水内浸一周时,水高过药二寸许,后熬至药极熟,以手擦之,滤过。又将蓖麻子油500g相和,慢火熬至去水存油。每服4g。

【功用】通利经脉,祛风养筋。

【主治】浊风壅阻证。身体散解,情绪低落或烦躁易怒,不思饮食,或左瘫右痪,口眼歪斜,舌淡红,脉细缓。

【方解】难花生干生热,能消除黏性体液,行气除满,化浊止呃,温胃消食,给力添精;地椒温中散寒,祛风通滞;山香菜调节异常血液质,清热消肿,祛黑血;可剌夫失子生干生热,祛寒利尿,开通阻滞,健胃消食,化浊除润;小茴香、鲁迷茴香、茴香根芳香温散,暖肝养筋,开通阻塞,化浊除润,降逆止泻;麻思他其生干生热,祛寒除润,健胃消食,行气除满,化浊湿,芳香净痰;白薇清热凉血,通经化滞,解毒添精;胡芦巴生干生热,软坚散结,补益肝肾,镇咳散痰,开通阻滞;福黎生湿生热,给力助脾,添精养筋,利尿消肿;沙他刺只清血生寒,纯化异常血液质,凉血解毒,清热;木黑里生干生热,通经祛润,行气除胀,温中除浊湿;撒吉别擎只生干生热,清除异常黏液质和异常胆液质,祛润消肿,温通经脉;兀沙吉生干生热,消肿通滞,开通阻塞,止咳散痰,开通血道;扎兀失儿祛风散寒,清除异常黏液质,开通阻滞,化浊湿消肿,健胃除胀,除白痰恶润,通经止痛;可刺夫失根生干生热,祛寒化浊,开通阻滞,强筋通经;甘草生湿生热,祛奄浊,益肺散痰,助脾给力,疏风清热;刺辛主补益脑、心、肝,能除浊湿健胃,温中,强筋充肌健骨骼;干姜辛甘热,健脾补肾给力,助阳散寒,温经通脉;肉桂、胡椒生干生热,散寒温中,散发奄浊,开通阻塞,清除胸部异常浊润;荜茇温中散寒,健脾给力;草果生干生热,调节异常黏液质,温胃消食,健脾给力,除浊湿,强筋骨;砂仁辛温行气化浊,温中健脾充肌;荜澄茄温中散寒,健脾给力;肉豆蔻、肉豆蔻花生干生热,健胃祛寒,益肾助阳给力,强筋骨;可落牙生干生热,温胃除润,健脾充肌;木香生热散寒,祛浊湿,除润健胃,疏风通经;广成散寒祛风,开通阻滞,清除异常黑胆汁;少尼子生干生热,补益肝肾,添精,强筋充肌,祛寒健骨,宽肠胃,行气通阻,消肿;都卢拿只生干生热,补益心脏,安神除烦,除润强筋,养肌。全方共奏通利经脉、祛风养筋之功。

【运用】

(1)辨证要点 本方是治疗浊风壅阻证的常用方。临床应用以身体散解、情绪低落或烦躁易怒、不思饮食等为辨证要点。

（2）加减变化　脾胃虚弱者，加党参、白术、山药，以补脾给力。

（3）现代运用　本方常用于治疗多发性神经炎、运动神经元疾病、脊髓病变、重症肌无力、周围性麻痹、脑血管意外等属浊风壅阻者。

（4）使用注意　阴虚阳亢者忌用。孕妇慎用。

【文献摘要】

原书功用　《回回药方·卷三十·杂证门》："治身体散解，左瘫右痪，口眼㖞斜，又能开肝经、脾经气结，并治忽邻只（即肠风内结）证候。"

## 2. 起瘘油

【组成】可剌夫失根　茴香根　马兰根　阿的黑儿根　干剌辛　难花　家香菜　野香菜　马儿马呼则　可剌夫失子　小茴香　阿你松　芸香　阿撒龙　白薇　胡芦巴各20g　彻忒剌　安息香　干姜　官桂　草果　白豆蔻　荜澄茄　荜茇　胡椒　肉豆蔻　肉豆蔻花　香黑子　木香　莳萝各15g　槟榔　兀沙吉扎兀失儿　都龙知各10g

【用法】上同为半捣，下锅用水淹着，上过二指，却上慢火熬至一半，滤过，却加蓖麻子油500g，同上慢火而熬，去水，存油，滤过，澄清。每服9g，每日2次。

【功用】除润行气，通阻强筋。

**【主治】**浊湿气结,筋脉失养证。浑身筋松,软弱无力,四肢痿弱,大便不畅,纳呆,面色萎黄,舌淡、苔白腻,脉细滑。

**【方解】**难花生干生热,能消除黏性体液,行气除满,健脾给力,温胃消食,行气通滞;野香菜调节异常血液质,清热消肿,祛黑血白痰;可剌夫失子生干生热,祛寒化浊,通阻给力,健胃消食,祛润通经;小茴香开通阻塞,消除奄浊与黄水,暖肝益肾;阿你松生干生热,成熟异常黏液质,温经通脉,行气祛润;芸香生干生热,通阻化浊,行气通滞,补脑增智,强筋养肌;阿撒龙生干生热,开通肝阻,泻浊消肿,祛润散寒,养筋壮肌;白薇清热凉血,通经化滞,解毒添精;胡芦巴生干生热,暖肝益肾,助阳给力,软坚散结,止咳化痰,开通阻滞;彻忒剌清血生寒,纯化异常血液质,凉血解毒,祛风止痒,祛黑血白痰;安息香生干生热,主治湿寒性或黏液质性疾病,益肺止咳,散寒除冷痰,温阳给力,除润化浊;兀沙吉生干生热,消肿净血,开通阻塞,通血道;扎兀石儿祛风散寒,清除异常黏液质,通阻壮筋,化浊消肿,健胃除胀,祛奄浊冷痰;可剌夫失根生干生热,祛寒化浊,健胃消食,除润通经;马兰根生干生热,祛润消肿,温经充肌,散寒化浊湿,软坚散结;阿的黑儿根生干生热,强筋充肌,行气通阻,健胃消食,化浊祛润;干剌辛主补益脑、心、肝,能除浊湿健胃,温中,强筋充肌,散风止痛;干姜辛甘热,给力助阳,散寒除润,温经通脉;官桂生干生热,散寒温中,除润快胃,温补肝脏,强筋骨充肌,补心宁悸,温肾壮阳;草果除润生热,调节异常黏液质,温胃消食,健脾给力;白豆蔻化浊行气,温中给力;肉豆蔻、肉豆蔻花生干生热,健胃,增进消化,祛寒除润,填精壮阳,强筋充肌;荜澄茄温中散寒,行气通经;荜茇生干生热,健胃消食,行气除润,填精壮阳,利尿通经,止咳散痰;胡椒生干生热,散寒温中,祛奄浊,开通阻塞,清除胸部异常的润;香黑子生湿生寒,降低偏盛的胆液质,清热添精,润燥充肌;木香除润健胃,强筋充肌,疏风通经,壮阳;莳萝生干生热,开通阻塞,成熟体液,化浊消肿,除胀通经;槟榔清热除润,泻下奄浊,解毒退肿;都龙知生干生热,温补心脏,安神除烦,除润强筋养肌。全方共奏除润行气、通阻强筋之功。

【运用】

(1)辨证要点 本方是治疗浊湿气结、筋脉失养证的常用方。临床应用以浑身筋松、软弱无力、四肢痿弱、大便不畅、纳呆、面色萎黄、舌淡、苔白腻、脉细滑为辨证要点。

(2)加减变化 浊湿盛者,加萆薢、防己,以化浊祛润;筋脉阻滞者,加桃仁、地龙,以开通阻滞。

(3)现代运用 本方常用于治疗多发性神经炎、运动神经元疾病、脊髓病变、重症肌无力、周围性麻痹等属浊湿气结、筋脉失养者。

(4)使用注意 阴虚热甚者及孕妇忌用。

【文献摘要】

原书功用 《回回药方·卷十二·众风门·众风杂治类》:"专治浑身筋松病证,半身不遂,口眼歪斜,尸强病证,能开缠肠肚风,又散胸肝闭塞。"

## 三十七 腰 痛

### 1. 舍刺必安只而羹

【组成】无花果（卜西提者）100g

【用法】将无花果放锅内，量用水浸高寸许，同熬至烂，放一宿后滤过，入蜜一半，同熬到至处用。若要润脏，将无花果乳8g化在此汤内服之。每服10g，每日2次。

【功用】调理禀性，润脏祛寒。

【主治】禀性衰败而冷、而干证。腰部冷痛，脊背冷痛，口干咽燥，心烦失眠，舌淡、苔白而干，脉沉细。

【方解】无花果生湿生热，调节异常黑胆汁，强身健体，促进消化，润肠通便，止咳，消肿通阻，化浊通经，主治干寒性或黑胆汁性疾病，如营养不良、体瘦无力、大便不畅、小便不利、肝脾生阻、腰痛尿少、肾寒阳痿。本方可奏调理禀性、润脏祛寒之功。

【运用】

（1）辨证要点 本方是治疗禀性衰败而冷、而干证的常用方。临床应用以腰部冷痛、脊背冷痛、口干咽燥、心烦失眠、舌淡、苔白而干、脉沉细为辨证要点。

（2）加减变化 腰部冷痛甚者，加附子、细辛，以温阳散寒止痛。

（3）现代运用 本方常用于治疗腰肌劳损、强直性脊柱炎、腰椎骨质增生、腰椎间盘病变等属禀性衰败而冷、而干者。

(4)使用注意 孕妇慎用。

【文献摘要】

原书功用 《回回药方·卷三十·杂证门》:"能治腰子令热,且润脏。因冷根源,有脊背疼痛证候,用之皆得济。"

## 2. 剌辛煎

【组成】剌辛100g

【用法】将剌辛新者,量于净水内,洗去皮,以半寸为度,切之,加蜜与水同熬至软,取出空干,又在制过净蜜内熬,后将前者煎内说过的药味相和熬用。每服10g,每日2服。

【功用】调理禀性,散寒除湿。

【主治】禀性衰败而冷、而湿证。腰部冷痛,脊背冷痛,小便不利,舌淡、苔白腻,脉沉迟。

【方解】剌辛除湿,健胃温中,强筋充肌,祛风止痛,壮阳,补益脑、心、肝,治胃纳不佳、胃脘虚寒、腹痛、子宫痛、膀胱冷痛,能吸引体内深处的异常体液。本方可奏调理禀性、散寒除湿之功。

【运用】

(1)辨证要点 本方是治疗禀性衰败而冷、而湿证的常用方。临床应用以腰部冷痛、脊背冷痛、小便不利、舌淡、苔白腻、脉沉迟为辨证要点。

(2)加减变化 浊湿甚者,加苍术、茯苓,以加强祛浊湿之功;寒甚者,加细辛、干姜,以加强助阳祛寒止痛之功。

(3)现代运用　本方常用于治疗腰肌劳损、强直性脊柱炎、腰椎骨质增生、腰椎间盘病变等属禀性败而冷、而湿者。

(4)使用注意　阴虚内热者慎用。

**【文献摘要】**

原书功用　《回回药方·卷三十·杂证门》："治左瘫右痪,腰子尿胞冷者,服之能令其热,利小便,脊梁冷疼者,亦能令其热。"

## 3. 胡萝卜煎

**【组成】** 净胡萝卜 100g

**【用法】** 将干净胡萝卜切匀,水内洗净,去皮并心,半寸为度,切之,在蜜一分、水二分内熬至半熟,取出,再与净蜜同熬,将以上煎内药味捣罗为末,相和令透。

**【功用】** 调理禀性,助阳散寒。

**【主治】** 禀性衰败而冷证。腰部隐痛,酸软无力,局部发凉,脊背冷痛,精神不济,胸膈坚满,舌淡、苔白,脉沉迟无力。

**【方解】** 胡萝卜生湿生热,给力添精,填补精髓,宁心除烦,润肺除润,止咳散痰,主治干寒性或黑胆汁性疾病,如性欲减退、精液不足、腰膝酸软、腰痛、心虚心慌、肺燥哮喘。本方可奏调理禀性、助阳散寒之功。

**【运用】**

(1)辨证要点　本方是治疗禀性衰败而冷证的常用方。临床应用以腰部隐痛、酸软无力、局部发凉、脊背冷痛、舌淡、苔白、脉沉迟无力为辨证要点。

（2）加减变化　寒冷甚者，加干姜、肉桂，以增加助阳散寒止痛之功；气虚者，加黄芪、党参，以健脾给力。

（3）现代运用　本方常用于治疗腰肌劳损、强直性脊柱炎、腰椎骨质增生、腰椎间盘病变等禀性衰败而冷者。

（4）使用注意　阴虚内热者慎用。

**【文献摘要】**

原书功用　《回回药方·卷三十·杂证门》说："能软胸膈，令脊背热，亦治脊背疼，壮精神。"

## 4. 蔓菁煎

【组成】蔓菁100g

【用法】将蔓菁长者洗净去皮，直切破，不令其断，浸盐水内，三四日取出，净水洗过，又放清水内，三四日去咸味，在蜜水内熬，取出空干，又在净蜜内，以前者煎内药味加入，同熬用。每服10g，每日2服。

【功用】散寒软坚，给力轻身。

【主治】禀性衰败而冷，肺脾肾经气虚身弱证。腰部冷痛，脊背冷痛，胸膈坚满，身体瘦弱，疲倦乏力，舌淡、苔白，脉沉迟无力。

【方解】蔓菁生津生热，补益祛寒，添精给力，化浊祛润，主治干寒性或黑胆汁性疾病，如体虚阳痿、颜面黑斑、尿闭、腹泻、腰膝酸软。本方可奏散寒软坚、给力轻身之功。

**【运用】**

(1)辨证要点　本方是治疗禀性衰败而冷、肺脾肾经气虚、身弱证的常用方。临床应用以腰部冷痛、脊背冷痛、胸膈坚满、身体瘦弱、疲倦乏力、舌淡、苔白、脉沉迟无力为辨证要点。

(2)加减变化　肾虚体寒者,加肉桂、杜仲、菟丝子,以温肾助阳祛寒。

(3)现代运用　本方常用于治疗腰肌劳损、强直性脊柱炎、腰椎骨质增生、腰椎间盘病变等属禀性衰败而冷、肺脾肾经气虚身弱者。

(4)使用注意　阴虚内热者慎用。

**【文献摘要】**

原书功用　《回回药方·卷三十·杂证门》:"其得济与胡萝卜煎同(即能软胸膈,令脊背热,亦治脊背疼,壮精神)。"

## 三十八 疝 气

### 1. 香蝎散

【组成】乳香 全蝎蛸各4g 制川乌10g

【用法】上为细末,每服4g,水200mL,煎至七分,入盐少许,空腹连滓热服。

【功用】散寒除湿,通阻止痛。

【主治】寒风浊湿阻滞之小肠疝气。腹股沟可触及肿块,有时坠入阴囊,局部胀痛和牵涉痛,舌质淡、苔白腻,脉濡缓。亦可治阴囊肿痛。

【方解】乳香生干生热,主治湿寒性或黏液质性疾病,净血通经,消肿止痛;全蝎蛸除浊湿,祛风寒,强筋充肌,熄风定搐,开通阻滞;川乌除润祛寒,强筋健骨,祛风止痛,开冷痰,通阻滞,破积散结,主治湿寒性或黏液质性疾病。全方共奏散寒除湿、通阻止痛之功。

【运用】

(1)辨证要点 本方是治疗寒风浊湿阻滞之小肠疝气的常用方。临床应用以腹股沟区可触及肿块,有时可坠入阴囊,苔白腻,脉濡缓为辨证要点。

(2)加减变化 寒邪偏甚者,加附子、桂枝、干姜,温经散寒;浊湿甚者,以加薏苡仁、苍术,加强祛奄浊除湿之功;阴囊肿痛者,加没药、延胡索,以加强消肿止痛之功。

(3) 现代运用　本方常用于治疗小肠疝气、阴囊肿痛、慢性胃炎等属寒风浊湿阻滞者。

(4) 使用注意　本方中川乌毒性极强，内服必须制用，且久煎一小时以上；全蝎蜈蚣亦有毒，内服不可过量。阴虚阳盛、血虚生风、素体热甚者及孕妇忌用。

【文献摘要】

原书功用　《瑞竹堂经验方·卷三·小肠疝气门》："治小肠疝气，阴囊肿痛。"

## 2. 川楝茴香散

【组成】木香　小茴香（盐炒香，不用盐）　川楝子（切片，盐炒，同盐用）

【用法】上各等分，为细末。每服10g，热酒200mL，空腹调服。

【功用】暖肝散寒，行气止痛。

【主治】肝经寒浊凝滞之小肠疝气。腹部胀痛，可扪及肿块，遇寒痛剧，得温痛减，形寒肢冷，舌淡、苔白腻，脉沉紧。

【方解】木香芳香化浊，健胃温中，疏肝开郁，行肠胃气结气窄，开通阻滞，祛风止痛；小茴香暖肾祛寒，行肠道气结气窄，开通阻滞；川楝子行气止痛，开通阻滞，舒展肝气。全方共奏暖肝散寒、行气止痛之功。

【运用】

(1) 辨证要点　本方是治疗肝经寒浊凝滞之小肠疝气的常用方。临床应用以腹部胀痛，可扪及肿块，遇寒痛剧，得温痛减，舌淡、苔白腻、脉沉紧为辨证要点。

(2)加减变化 寒邪重者,加附子、桂枝、干姜,以增强散寒通阻之力;气滞胀满甚者,加延胡索、乌药,以增强行气止痛之功。

(3)现代运用 本方常用于治疗小肠疝气、慢性胃肠炎、肠梗阻等属肝经寒浊凝滞者。

(4)使用注意 本方中川楝子有小毒,不可长期服用。阴虚津液不足者慎用。脾胃虚寒者及孕妇忌用。

【文献摘要】

原书功用 《瑞竹堂经验方·卷三·小肠疝气门》:"治小肠疝气疼痛。"

## 3. 喝气丸

【组成】萆薢 杜仲(酥炒) 胡芦巴(生芝麻炒拌,炒过,去芝麻) 补骨脂(炒) 小茴香(盐水浸一宿)各30g 核桃仁(烫去皮)60g

【用法】将胡桃仁为末,同前五味药末为丸,如梧桐子大(6g)。每服3丸,空腹盐酒送下。

【功用】暖肝补肾,通阻止痛。

【主治】肝肾经寒气浊湿内聚之小肠疝气。腹部胀痛,可扪及肿块,遇寒痛剧,得温痛减,纳呆,倦怠,大便不爽,舌淡、苔白厚腻,脉弦滑。

【方解】萆薢除润化浊,祛风通经;杜仲补肝肾,强筋骨;胡芦巴生干生热,暖肝益肾,软坚散结,利尿通经,给力助阳;补骨脂生干生热,能清除异常黏液质,净血强肾,祛风散寒,除奄浊,散冷痰,助阳给力;小茴香生干生热,成熟异常黏液质,暖肾祛寒,温经通络止痛,行肠道气结气窄,开通阻滞;胡桃仁生湿生热,健脑助阳,温肾添精,增进智力,增强消化,润肺祛痰,通经润肠。全方共奏暖肝补肾、通阻止痛之功。

【运用】

(1)辨证要点　本方是治疗肝肾经寒气浊湿内聚之小肠疝气的常用方。临床应用以腹部胀痛,可扪及肿块,遇寒痛剧、得温痛减,大便不爽,舌淡、苔白厚腻,脉弦滑为辨证要点。

(2)加减变化　寒邪重者,加附子、桂枝、干姜,以增强温经散寒之力;气滞胀满甚者,加延胡索、乌药,以增强行气止痛之功。

(3)现代运用　本方常用于治疗小肠疝气、慢性胃肠炎、肠梗阻、腰肌劳损等属肝肾经寒气浊湿内聚者。

(4)使用注意　方中川楝子有小毒,不可长期服用。阴虚津液不足者慎用。脾胃虚寒者及孕妇忌用。

【文献摘要】

原书功用　《瑞竹堂经验方·卷二·疝篇》:"治小肠气及腰痛。"

## 4. 木香楝子散

【组成】川楝子(为末,未碾前先用巴豆10g同川楝子炒成赤色,去巴豆不用)　石菖蒲(炒)　木香(炒)各30g　荔枝核(炒)　萆薢各18g

【用法】上为细末,入麝香少许,空腹,炒小茴香盐酒调下,每服8g。

【功用】祛奄化浊,行气止痛。

【主治】浊湿气结壅滞之小肠疝气。腹痛拒按,可扪及肿块,纳呆,倦怠,大便溏滞不爽,舌淡、苔白腻,脉弦滑。亦可治膀胱偏坠,久药不效者。

【方解】川楝子行气止痛,开通阻滞,舒展肝气;草薢除润化浊,祛风通经;石菖蒲芳香生干生热,祛奄浊,除润,散冷痰,安神醒脑,强筋充肌,通经开滞;木香芳香化浊,温中开胃,疏肝开郁,行肠胃气结气窒,开通阻滞,荔枝核行气散结,通经开滞,散寒止痛;麝香芳香通经,醒脑开窍,净血,通血道,通经散结止痛。全方共奏祛奄化浊、行气止痛之功。

【运用】

(1)辨证要点 本方是治疗浊湿气结壅滞之小肠疝气的常用方。临床应用以腹痛拒按、可扪及肿块,大便溏滞不爽,舌淡、苔白腻,脉弦滑为辨证要点。

(2)加减变化 寒湿明显者,加藿香、苍术、厚朴、半夏,芳香祛奄浊,除润,散冷痰;浊湿转热者,舌质偏红,苔黄腻者,加栀子、黄芩,以清热除润,泻下黄水。

(3)现代运用 本方常用于治疗小肠疝气、慢性胃肠炎、肠梗阻等属浊湿气结壅滞者。

(4)使用注意 本方中川楝子有小毒,不可长期服用。阴虚津液不足者慎用。脾胃虚寒者及孕妇忌用。

【文献摘要】

原书功用 《瑞竹堂经验方·卷三·小肠疝气门》:"治小肠

疝气,膀胱偏坠,久患,药不效者,服此其效如神。"

## 5. 安息香丸

【组成】延胡索(微炒) 海藻 昆布 青皮 小茴香(炒) 川楝子 马兰花(炒)各30g 木香18g 大戟(酒浸三宿,切片,焙干)9g

【用法】上为细末,用酒、醋各200mL,入硇砂、真阿魏、安息香各9g,淘去沙石,再用酒、醋各200mL熬成膏。入细研麝香0.4g、没药8g,拌匀前药丸,如绿豆大。每服10丸,空腹调酒送下。

【功用】净血通经,消肿止痛。

【主治】气结血道阻滞之阴囊疝气。肠道下坠,阴囊肿胀,卵核偏大、坚硬如石,痛不能忍,便秘,纳差,舌质紫暗,脉细涩。

【方解】延胡索净血,通血道,行气通经止痛;海藻散白痰,软坚消积,利水消肿;昆布散冷痰,软坚散结,利水消积;青皮疏肝通经,行肠胃气结气窄,消积化滞;小茴香生干生热,成熟异常黏液质,暖肾祛寒,温经通滞,行肠道气结气窄,止痛;川楝子行气止痛,开通阻滞,舒展肝气;马兰花清热解毒,通血道,净血,祛润化浊,消积;木香芳香化浊,健胃温中,疏肝开郁,行肠胃气结气窄,开通阻滞;大戟生干生热,清除异常黏液质,强筋充肌,醒脑,散寒止痛,祛润消肿,通利肠阻;硇砂消积软坚,散结净血,通血道;阿魏净血,通血道,消肿止痛;安息香芳香化浊,祛润散白痰奄物,醒脑开窍,净血,通血道,行气通经止痛;麝香芳香通经,醒脑开窍,净血,通血道,消肿止痛;乳香净血通经,消肿止痛。全方共奏净血通经、消肿止痛之功。

【运用】

(1)辨证要点　本方是治疗气结血道阻滞之阴囊疝气的常用方。临床应用以阴器下坠肿胀,卵核偏大、坚硬如石,痛不能忍,舌质紫暗,脉细涩为辨证要点。

(2)加减变化　气道阻滞不通明显者,加柴胡、枳壳、香附,以行气通滞;血道瘀滞不通明显者,加桃仁、红花、川芎,以疏通血道;腹部绞痛者,加乌药、高良姜,以散寒止痛。

(3)现代运用　本方常用于治疗小肠疝气、阴囊疝气、慢性胃肠炎、胃及十二指肠溃疡、肠梗阻、睾丸炎等属气结血道阻滞者。

(4)使用注意　本方中川楝子有小毒,不可长期服用。孕妇及无瘀滞者忌用。

【文献摘要】

原书功用《瑞竹堂经验方·卷三·小肠疝气门》:"治阴气下坠,肿胀,卵核偏大,坚硬如石,痛不能忍者。"

## 三十九　脱　发

### 1. 五神还童丹

【组成】赤石脂　花椒　辰砂各20g　茯神　乳香各30g

【用法】枣肉为丸,梧桐子大(6g),空腹温酒服2丸。

【功用】补益心肾,乌须生发。

【主治】心经血少、肾精不足之须发早白。少年白发,或华发早脱,健忘,失眠多梦,头晕目弦,耳鸣耳聋,倦怠乏力,惊悸怔忡,或伴遗精滑泄,舌淡、苔白,脉沉弱。

【方解】赤石脂生干生寒,固精止血,敛脱添精,祛润化浊,主治湿热性或血液质性疾病;花椒芳香温中,补肾助阳;辰砂除润祛寒,祛风安神,强筋骨,固涩温肾,补脑镇惊;茯神宁心安神,健脾益胃,给力祛润;乳香生干生热,祛奄浊散痰,净血通经消肿,健胃消食,固精敛脱;大枣补益脾胃,养血安神,给力添精。全方共奏补益心肾、乌须生发之功。

【运用】

(1) 辨证要点　本方是治疗心经血少、肾精不足之须发早白的常用方。临床应用以少年白发,或华发早生,失眠多梦,头晕目弦,耳鸣耳聋,舌淡、苔白,脉沉弱为辨证要点。

(2) 加减变化　心血不足较甚者,加熟地黄、芍药、阿胶,以养血添精;失眠多梦较重者,加合欢皮、夜交藤、龙骨、牡蛎,以益精安神;肾阳不足甚者,加干姜、附子,以温肾助阳给力。

(3) 现代运用　本方常用于治疗须发早白、失眠、眩晕等属心经血少、肾精不足者。

(4) 使用注意　阴虚或有内热者不宜服用,孕妇忌用。

【文献摘要】

原书功用　《瑞竹堂经验方·卷十·发齿门》:"堪嗟髭发白如霜,要黑原来有异方,不用擦牙并染发,却来五味配阴阳。赤石脂与川椒炒,辰砂一味最为良,茯神能养心中血,乳香分两要相当。枣肉为丸桐子大,空心温酒十五双,十服之后君休摘,管教华发黑加光,兼能明目并延寿,老翁并作少年郎。"

## 2. 诃子散

【组成】诃子(去核)15g　没食子　百药煎(另研)各60g　金丝矾(研)30g　铁砂(用好醋一碗,瓷器浸三日,炒七次)20g

【用法】上将荞麦面入铁砂打糊,先夜将铁砂糊抹在头上,用荷叶包,到天明温浆水洗净,次夜却将前四味药末调入铁砂,用生姜一块捶碎,再加些少轻粉一处,调匀抹在头上,用荷叶包到天明,温浆水入数点清油,在内洗净,其发黑且光。

【功用】益肝凉血,乌须髭发。

【主治】心肝经精少血热之须发早白。少年白发,或华发早脱,身热夜甚,失眠多梦,心烦,口渴,大便秘结,舌红,脉细数。

【方解】诃子生干生寒,纯化异常血液质,健脑祛润,增强智力,舒肝解郁,添精清热,祛风止痒,乌发净血;没食子生干生寒,祛奄浊,收敛固脱,添精清热,净血养血;百药煎润肺祛润,固脱敛精,添精解热;金丝矾解毒,敛脱;铁砂生干生热,清除过盛黏液质,通经消肿,收敛镇静。全方共奏益肝凉血、乌须髭发之功。

【运用】

(1)辨证要点 本方是治疗心肝经精少血热之须发早白的常用方。临床应用以少年白发、或华发早脱、失眠多梦、心烦、口渴、大便秘结、舌红、脉细数为辨证要点。

(2)加减变化 肾阴不足,头晕耳鸣者,加熟地黄、山萸肉,以益肾添精。

(3)现代运用 本方常用于治疗须发早白、失眠、斑疹等属心肝经精少血热者。

(4)使用注意 脏腑实火内盛者忌用。孕妇忌用。

【文献摘要】

原书功用 《瑞竹堂经验方·卷三·发齿门》:"乌髭发。"

## 3. 掠髭鬓散

【组成】白檀香 白芷 白及 滑石(研)各4g 零陵香 三奈子(面包烧热为度)各8g 青黛(研) 百药煎(另研) 甘松(去土)各4g

【用法】上为细末,用浆水200mL,药末4g,瓷器装盛,盖覆,勿令灰尘坐落。早晨梳洗毕,掠之,不过十数日有验,用尽,再添浆水药末。

【功用】化浊除润,乌髭鬓发。

【主治】浊润奄物蕴结之髭鬓白。胡须、鬓发斑白,情绪易激动,烦躁,失眠多梦,口渴,舌淡,苔薄黄,脉弦滑。

【方解】白檀香生干生寒,芳香化浊,祛奄物,醒脑开窍,除润散痰,益脑安神,通经,行脾肺胸膈气结气窄;白芷芳香化浊,祛润,散白痰,通经,消肿;白及收敛固脱,通经消肿生发;滑石生干生寒,芳香化浊,祛润,散白痰,通经,泻下奄浊;零陵香芳香祛润,散风寒,避秽浊;三柰子芳香化浊,温中止痛;青黛清热解毒,凉血镇静消斑;百药煎润肺祛润,固脱敛精,添精解热;甘松生干生热,补脑养心,安神镇静,祛风除润,净血祛斑。全方共奏化浊除润、乌髭鬓发之功。

【运用】

(1)辨证要点　本方是治疗浊润奄物蕴结之髭鬓白的常用方。临床应用以胡须、鬓发斑白,情绪易激动、烦躁,失眠多梦,口渴等为辨证要点。

(2)加减变化　白发明显者,加何首乌、黑芝麻,以增强添精乌发效果。

(3)现代运用　本方常用于治疗须发早白、失眠等属浊润奄物蕴结者。

(4)使用注意　气虚血少者、阴虚火旺者及孕妇慎用。

## 四十　虫　证

### 驱虫马準

【组成】台里红18g　瓦丹　胡萝卜子　达达茴香　可剌夫失子各30g　芸香3g　丁香　细辛　肉豆蔻花　沉香各2g

【用法】一同捣罗,同砂糖调和成膏,作马準。每服10g,日进一服。

【功用】杀虫祛痰,消食导滞。

【主治】痰食虫积证。痰多,口臭,口流清水,神志昏聩,胃腹疼痛,缠肠攻冲,舌红、苔白腻,脉弦实。

【方解】台里红生干生热,开通肝阻,软肝消积,通经散结,主治湿寒性或黏液质性疾病;瓦丹温中散寒,祛风止痛,行肠胃结滞;胡萝卜子味苦辛温,化浊湿除润散寒,利水杀虫;达达茴香芳香化浊,健脾消食,行气通经,善消缠肠肚风;可剌夫失子生干生热,祛寒利尿,通阻止痛,健胃消食,除润通经,主治湿寒性或黏液质性疾病;芸香生干生热,通阻利尿,行气止痛,益脑增智,强筋养肌,健胃消食,通经开滞;丁香生干生热,除润健胃,增进消化,散寒通经,补脑增智,给力助阳,乌发;细辛生干生热,开通肝阻,利尿消肿,醒脑开窍,除润散寒,舒筋散结,通经止痛,健胃;肉豆蔻花生干生热,健胃,增进消化,祛寒止痛,添精壮阳;沉香生干生热,芳香化浊,除润健脑,祛寒养心,温中开胃,行气止痛,散白痰泻黄水解毒;砂糖既可调味,又可增强体力,以助药力。全方共奏杀虫祛痰、消食导滞之功。

【运用】

(1)辨证要点　本方为治疗痰食虫积证的常用方。临床应用以痰多、口臭、口流清水、神昏等为辨证要点。

(2)加减变化　心痛者,加瓜蒌、半夏,以散痰开结;肠道出血者,加赤石脂、枯矾,以敛疮止血。

(3)现代运用　本方常用于中风、消化不良、疥癣、虫病等属痰食虫积者。

(4)使用注意　孕妇忌用。

【文献摘要】

原书功用　《回回药方·卷三十·杂证门》:"治心气痛,壮胸肝肾,化痰,口得香气,止口流清水,能开闭涩,杀肚虫,定风,去茎管有疮,消食,疏风,又治痔疮、心痛,止血,助阳。八吉剌忒(希波克拉底)太医道,若人一年服一七此马準者,当年再不可用太医,服药浑身七窍不生诸病,吃十般茶饭者,便消。兴阳,可敌十女,服者不差。"

## 四十一 蛊 病

### 香枣丸

【组成】苦丁香

【用法】上为细末,用熟枣肉为丸,如梧桐子大。每服2丸,煎枣汤送下,空腹服之,每日2次。

【功用】驱虫止痛,通利水道。

【主治】诸虫阻滞之蛊病。腹部胀大,脉络暴露,胁下胀痛,饮食减少,面色暗黑等。

【方解】苦丁香性味苦寒,主治大水,身面四肢浮肿,下水,水积不化,故能祛浊湿奄物、恶润、泻下黄水。肠中生虫曰蛊,以蛊生于浊湿,故化浊除润祛奄、泻黄水以杀蛊毒。胸中有水湿则气阻而咳逆上气,故燥湿下水可以治咳逆上气。食诸果不消则积而为病,以胸腹中有奄浊。化浊除润祛奄,泻黄水,则胸膈之水由小便泄出。熟枣肉补益脾胃,养血安神,缓和药性。全方共奏驱虫止痛、通利水道之功。

【运用】

(1)辨证要点 本方为治疗诸虫阻滞之蛊病的常用方。临床应用以腹部胀大、脉络暴露、胁下胀痛、面色暗黑等为辨证要点。

(2)加减变化 腹胀严重者,加大腹皮、莱菔子,以下气消胀;胁下胀痛者,加木香、枳壳、延胡索,以理气止痛。

(3)现代运用 本方常用于慢性血吸虫病、肝硬化、药食中毒等属诸虫阻滞者。

(4)使用注意 孕妇忌服。

【文献摘要】

原书功用 《瑞竹堂经验方·卷四·积滞门》:"治蛊气病,蛊有十种。"

## 四十二 牙 痛

### 1. 追风散

【组成】贯众 鹤虱 荆芥穗各等量

【用法】上咀嚼,每服8g,加花椒10g,用水300mL,煎至七分去滓,热漱吐去药。

【功用】杀虫止痛。

【主治】虫蚀牙痛。牙痛,牵引头痛,面觉灼热,牙龈红肿、出血,烦热,口渴,口臭,舌红、苔黄,脉数。

【方解】贯众杀虫消肿,清热解毒;鹤虱杀虫消肿,清恶疮;荆芥穗发表散风,透疹消疮,止血;花椒杀虫通经,散浊湿,开郁结,消宿食,温脾胃,助阳给力。全方共奏杀虫止痛之功。

【运用】

(1)辨证要点 本方是治疗虫蚀牙痛的常用方。临床应用以牙痛、牵引头痛、面觉灼热、牙龈红肿出血、舌红、苔黄、脉数为辨证要点。

(2)加减变化 牙龈出血者,加白茅根、藕节,以凉血止血;烦热、口渴者,加石膏、知母,以清热除烦。

(3)现代运用 本方常用于治疗牙龈炎、牙周炎、牙髓炎等所致牙痛者。

(4)使用注意 孕妇慎用。

【文献摘要】

原书功用 《瑞竹堂经验方·卷十·发齿门》:"治诸般牙疼。"

## 2. 乌香末

【组成】制草乌 细辛(去叶)等分

【用法】上为细末,先以冷水漱净,用蘸药擦牙。

【功用】散寒祛风止痛。

【主治】痼寒冷风侵袭牙痛。牙痛,遇风、受寒或饮凉水加剧,舌淡、苔白,脉沉紧。

【方解】草乌搜风祛润,祛寒开痹,破积散结,散冷痰,敛顽疮,助阳解毒;细辛生干生热,开通肝阻,利尿退肿,醒脑开窍,化浊祛润散寒,舒筋解痉,通经止痛,健胃。全方共奏散寒祛风止痛之功。

【运用】

(1)辨证要点 本方是治疗痼寒冷风牙痛的常用方。临床应用以受寒遇风牙痛,或饮凉水牙痛为辨证要点。

(2)加减变化 牙痛甚者,加荆芥穗、露蜂房,以祛风散寒止痛。

(3)现代运用 本方常用于治疗牙龈炎、牙周炎、牙髓炎等所致牙痛者。

(4)使用注意 孕妇慎用。

【文献摘要】

原书功用 《瑞竹堂经验方·卷十·发齿门》:"诸般牙疼。"

## 3. 天仙散

**【组成】** 天仙子

**【用法】** 天仙子研末,取少许烧烟,用竹筒抵牙引烟熏之。

**【功用】** 镇静止痛。

**【主治】** 各类牙痛。牙痛,疼痛部位牙齿颜色变黑,有沟洞。

**【方解】** 天仙子生干生寒,镇静安神,解痉止痛,麻醉,祛润通滞,解痈肿恶疮毒,主治抑郁、失眠、头痛、关节痛、牙痛、耳痛等各种痛症。本方可奏镇静止痛之功。

**【运用】**

(1)辨证要点 本方是治疗各类牙疼的常用方。临床应用以牙痛、疼痛部位牙齿颜色变黑、有沟洞为辨证要点。

(2)加减变化 虫蚀甚者,加鹤虱,以杀虫止痛。

(3)现代运用 本方常用于治疗龋齿所致牙痛者。

(4)使用注意 孕妇慎用。

**【文献摘要】**

原书功用 《瑞竹堂经验方·卷十·发齿门》云治"虫牙疼"。

## 四十三　金　疮

### 1. 香竭散

【组成】安咱鲁的　石榴花　乳香　血竭各35g　咱刺弯　没药各18g

【用法】同为细末,贴疮。

【功用】消肿止痛,拔脓生肌。

【主治】诸般疮疾。刀斧、跌仆损伤等所致诸般伤血,鼻衄,口疼,舌疼,湿疮等。

【方解】安咱鲁的散结通阻,清热消肿,排脓敛疮;石榴花净血,通血道,止血,消肿止痛;乳香、没药通经行滞,净血,通血道,消肿止痛;血竭通经行滞,净血,通血道,消肿定痛,止血;咱刺弯凉血止血,通经止痛。全方共奏消肿止痛、拔脓生肌之功。

【运用】

(1)辨证要点　本方是治疗诸般疮疾的常用方。临床应用以刀斧、跌仆损伤等导致诸般伤血以及鼻衄、口疼、舌疼、湿疮等为辨证要点。

(2)加减变化　疼痛甚者,加延胡索、五灵脂,以加强通经止痛之功;出血甚者,加三七、蒲黄,以加强止血之功。

(3)现代运用　本方常用于治疗创伤出血、跌打损伤疼痛、皮肤溃疡等。

(4)**使用注意** 定期换药。孕妇慎用。

【文献摘要】

原书功用 《回回药方·卷三十四·金疮门》曰："治金疮诸般疮疾,止血,生肌,便干。又止鼻衄、口疼、舌疼。又专治湿疮,拔脓生肌,止诸般伤血。"

## 2. 四效散

【组成】芦荟 没药 乳香 安咱鲁的 血竭各等量
【用法】一同为细末,贴金疮、疮疖。
【功用】止血祛脓。
【主治】金疮、疮疖。外伤出血或皮肤溃脓,疼痛,疮面周围瘀青等。
【方解】芦荟主治皮肤溃疡,促进伤口愈合,止血消肿解毒;没药、乳香通经行滞,净血,通血道,消肿止痛;安咱鲁的散结通阻,清热散肿,排脓敛疮;血竭通经行滞,净血,通血道,消肿定痛。全方共奏止血祛脓之功。
【运用】

(1)**辨证要点** 本方是治疗金疮、疮疖的常用方。临床应用以外伤出血或皮肤溃脓、疼痛、疮面周围瘀青等为辨证要点。

(2)**加减变化** 脓肿明显者,加皂刺、白芷,以排脓消肿;出血甚者,加三七、蒲黄,以加强净血止血之功。

(3)**现代运用** 本方常用于治疗创伤出血、皮肤溃疡性疾病等。

(4)使用注意 定期换药。孕妇慎用。

**【文献摘要】**

原书功用 《回回药方·卷三十四·金疮门》:"贴金疮、疮疖,止血去脓,最妙。"

## 3. 扎里奴思膏

**【组成】**密陀僧120g 血竭 甘草 兀沙吉 安咱鲁的 长咱刺弯各20g 赛的油250g

**【用法】**上将兀沙吉用醋而浸,密陀僧为末,用砂石器上火同油化开,取下放冷,将上项药末下油,同搅成膏药为度。

**【功用】**生肌长肉,消肿解毒。

**【主治】**金疮、刀箭所伤。体表红肿热痛,溃破后久不收口,脓腐不脱,疮面新肉不生等。

**【方解】**密陀僧清热消肿,收敛祛腐,除润化奄浊;赛的油解毒消肿,促进伤口愈合;血竭通经行滞,净血,通血道,消肿定痛,止血;甘草清热解毒,缓急止痛;兀沙吉生肌敛疮,净血,通血道,消肿止痛;安咱鲁的散结通阻,清热消肿,排脓敛疮;长咱刺弯凉血止血,通经止痛。全方共奏生肌长肉、消肿解毒之功。

**【运用】**

(1)辨证要点 本方是治疗金疮、刀箭所伤的常用方。临床应用以体表红肿热痛、溃破后久不收口、脓腐不脱、疮面新肉不生为辨证要点。

(2)**加减变化** 脓肿明显者,加皂刺、白芷,以排脓消肿;疮面红肿甚者,加蒲公英、紫花地丁,以清热解毒。

(3)**现代运用** 本方常用于治疗跌扑或利刃所伤、慢性皮肤溃疡等。

(4)**使用注意** 定期换药。孕妇慎用。

【文献摘要】

原书功用 《回回药方·卷三十四·金疮门》:"此药生肌,能治金疮、刀箭所伤。"

## 四十四　疔疮疖肿

### 1. 金砂散

【组成】硇砂　雄黄

【用法】上等分研细,生蜜调和,瓶装贮。先将银莲挑破疮口,挤出恶血,然后用药一豆大入疮口内,以纸花贴定,即效。

【功用】解毒消肿,祛腐生肌。

【主治】疔疮。体表隆起呈圆锥形的硬结,状如粟粒,色或黄或紫,红、肿、热、痛,数日内硬结增大,疼痛加剧,形成脓肿。

【方解】硇砂净血,通血道,消肿止痛,祛腐生肌,破积软坚;雄黄清热解毒,除恶润祛奄浊,杀虫祛冷痰。全方共奏解毒消肿、祛腐生肌之功。

【运用】

(1)辨证要点　本方是治疗疔疮的常用方。临床应用以体表隆起呈圆锥形的硬结,状如粟粒,红肿热痛,数日内硬结增大,疼痛加剧,形成脓肿为辨证要点。

(2)加减变化　毒邪入腹已多,呕吐欲死者,即内服绿豆粉(细研)40g,乳香(通明者,用水外浸,以乳钵研细)0.4g,以解毒泻黄。

(3)现代运用 本方常用于治疗疗毒、疖肿、痈疮等。

(4)使用注意 禁食辛辣、刺激之物。定期换药。孕妇慎用。

**【文献摘要】**

原书功用 《瑞竹堂经验方·卷十三·疮肿门》:"治疗疮。"

## 2. 破棺丸

**【组成】** 赤芍 当归各80g 栀子100g 甘草 牵牛子 煅牡蛎 金银花各60g 大黄140g 三棱40g

**【用法】** 上为细末,炼蜜为丸,如弹子大(3g)。每服1丸,食前用童子小便化开服之。病重者服一丸半。

**【功用】** 清热毒,消疗黄。

**【主治】** 疗疮走黄。疗疮初起,失治误治,以致疗毒走散不住及走黄险恶症,顶不高突,根脚不收,疗毒扩散内攻引起面甲青紫、呕吐神昏、麻痛烦闷,舌红,苔黄,脉数。

**【方解】** 赤芍清热消肿止痛,凉血,净血,通血道;当归养血净血,开通阻滞,止痛;栀子清热解毒,消肿止痛,泻火散痈;甘草清热解毒,缓急止痛;牵牛子祛奄浊,散浊湿,除润排脓,消肿止痛;大黄泻火解毒,净血,通血道,清热除恶润,泻下黄水;煅牡蛎收敛固涩,止痛安神,软坚散结;金银花清热解毒凉血;三棱净血,通血道,开通阻滞,软坚散结,消积止痛。全方共奏清热毒、消疗黄之功。

**【运用】**

(1)辨证要点 本方是治疗疗疮走黄的常用方。临床应用以疔毒扩散内攻引起面甲青紫、呕吐神昏、麻痛烦闷为辨证要点。

(2)加减变化 瘀滞明显者,加乳香、没药,以祛瘀消滞,通利血道;疼痛明显者,加延胡索、五灵脂,以行气止痛。

(3)现代运用 本方常用于治疗疔毒、疖肿、痈疮等。

(4)使用注意 忌酒及生硬物。孕妇慎用。

【文献摘要】

原书功用 《瑞竹堂经验方·卷十三·肿门》:"治消疔黄,走晕不止。"

## 3. 青露散

【组成】白及 白蔹 白薇 白芷 白鲜皮 朴硝 青黛 黄柏 大黄 天花粉 芙蓉叶 老松树皮

【用法】上各等分为细末,用生姜自然汁调敷。如干时,再用姜汁调润。

【功用】清热消肿等散瘀定痛,排脓生肌。

【主治】发背疽,一切恶疮。疮头如粟,根盘散漫,红肿高起,疼痛较甚,疮头甚多,上有脓点,形如莲蓬,疮头脓稠难溃,按之流血。

【方解】白及消肿生肌,敛疮止血;白蔹清热解毒,消痈散结,生肌止痛;白薇清热凉血,解毒疗疮;白芷消肿排脓,祛奄浊除润,散风生肌止痛;白鲜皮清热祛奄浊除润,散风解毒止痒;朴硝软坚消肿,泻火解毒;青黛清热解毒,祛奄浊除润敛疮;黄柏清热泻下黄水,祛浊湿,除恶润黄痰,解毒;大黄泻火解毒,净血,通血道,消积化滞,泻下黄水,祛浊湿,除恶润黄痰;天花粉清热,祛奄浊黄痰,添精,消肿排脓;芙蓉叶清热凉血,解毒消肿;老松树皮祛风除润,净血止血,敛疮生肌;生姜汁祛风解毒,通经给力。全方共奏清热消肿、散瘀止痛、排脓生肌之功。

【运用】

(1)辨证要点 本方是治疗发背疽的常用方。临床以疮头红肿高起、疼痛,疮头甚多、上有脓点、形如莲蓬,疮头脓稠难溃、按之流血为辨证要点。

(2)加减变化 脓肿甚者,加皂刺、穿山甲,以加强消肿祛润排脓之功;疼痛甚者,加延胡索、五灵脂,以通经散滞止痛。

(3)现代运用 本方常用于治疗疔毒、疖肿、痈疮等。

(4)使用注意 禁食辛辣、刺激之物。定期换药。孕妇慎用。

【文献摘要】

原书功用 《瑞竹堂经验方·卷十三·疮肿门》:"治发背疽,一切恶疮,围之晕开。"

## 4. 排脓散

【组成】川芎 白芷各40g 白芍 轻粉各12g

【用法】上为细末,疮平者,掺药在上;内疮已深,须用纸撚蘸药入于疮口内。

【功用】排脓,消肿,止痛。

【主治】疮内有脓不能自出。疮内脓液积蓄难出,肿痛难消。

**【方解】**白芍养血添精,益肝荣肌,缓急止痛;轻粉攻毒祛腐;川芎行气通经,开通阻滞,净血,通血道,止痛;白芷消肿排脓,祛奄浊除润,散风生肌止痛。全方共奏排脓、消肿、止痛之功。

**【运用】**

(1)辨证要点 本方是治疗疮内有脓不能自出的常用方。临床应用以疮内脓液积蓄难出、肿痛难消为辨证要点。

(2)加减变化 脓液多者,加皂刺以加强排脓之功;疼痛甚者,加延胡索、五灵脂以加强止痛之功。

(3)现代运用 本方常用于治疗疔毒、疖肿、痈疮等。

(4)使用注意 禁食辛辣、刺激之物。定期换药。孕妇慎用。

**【文献摘要】**

原书功用 《瑞竹堂经验方·卷十三·疮肿门》云:"疮内有脓,不能自出,内疮已深,用纸撚蘸药入于疮口内。"

## 四十五　风瘙痒

### 1. 金矾止痒散

【组成】黄丹　雄黄　兀失难　槟榔　白硫黄　密陀僧　木实子　金丝矾　困都失各等量

【用法】同为细末,用醋、玫瑰油一同调搽。

【功用】祛风止痒,杀虫净血。

【主治】禀性衰败而干,风血郁闭证。风癞,疔疥浊湿疮毒,浑身燥痒,口干,皮肤干涩等。

【方解】黄丹除润拔毒生肌;雄黄生干生热,祛腐杀虫,除润敛疮,祛风止痒,主治湿寒性或黏液质性疾病;兀失难生干生热,给力添精,通经止痒,防腐生肌;槟榔清热除润,解毒散肿,杀虫,泻下黄水;白硫黄祛风解毒,软坚散结,收敛生肌,杀虫止痒,祛奄浊除润;密陀僧生干生热,祛风散结,祛腐生肌,敛疮收口,祛奄浊除润,杀虫止痒;木实子生干生热,添精润燥,祛风止痒;金丝矾生干生热,祛腐生肌,祛奄浊除润,祛风止痒;困都失添精止痒;醋杀虫止痒;玫瑰油滋润皮肤,添精净血。全方共奏祛风止痒、杀虫净血之功。

【运用】

(1)辨证要点　本方为治疗禀性衰败有干、风血郁闭证的常用方。临床应用以风癞、疔疥浊湿疮毒、浑身燥痒等为辨证要点。

(2)加减变化 瘙痒甚者,加花椒、蛇床子,以加强杀虫止痒之功。

(3)现代运用 本方常用于疥癣、湿疹、虫蛇咬伤等属禀性衰败而干,风血郁闭者。

(4)使用注意 阴虚火旺者及孕妇忌用。

**【文献摘要】**

原书功用 《回回药方·卷十二·众风门·风癫紫白癜类》:"专治苔儿凡、浑身燥痒经验。"

## 2. 祛奄止痒散

**【组成】** 黄诃子 刺蜜乞 橙子各等量

**【用法】** 以上药,为细末,用橙子水调搽。

**【功用】** 净血祛风,祛奄浊止痒。

**【主治】** 禀性衰败而干、而热,浊风壅结证。风癫,疔疥浊湿疮毒,皮肤瘙痒,口干口渴,便干尿少等。

**【方解】** 黄诃子生干生寒,纯化异常血液质,清热解毒,祛风止痒;橙子生干生寒,能调节异常血液质,祛润化浊,除奄物添精。全方共奏净血祛风、祛奄浊止痒之功。

**【运用】**

(1)辨证要点 本方为治疗禀性衰败而干、而热,浊风壅结证的常用方。临床应用以风癫、痈疮疔毒、皮肤瘙痒、口干口渴、便干尿少等为辨证要点。

(2)加减变化 皮肤瘙痒甚者,加花椒、蛇床子、地肤子,以增强杀虫除润止痒之力。

(3)现代运用 本方常用于疮疡、湿疹、皮肤瘙痒等属禀性衰败而干、而热,浊风壅结者。

(4)使用注意 脾胃虚寒泄泻者慎用。

## 3. 哈里吉止痒散

【组成】白哈里吉15g 苔儿木思面 螃蟹 纳忒龙各10g

【用法】上为细末,用醋调搽。

【功用】开通阻滞,祛风止痒。

【主治】禀性衰败而热,血道瘀滞证。风癫,痈疮疔毒,皮肤瘙痒,口苦,便干,尿赤,舌暗,脉涩。

【方解】白哈里吉生干生热,散解和清除黏液质性或脓性胆液质性或黏性体液,化浊除润,软坚散结,祛风止痒;苔儿木思面养心添精,镇静安神;螃蟹舒筋通经,破积散结,净血,通血道;纳忒龙生干生热,除润泻下黄水,解毒消肿,通经止痒,润肤生辉;醋杀虫止痒。全方共奏开通阻滞、祛风止痒之功。

【运用】

(1)辨证要点 本方为治疗禀性衰败而热、血道瘀滞证的常用方。临床应用以风癫、痈疮疔毒、皮肤瘙痒、口苦、便干、尿赤、舌暗、脉涩为辨证要点。

(2)加减变化 皮肤瘙痒甚者,加花椒、蛇床子、地肤子,以增强杀虫除润止痒之力。

(3)现代运用 本方常用于疮疡、湿疹、皮肤瘙痒等属禀性衰败而热、血道瘀滞者。

(4)使用注意 脾胃虚寒者忌用。孕妇忌用。

## 四十六　荨麻疹

### 1. 香椒散风汤

【组成】小茴香　胡椒　失荅那知　不祖儿　芸香　香菜　齐刺弯

【用法】胡椒、失荅那知、不祖儿各等分,同小茴香、芸香、香菜、齐刺弯用水一同煎熟,去渣,澄清,却同前三味药而服。

【功用】祛风散寒,消肿止痛。

【主治】风寒浊湿蕴结之瘾疹风肿。泛发风团,剧烈瘙痒,烦燥不适,或皮肤粗糙,麻木不仁,肿胀,走注疼痛,腹胀,大便闭涩等。

【方解】小茴香芳香通经,暖肾散寒,行气健胃,开通阻滞;胡椒生干生热,主治寒湿性或黏液质性疾病,散风祛润,散寒助阳,止痒,暖肠胃;失荅那知生寒,纯化异常血液质,解毒,祛风止痒;芸香生干生热,通阻利尿,强筋养肌,祛风除润;香菜调节异常血液质,清热散风,消肿止痒;齐刺弯生干生热,祛润益脑,主治寒湿性或黏液质性疾病,镇静安神,健胃消食,祛寒止痒,解痉。全方共奏祛风散寒、消肿止痛之功。

【运用】

(1)辨证要点　本方为治疗风寒浊湿蕴结之皮肤瘾疹风肿的常用方。临床应用以皮肤粗糙、麻木不仁、肿胀、走注疼痛等为辨证要点。

(2)加减变化 腹胀者,加木香、砂仁,以行气除润;大便闭涩者,加槟榔、枳实,以下气通便。

(3)现代运用 本方常用于急、慢性荨麻疹等属风寒浊湿蕴结者。

(4)使用注意 热证者忌用。孕妇慎用。

**【文献摘要】**

原书功用 《回回药方·卷十二·众风门·众风杂治类》:"治风肿。"

## 2. 疏风消肿散

**【组成】** 达达茴香 难花 薄荷 干咱不荅 干刺辛 腽肭脐

**【用法】** 各等分,一同为末。每服4g,用小茴香水调服。

**【功用】** 祛风散寒,消肿止痒。

**【主治】** 风寒浊湿之瘾疹风肿。全身泛发风团,剧烈瘙痒,搔抓不休,红肿等。

**【方解】** 达达茴香芳香辛散,祛风散寒,行气通经,健胃化滞,开通阻塞,除润止痒;难花生干生热,行气止痛,祛风散寒,祛斑止痒;薄荷主治寒湿性或黏液质性疾病,疏散风热,消肿止痒;干咱不荅润燥清热,添精泽肌,通经止痒;干刺辛祛润健胃,强筋养肌,散风止痒;腽肭脐生干生热,祛风解痉,散寒助阳,通经祛润,健脑安神。全方共奏祛风散寒、消肿止痒之功。

**【运用】**

(1)辨证要点 本方是治疗风寒浊湿之皮肤瘾疹风肿的常用方。临床应用以皮肤泛发风团、剧烈瘙痒、搔抓不休、红肿为辨证要点。

(2)加减变化 肿胀明显者,加茯苓、泽泻,以利水渗湿。

(3)现代运用 本方常用于急、慢性荨麻疹等属风寒浊湿侵袭者。

(4)使用注意 热证者忌用。

## 四十七　月经不调

### 1. 炙芩调经丸

【组成】黄芩(用米醋浸七日,炙干,又浸又炙,如此七次)60g

【用法】上药为细末,醋糊为丸,如梧桐子大(6g)。每服2丸,空腹时用温葡萄酒送下,日进二服。

【功用】清热泻火,凉血止血。

【主治】精少血热绝经前后诸证。经水不断,或经断复行,经色红,身热面赤,心烦易怒,口干喜饮,尿黄,舌红,苔黄,脉数。

【方解】黄芩清热凉血,泻火止血,祛奄浊,除黄痰;醋通经化滞,添精止血,解毒;葡萄酒通利血脉。全方共奏清热泻火、凉血止血之功。

【运用】

(1)辨证要点　本方是治疗妇女绝经前后月经不调的常用方。临床应用以妇女绝经前后经水不断或经断复行,身热面赤,舌红、苔黄,脉数为辨证要点。

(2)加减变化　出血量多者,加地榆、茜草根,以加强止血之功;口干咽燥者,加生地黄、知母,以加强添精清热之功。

(3)现代运用　本方常用于治疗围绝经期综合征、绝经后出血、功能性子宫出血等属血热妄行者。

(4)使用注意　脾胃虚寒者忌用。

【文献摘要】

原书功用《瑞竹堂经验方·卷十四·妇人门》:"治妇人四十九岁以后,天癸当住,每月却行或过多不止。"

## 2. 给力添精散

【组成】当归 川芎 熟地黄 白芍 人参 炙甘草 茯苓 白术各40g

【用法】上咀嚼,每服12g,水500mL、生姜6g、大枣2g,煎至七分,去滓,不拘时候,通口服。

【功用】滋养气血,补益虚损。

【主治】气血虚损之月经不调。月经先期或后错,或月经过少,或闭经,经期脐腹虚痛,泄泻,不思饮食,小腹坚痛,时作寒热,倦怠乏力,口唇色淡,舌淡、苔薄白,脉细弱。

【方解】当归养血添精,调经止痛;川芎辛散通经,开通阻滞,通利血道,行气止痛;熟地黄养血添精,养肝益肾;白芍养血添精,养肝益脾;人参补益真元,给力添精,补益各脏,守护精神,助阳固脱;炙甘草补脾给力,益肺助阳;茯苓、白术补气健脾给力;生姜散寒和胃;大枣益气养血添精。全方共奏滋养气血、补益虚损之功。

【运用】

(1)辨证要点 本方是治疗妇女月经不调的常用方。临床应用以月经不调、经期脐腹虚痛、不思饮食、倦怠乏力、口唇色淡、舌淡、苔薄、脉细弱为辨证要点。

(2)加减变化 痛经者,加延胡索,以通经止痛;食少倦怠者,加白术、茯苓、陈皮,以健脾给力,化浊祛润。

(3)现代运用 本方常用于治疗月经后期、月经过少、痛经、闭经等属气血虚损者。

(4)使用注意 中满邪实、气滞胀闷者忌用。

【文献摘要】

原书功用 《瑞竹堂经验方·卷四·女科篇》:"治月水不调,脐腹疼痛,全不思食,脏腑怯弱,泄泻,小腹坚痛,时作寒热。此药调畅荣卫,滋养气血,能补虚损。"

## 四十八　产后腹痛

### 1. 血竭定痛散

【组成】血竭　乳香　没药　水蛭(盐炒烟尽)　白芍　当归各4g　麝香0.2g　羊胫骨(火炙油尽黄)6g

【用法】上为极细末。每服12g,空腹温酒调服。

【功用】通经止痛。

【主治】妇人产后血道阻滞腹痛。小腹刺痛,拒按,面色晦暗,肌肤乏润,口干不欲饮,或素有痛经,月经量多或经期延后,舌紫暗,或有瘀点、瘀斑,脉沉涩。

【方解】血竭芳香通窍,净血,通血道,消肿定痛;乳香、没药净血行气,通利血道,开通阻滞,止痛;水蛭破血通利血道,消积散结;白芍养肝添精,柔肝荣筋,止痛;当归养血添精,调经止痛;麝香芳香通窍,辛散通经,净血,通血道,化浊祛润,开通阻滞,散结止痛;羊胫骨净血,强筋骨,开通阻滞,通利血道;葡萄酒通利血脉。全方共奏通经止痛之功。

【运用】

(1)辨证要点　本方是治疗妇人产后血道阻滞腹痛的常用方。临床应用以小腹刺痛、拒按,面色晦暗,肌肤乏润,舌紫暗,或有瘀点、瘀斑,脉沉涩为辨证要点。

(2)加减变化　疼痛剧烈者,加延胡索、莪术,以加强行气净血止痛之功;少腹冷痛者,加吴茱萸、肉桂、小茴香,以暖肝散寒止痛。

（3）现代运用　本方常用于治疗慢性盆腔炎、子宫肌瘤、痛经等属血道阻滞者。

（4）使用注意　孕妇忌用。

【文献摘要】

原书功用　《瑞竹堂经验方·卷十四·妇人门》："治妇人脐下血积疼痛。"

## 2. 沉香通滞散

【组成】沉香　木香　当归　茯苓　白芍各4g

【用法】上咀嚼，每服4g，水600mL，石器内文武火煎数沸，入陈皮15g，又煎十沸，入好醋200mL，又煎十数沸，入乳香4g、没药4g，一块同煎至200mL，去滓，通口服，不拘时候。

【功用】通利血道，行气止痛。

【主治】妇人产后血道不通之腹痛。小腹或少腹胀满，刺痛较剧，不可忍受，经久不愈，拒按；或素有痛经，月经量多或经期延后，舌质紫暗，或有瘀点、瘀斑，脉弦涩。

【方解】沉香、木香暖肾健脾，行肝肾肠胃气结气窄，健脾行气止痛；当归养肝添精，通经止痛；茯苓健脾化浊，给力除润；白芍养血添精，益肝止痛；陈皮行气健脾除润；乳香、没药开通阻滞，通经散结行气，通利血道，消肿止痛；醋通经消积，助药力。全方共奏通利血道、行气止痛之功。

**【运用】**

(1)辨证要点　本方是治疗妇人产后血道不通之腹痛的常用方。临床应用以小腹或少腹胀满,刺痛较剧,不可忍受,经久不愈,拒按,舌质紫暗,或有瘀点、瘀斑,脉弦涩为辨证要点。

(2)加减变化　兼有寒象,腹痛喜温者,加肉桂、干姜、小茴香,以暖肝肾,散寒止痛;气阻明显者,加香附、郁金,以理气止痛。

(3)现代运用　本方常用于治疗慢性盆腔炎、子宫肌瘤、痛经等属血道不通者。

(4)使用注意　体液不足者慎用。孕妇忌用。

**【文献摘要】**

原书功用　《瑞竹堂经验方·卷四·女科篇》:"治妇人一切血气刺痛不可忍者,及男子冷气痛,并皆治之。"

## 四十九　产后风

### 1. 善黄马準

**【组成】** 白胡椒　干姜　番盐各20g　法剌夫荣　细辛　丁香　甘松　芸香各9g　腽肭脐3g　木香15g　哈咱儿者伤　西散丹　香附　槟榔　都龙知　长咱剌弯　干里法各10g　撒法郎6g　麝香　冰片各0.3g　伯里桑油　马可夫儿各18g

**【用法】** 一同捣罗为末,用伯里桑油、马可夫儿拌匀药末,却用炼蜜调和成膏。每服4g,每日2次。

**【功用】** 祛风化痰,通经定惊。

**【主治】** 冷痰风疾根源,血道不通证。心惊,神志恍惚,发颤;或半身不遂,口眼歪斜;小儿惊风等。

**【方解】** 白胡椒消食暖胃,行气除胀,止咳祛润化痰,健脑止痉;干姜主治寒冷浊湿胃痛,温胃消食,发散风寒,健脾助阳,散寒止痉;番盐生干生热,主治湿寒性或黏液质性疾病,增强智力,健胃消食;法剌夫荣生干生热,清除异常黏液质,强筋充肌,醒脑,散寒祛奄浊白润冷痰,消肿,通利肠阻;细辛生干生热,开通肝阻,醒脑开窍,除润散寒,舒筋解痉,通经止痉,健胃;丁香生干生热,除润健胃,散寒舒筋,益脑安神,暖肾助阳;甘松生干生热,祛风除润,通经;芸香生干生热,开通阻滞,理气止痛,祛奄浊,散冷痰除润,健胃增食;腽肭脐醒脑安神,散寒助阳,祛风解痉,散冷痰,止痛,通经开滞;木香化浊除润健胃,强筋充肌,祛风止痛,行肠胃气结气窄;哈咱儿者伤生干生热,泻下黄润,祛寒止痛,逐水消肿,镇静安神;香附生热祛润,温补胃肠,理气止痛,健脑养心,强筋壮肌,通经化滞;槟榔清热祛润,除奄浊,杀虫,解毒退肿;都龙知生干生热,温补心脏,安神除烦,化浊除润,强筋养肌;长咱剌弯补脑安神,益胃给力,散寒止痛,解痉通经,止咳平喘,清除多余的润;干里法生干生寒,止咳平喘,镇静止痛,软坚散结,通经;撒法郎给力添精,净血,通血道,开通阻滞;麝香、冰片、伯里桑油、马可夫儿生干生寒,调节异常血液质,芳香化浊,祛秽,除润,散冷痰,爽心悦志,开窍,解痉止痛。全方共奏祛风化痰、通经定惊之功。

**【运用】**

(1)辨证要点 本方是治疗冷痰风疾根源、血道不通证的常用方。临床应用以心惊、神志恍惚、心神不宁、发颤等为辨证要点。

(2)加减变化 小儿惊风,加天麻、钩藤,以镇肝熄风。

(3)现代运用 本方常用于心脑血管病、小儿惊风等属冷痰风疾根源、血道不通者。

(4)使用注意 阴虚有热或实热郁结者忌用。孕妇忌用。

**【文献摘要】**

原书功用《回回药方·卷十二·众风门·众风难治类》:"专治心惊,因风恍惚不宁,风重,病因冷痰风疾;治胎前产后,脑经有病,尸强,半身不遂,口眼歪斜,发颤,小儿惊风。"

## 2. 祛风散痰马準

【组成】白胡椒　干姜　木香　番盐各20g　法剌夫荣　细辛　撒法郎　甘松　丁香　芸香各6g　腽肭脐3g　哈撒黑商　属思的撒儿　干里法　香附　撒儿那八忒　都龙知　撒儿弯各10g　麝香　冰片各0.4g

【用法】一同捣罗为末，用伯里桑油拌蜜炼去沫，同调匀成膏。每服6g，每日2次。

【功用】祛风化痰，净血通经。

【主治】冷痰风疾根源，血阻窍闭证。心惊，心神恍惚，自觉有风，胡思乱想，或半身不遂，口眼歪斜，舌强等。

【方解】白胡椒消食暖胃，行气除胀，止咳祛润化痰，健脑止痉；干姜主治寒冷浊湿胃痛，温胃消食，发散风寒，给力助阳，散寒止痉；番盐生干生热，主治湿寒性或黏液质性疾病，增强智力，健胃消食；法剌夫荣生干生热，清除异常黏液质，强筋充肌，醒脑，散寒，祛奄浊白润冷痰，散肿，通利肠阻；细辛生干生热，开通肝阻，醒脑开窍，除润散寒，舒筋解痉，通经止痉，健胃；丁香生干生热，除润健胃，散寒舒筋，益脑安神，暖肾助阳；甘松生干生热，祛风除润，通经；芸香生干生热，开通阻滞，行气止痛，祛奄浊，散冷痰，除润，健胃消食；腽肭脐补脑安神，散寒助阳，祛风解痉，除冷痰，止痛，通经开滞；木香化浊除润健胃，强筋充肌，散风止痛，行肠胃气结气窄；哈撒黑商生干生热，泻下黄润，祛寒止痛，逐水消肿，镇静安神；香附生热祛润，温补胃肠，理气止痛，健脑养心，强筋充肌，通经化滞；撒儿那八忒祛风散寒,开通阻滞,消除异常黑胆汁,强心补脑,爽心悦志,健胃消食,通经;都龙知生干生热,温补心脏,安神除烦,祛润舒筋;撒儿弯除润补脑安神,健胃给力,散寒止痉,通经开滞,清除多余的润;撒法郎开通阻滞,给力添精,净血,通血道;干里法生干生寒,止咳平喘,镇静止痛,软坚散结,通经;麝香、冰片生干生热,芳香开窍,增强人体自然力,提高内外感觉力,爽心悦志,开通阻滞,强筋充肌,祛风止痛,给力壮阳,化浊祛秽除润,散冷痰;伯里桑油净血止痛,祛风除润,消肿;蜜解毒止痉,调和诸药。全方共奏祛风化痰、净血通经之功。

【运用】

(1)辨证要点　本方为治疗冷痰风疾根源、血阻窍闭证的常用方。临床应用以心惊、心神恍惚、自觉有风、胡思乱想等为辨证要点。

(2)加减变化　外风重者,加荆芥、防风,以祛风散寒;小儿风疾,加天麻、钩藤,以镇肝熄风。

(3)现代运用　本方常用于心脑血管病、小儿惊风、精神疾病等属冷痰风疾根源、血阻窍闭者。

(4)使用注意　阴虚有热或实热郁结者忌用。孕妇忌用。

【文献摘要】

原书功用　《回回药方·卷十二·众风门·众风难治类》:"治心惊,恍惚,有风,乱想,重风,因冷痰风疾,胎前产后,脑间有病,尸强,半身不遂,口眼歪斜,舌强,小儿风疾。"

## 五十　小儿疳积

### 1. 长生丸

【组成】木香20g　槟榔120g　枳壳40g　丁香　半夏　全蝎　肉豆蔻　砂仁各12g

【用法】上除肉豆蔻外同为细末,次入肉豆蔻再研极细末,用饮和为丸,如粟米大。小儿每服10丸,空腹乳汁饮汤送下,服讫,候30分钟方进乳食,日进3服。

【功用】健脾暖胃,祛痰消积。

【主治】脾虚胃冷,痰食积滞证。婴幼儿吐乳食,大便酸臭;或泄泻,腹胀,消食无力,面黄,身体瘦弱;或喉中有痰,舌淡,苔白腻,脉细滑。

【方解】木香行胃肠气结气窄,健脾消食;槟榔祛奄浊冷痰,消食宽胸,泻下黄水;枳壳宽胸,行胸胁肠胃气结气窄,化滞消胀;丁香温散胃中寒气,降逆止呕;半夏祛白润,散冷痰,健脾胃,消食降逆止呕;全蝎祛痰通阻,熄风止痉;肉豆蔻暖胃止泻;砂仁芳香化浊祛润,行气宽肠,醒脾开胃,消食,止吐泻;乳汁给力添精,补养五脏,厚肠安神。全方共奏健脾暖胃、祛痰消积之功。

【运用】

(1) 辨证要点　本方是治疗脾虚胃冷、痰食积滞证的常用方。临床应用以婴幼儿吐乳食、大便酸臭、面黄、身体瘦弱、舌淡、苔白腻、脉细滑为辨证要点。

（2）加减变化　脾虚甚者，加党参、白术、茯苓，以健脾给力；食积明显者，加鸡内金、神曲，以消食和胃。

（3）现代运用　本方常用于治疗小儿消化不良、营养不良等脾虚胃冷、痰食积滞者。

（4）使用注意　服药期间忌食生冷、油腻之物。

【文献摘要】

原书功用　《瑞竹堂经验方·卷十五·小儿门》："治小儿清上实下，补脾治痰。"

## 2. 褐子丸

【组成】莱菔子（微炒）80g　陈皮　青皮　三棱　莪术各40g　黑牵牛子（一半生用，一半炒）60g　胡椒20g　木香6g

【用法】上为细末，水煮面糊为丸，如梧桐子大（6g）。每服1丸，空腹用莱菔子煎汤或姜汤送下。视小儿大小，加减服之。

【功用】调养脏腑，散冷痰浊湿。

【主治】脏腑怯弱，乳食不消证。心腹胀满，呕逆气急，肠鸣泄泻，腹中冷痛，头面浮肿，不思乳食，肌肉消瘦，神色昏愦，情意不乐，舌淡、苔薄白、脉细弱。

【方解】莱菔子消食除胀，消积降气，化浊散痰；陈皮行气健脾，化浊散痰；青皮消积化滞，舒郁行气；三棱、莪术行气通经，净血，通血道，消积散结；黑牵牛子杀虫攻积；胡椒健脾暖胃，消积化滞，散寒止痛；木香行胃肠气结气窄，健脾消食；姜汤散寒，和胃止呕。全方共奏调养脏腑、散冷痰浊湿之功。

【运用】

(1)辨证要点　本方是治疗脏腑怯弱、乳食不消证的常用方。临床应用以心腹胀满、呕逆气急、肠鸣泄泻、不思乳食、肌肉消瘦、神色昏愦、情意不乐、舌淡、苔薄白、脉细弱为辨证要点。

(2)加减变化　呕吐者，加陈皮、半夏，以化浊祛痰止呕；乳食积滞甚者，加神曲、鸡内金，以消食导滞。

(3)现代运用　本方常用于治疗小儿消化不良、营养不良等属脏腑怯弱、乳食不消者。

(4)使用注意　服药期间忌食生冷油腻之物。体虚甚者慎用。

【文献摘要】

原书功用　《瑞竹堂经验方·卷十五·小儿门》："治小儿阴阳不和，脏腑怯弱，乳食不消，心腹胀满，呕逆气急，或肠鸣泄泻频并，腹中冷痛，食癥乳癖，痃气痞结，积聚肠胃，或秘或痢，头面浮肿，不思乳食，及疗五种疳气、八种痢疾、肌肉消瘦、气粗腹大、神色昏愦、情意不乐。常服散冷热气，调和脏腑，去疳积，止泻痢，进饮食，生肌肉，悦颜色。功效异常，不能尽述。"

## 3. 磨积丸

【组成】三棱　莪术　陈皮　青皮　神曲(炒)　麦芽(炒)

郁金　胡黄连　雷丸　香附(炒去毛,与三棱、莪术、陈皮、青皮五件一处,用好米醋煮一昼夜,焙干)　使君子肉(切,焙)　芦荟各等量

【用法】上为细末,米醋糊为丸,如豌豆大。每服3丸,糯米汤下,茶汤亦可。

【功用】破坚散结,消积除痞。

【主治】乳食积滞,气血阻滞证。脘腹胀满或疼痛,嗳腐吞酸,厌食呕恶,肠鸣泄泻,或大便秘结,面色晦暗,肌肉消瘦,舌质紫暗,苔厚腻,脉涩。

【方解】三棱、莪术通经行气,净血,通血道,消积软坚;陈皮行气健脾,化浊祛润散痰,消胀止呕,开胃化滞;青皮消积化滞,舒郁开结;神曲、麦芽健胃消食,化滞除胀;郁金行气通滞,舒郁开结,净血,通血道;胡黄连消疳积,退劳热,定惊风;雷丸消积杀虫;香附芳香辛散,行气通滞,舒肝解郁;使君子肉健脾胃,消疳积,除虚热,杀五虫;芦荟泻下黄水,增进食欲;米醋化滞消积,添精给力;糯米健脾养胃,给力添精。全方共奏破坚散结、消积除痞之功。

【运用】

(1)辨证要点　本方是治疗乳食积滞、气血阻滞证的常用方。临床应用以脘腹胀满或疼痛、嗳腐吞酸、厌食呕恶、肠鸣泄泻、面色晦暗、舌质紫暗、苔厚腻、脉涩为辨证要点。

(2)加减变化　身体虚弱,不思饮食者,加木香,以行胃肠滞气,以健脾消食;身体虚极,瘦弱无力者,加党参、黄芪,以补身强体。

(3)现代运用 本方常用于治疗小儿消化不良、营养不良等属乳食积滞、气血阻滞者。

(4)使用注意 内无积滞瘀阻者慎用。

【文献摘要】

原书功用 《瑞竹堂经验方·卷十五·小儿门》:"专治小儿疳积、泄泻等疾。"

附一：

# 方名索引

## 二 画

人参汤 ·················· 51
丁香消滞丸 ·················· 89
九仙饼 ·················· 108
二诃煎药饮子 ·················· 214
十宝丸 ·················· 296

## 三 画

大西阿荅里徒西马凖 ·················· 155
大必剌的儿马凖 ·················· 172
大洁净马凖 ·················· 173
大西知即尼牙马凖 ·················· 235
海撒而马竹尼 ·················· 111
马兰花膏 ·················· 190
马亭丸 ·················· 251
马竹尼阿剌西徒马黑西 ·················· 50
马竹尼法剌昔伐方 ·················· 286
那赛油 ·················· 191
三清膏子 ·················· 220

万安丸 …………………………………… 282

川楝茴香散 ……………………………… 335

## 四 画

化痰散瘀膏 ……………………………… 48
化浊祛瘀散 ……………………………… 60
化浊散 …………………………………… 83
化浊止痛马準 …………………………… 143
化浊除黄膏 ……………………………… 151
化浊通阻饼 ……………………………… 207
化痰丸 …………………………………… 258
化浊润脏马朊 …………………………… 274
木香枳壳丸 ……………………………… 91
木香丸 …………………………………… 93
木香油 …………………………………… 181
木瓜油方 ………………………………… 124
木瓜马準 ………………………………… 137
木瓜虎骨丸 ……………………………… 315
木香楝子散 ……………………………… 337
古阿里失虎即方 ………………………… 130
少尼子醒脑滴鼻液 ……………………… 177
牙剌亦飞古剌煎 ………………………… 198
长生根本马準 …………………………… 229
长生丸 …………………………………… 378

| 分清饮 | 244 |
| --- | --- |
| 五味子汤 | 263 |
| 乌香末 | 350 |
| 天仙散 | 351 |
| 扎里奴思膏 | 354 |

## 五 画

| 古阿里失者里奴西膏 | 43 |
| --- | --- |
| 古阿里失突论只膏 | 82 |
| 甘松丸子 | 85 |
| 甘松拓药 | 127 |
| 必厘膏 | 129 |
| 必剌的儿马準 | 170 |
| 迭黑马而撒方 | 150 |
| 可剌夫失子丸 | 86 |
| 可八而皮膏 | 186 |
| 可思里牙马準 | 228 |
| 可木你马準 | 277 |
| 白蜜汤 | 187 |
| 白突鲁必的膏 | 253 |
| 正遂散 | 192 |
| 失必提溃药 | 201 |
| 失荅剌知丸 | 302 |
| 四制苍术丸 | 260 |

| | |
|---|---|
| 四倍丸 | 320 |
| 四效散 | 353 |
| 圣灵丹 | 317 |

## 六 画

| | |
|---|---|
| 达洼兀里卜黎提膏 | 46 |
| 吐风散 | 105 |
| 红豆止泻丸 | 133 |
| 列顽马竹尼 | 146 |
| 亦忒里肥膏 | 148 |
| 西撒里欲西膏 | 205 |
| 肉豆蔻膏 | 209 |
| 肉蔻丸 | 259 |
| 吉而的马拿消癍膏 | 238 |
| 安息香膏 | 247 |
| 安息香丸 | 339 |
| 导水丸 | 313 |
| 血竭定痛散 | 371 |

## 七 画

| | |
|---|---|
| 补里西古膏 | 41 |
| 阿夫忒蒙丸 | 245 |
| 阿夫忒蒙散 | 212 |

# 附一：方名索引

| 方名 | 页码 |
|---|---|
| 阿夫忒蒙煎 | 308 |
| 阿里公汤 | 72 |
| 阿里公丸 | 114 |
| 阿福体门汤 | 76 |
| 阿他纳昔牙大马準 | 100 |
| 阿他纳昔牙小马準 | 102 |
| 阿的鲁麻额木饼子 | 120 |
| 阿牙剌只法亦哈剌膏 | 157 |
| 阿傩失苍芦马竹尼 | 272 |
| 阿思吉夫膏子 | 310 |
| 助阳马準 | 66 |
| 助胃肥体方 | 279 |
| 陈皮膏子 | 81 |
| 沉香降气丸 | 88 |
| 沉香通滞散 | 372 |
| 沉麝香茸丸 | 280 |
| 没药玄胡散 | 122 |
| 沙刺必摩而的膏 | 126 |
| 补祖里马准 | 144 |
| 补气汤 | 292 |
| 补养真元丸 | 293 |
| 困都失丸 | 164 |
| 诃子马準 | 169 |
| 诃子散 | 342 |
| 苏醒漱口液 | 176 |

别的阿思苔儿丸 ………………………… 69

别的西苔儿膏 …………………………… 188

芥椒西刊古宾煎 ………………………… 194

辛香煎 …………………………………… 199

快膈饮子 ………………………………… 246

坠痰丸 …………………………………… 254

杜仲丸 …………………………………… 294

杏子蜜 …………………………………… 295

没药锭子 ………………………………… 309

苍术化浊丸 ……………………………… 322

驱虫马準 ………………………………… 345

## 八　画

玫瑰煎 …………………………………… 106

舍剌必汤 ………………………………… 110

舍剌必安只而羹 ………………………… 329

金精石丸 ………………………………… 165

金锁正元丹 ……………………………… 283

金锁丹 …………………………………… 299

金砂散 …………………………………… 356

金矾止痒散 ……………………………… 361

净胃润脏膏 ……………………………… 289

青露散 …………………………………… 358

炙芩调经丸 ·················· 368

## 九 画

| 祖鲁迷思乞马準 ·················· 53
| 祖法思膏 ·················· 250
| 珊琥马準 ·················· 73
| 胜红丸 ·················· 92
| 香椒散 ·················· 99
| 香黑子儿马準 ·················· 195
| 香菜膏 ·················· 217
| 茴香化滞煎 ·················· 107
| 茴香搽剂 ·················· 116
| 哈不里阿西膏 ·················· 132
| 哈必咱哈必丸 ·················· 167
| 哈必门汀丸 ·················· 178
| 哈必法而非荣丸 ·················· 180
| 哈必消肿丸 ·················· 219
| 哈里吉止痒散 ·················· 363
| 修合诸般贴药方 ·················· 160
| 咱刺顽的散 ·················· 206
| 祛风滴鼻散 ·················· 37
| 祛润散瘀膏 ·················· 264
| 祛润化浊方 ·················· 271
| 祛奄止痒散 ·················· 362

祛风散痰马準 ································ 376
绛宫汤 ········································ 233
神应丸 ········································ 284
草还丹 ········································ 298
除润止痛羹 ·································· 303
复春丹 ········································ 321
剌辛煎 ········································ 330
胡萝卜煎 ····································· 331
香蝎散 ········································ 334
香竭散 ········································ 352
香枣丸 ········································ 347
香椒散风汤 ·································· 365
追风散 ········································ 349
给力添精散 ·································· 369

十 画

秘痰丸 ········································ 38
通阻止痛马準 ······························· 64
通阻涤痰浆 ·································· 184
通治还少丹 ·································· 242
通滞健胃马竹尼 ···························· 287
通痹止痛酊 ·································· 307
健脑安神膏 ·································· 68
健胃长生马準 ······························· 305

| 柴姜丸 | 70 |
| 柴胡马準 | 77 |
| 高良姜丸 | 125 |
| 宰木里马竹尼 | 183 |
| 调理禀性马準 | 202 |
| 赶风丸 | 215 |
| 难花马準 | 226 |
| 难花膏 | 240 |
| 涤痰丸 | 255 |
| 敌痰丸 | 257 |
| 益荣丹 | 290 |
| 透骨止痛膏 | 314 |
| 起痿油 | 326 |
| 破棺丸 | 357 |

## 十一画

| 甜苔洼兀里迷西其膏 | 54 |
| 甜祖鲁迷思膏子 | 56 |
| 甜瓜子丸 | 319 |
| 黄善吉马準 | 78 |
| 唵鲁昔牙膏 | 159 |
| 菖蒲煎 | 197 |
| 梅子丸 | 262 |
| 清暑解热煎 | 269 |

| 添精润脏末药 | 276 |
| 掠髭鬓散 | 343 |
| 排脓散 | 359 |

## 十二画

| 荅洼兀里禄其撒尼而膏 | 45 |
| 疏风顺气膏子 | 59 |
| 疏风马準 | 63 |
| 疏风丸 | 210 |
| 疏风散气丸 | 211 |
| 疏风消肿散 | 366 |
| 搜风膏子 | 61 |
| 散寒行气汤 | 95 |
| 番打的浑膏子 | 117 |
| 椒辛镇痛马準 | 119 |
| 温胃助阳丸 | 134 |
| 温经止痛贴 | 304 |
| 寒秘膏 | 141 |
| 属伶章丸 | 221 |
| 紫白搽剂 | 223 |
| 荅洼兀里苦而苦迷撒尼而膏 | 225 |
| 琥珀散 | 232 |
| 锁精丸 | 241 |
| 散瘀除热膏 | 266 |

黑黎提提马竹尼 ················· 267
黑弩箭丸 ····················· 312
喝气丸 ······················ 336
善黄马準 ····················· 374

## 十三画

福禄你牙亦法而西马準 ············· 103
微列知马準 ··················· 147
胭椒通闭膏 ··················· 236
蓖麻子油 ····················· 324

## 十四画

熊胆滴鼻液 ··················· 163
蔓菁煎 ······················ 332
褐子丸 ······················ 379

## 十五画

僵蚕汤 ······················ 39
徹苔刺丸 ····················· 113
鹤顶丹 ······················ 138
撒忽苔里膏 ··················· 140
撒乞西你牙马準 ················ 230

## 十六画

橙香饼儿 …………………………………………… 97
磨积丸 ……………………………………………… 380

## 二十一画

麝香膏子 …………………………………………… 275

附二：

# 回药中药名对照表

## A

阿的黑儿……………………………………青香茅
阿的鲁麻额木饼子……在大救星方剂中的阿的鲁麻额木片剂
阿儿子………………………………………水龙骨
阿而的叶……………………………………月桂树叶
阿而麦你泥…………………………………赤石脂
阿肥西………………………………………欧龙牙草
阿夫忒蒙/阿福体门…………………………菟丝子
阿福散汀……………………………………苦艾
阿里浑/阿里公………………………………松蕈、伞菌
阿迷剌………………………………………余甘子
阿你松………………………………………洋茴香
阿撒龙/阿吉而哈而哈………………………细辛
阿失那………………………………………松萝
阿思忙攻……………………………………红宝石
安古当………………………………………阿魏
安咱卢提/安咱鲁的…………………………甘草味胶
安伯儿………………………………………龙涎香

## B

八里剌 …………………………………… 毛诃子
八西法亦只 ……………………………… 水龙骨
把的郎吉波也叶 ………………………… 欧蜜蜂花
必灵极可不黎 …………………………… 酸藤果
白八哈蛮/白八黑蛮 ……………………… 欧矢车菊
白哈里吉 ………………………………… 白藜芦
邦子 ……………………………………… 肉豆蔻子
必剌的儿 ………………………………… 槲如树实
别的阿思苔儿/黑则米阳/哈则米羊 ……… 膃肭脐
别的西苔儿 ……………………………… 海狸香
伯剌桑子 ………………………………… 接骨木子
伯里桑油 ………………………………… 接骨木油
伯思把你知/伯思把牙 …………………… 水龙骨
博剌 ……………………………………… 胡桐泪

## C

彻(彻)忒剌 ……………………………… 烟堇

## D

都卢拿只/都龙知 ………………………… 多榔菊

堵胡野 …………………………………………… 胡萝卜子

## F

法的刺撒里温 …………………………………… 岩芹、欧洲石芹
法而非荣/法刺夫荣 ……………………………………… 大戟脂
法里贾里蒙 ……………………………………… 野生胡椒薄荷
法体刺撒里荣 …………………………………………… 野芹菜籽
夫苔纳只 ………………………………………………… 藿香
福 ……………………………………………………… 茜草
福黎 ………… 茉莉花；是印度人的药，是必思苔大小的果实

## G

干里法 …………………………………………… 干的曼陀罗叶
干咱不苔 ………………………………………………… 干黄油
葛子马祖 …………………………………………………… 柽柳实
广成/广茂 …………………………………………… 广西莪术

## H

哈不里阿西 ……………………………………………… 香桃木实
哈而奴必纳八提 ……………………………… 奈伯特的稻子豆

哈即米羊……………………………………… 膃肭脐
哈马麻…………………………………………… 小豆蔻
哈沙……………………………………………… 麝香草
哈咱儿者伤/哈撒黑商 ………………………… 泻根
哈咱则…………………………………………… 鼠李
罕必里…………………………………………… 海金沙
黑哈里吉………………………………………… 铁筷子
黑黎提提………………………………………… 阿魏
黑马马…………………………………………… 小豆蔻
黑则米阳………………………………………… 膃肭脐
黑子儿…………………………………………… 黑种草
恨忒牙纳………………………………………… 欧龙胆
红八哈蛮/红八黑蛮 …………………………… 补血草
胡思牙突撒剌必 ………………………………… 欧白及
黄乞必里牙……………………………………… 硫磺

## J

吉而的马拿 …………………………………… 小豆蔻
吉里也儿麦你 ………………… 红玄武土,亚美尼亚的黏土
即剌……………………………………………… 孜然
加吉牙…………………………………… 阿拉伯树汁
齻………………………………………………… 硼砂

## K

| | |
|---|---|
| 可八而根的皮/可伯儿根 | 刺山柑根皮 |
| 可剌夫失子 | 芹菜子 |
| 可落牙 | 藏茴香 |
| 可马达而玉西 | 香科科 |
| 可蓝卜水 | 甘蓝子水 |
| 可失那水 | 香菜汁 |
| 可深 | 阿魏树 |
| 可述西子 | 菟丝子 |
| 可西剌 | 西黄芪胶 |
| 可昔尼汁 | 独活草汁 |
| 可则法而忒必 | 掌叶铁线蕨 |
| 苦把耽仁 | 苦杏仁 |
| 困都失/捆都石 | 菟葵、嚏根草 |

## L

| | |
|---|---|
| 剌则牙那 | 茴香 |
| 剌辛 | 木香 |
| 来哈尼 | 罗勒 |
| 灵矾 | 五灵脂和白矾 |

鲁法黑根的皮 …………………………… 曼陀罗叶根的皮
鲁不纳……………………………………………… 乳香

# M

麻思他其……………………………………… 洋乳香
马而藏哥失…………………………………… 山柳菊
马而马胡子…………………………………… 滨草
马哈木苔……………………………………… 巴豆
马黑徒迷泥…………………………………… 白石脂
马可夫儿……………………………………… 樟脑汁
马米撒末……………………………………… 丽春花末
马兀阿撒里水………………………………… 蜂蜜水
买与咱只……………………………………… 马先
麦儿桑过失…………………………………… 山柳菊
米阿…………………………………………… 苏合香
蜜煎必剌的儿………………………………… 蜜煎榅桲树实
谟……………………………………………… 没药
摩尔的叶……………………………………… 香桃木叶
木黑里………………………………………… 安息香
木实子………………………………………… 麝香
木瓦…………………………………………… 乳香

## N

那合豆子 ……………………………………… 鹰嘴豆

纳忒龙 ……………………………………… 硝石

纳体笼 ……………………………………… 梧桐泪

难花 ………………………………………… 阿育魏实

牛柑子 ……………………………………… 余甘子

## S

撒阿因 ……………………………………… 阿拉伯胶

撒荅卜叶儿 ………………………………… 芸香叶

撒荅不 ……………………………………… 芸香

撒的知 ……………………………………… 枇杷叶

撒儿那八忒 ………………………………… 郁金

撒儿弯 …………………………………… 圆根马兜铃

撒法郎 ……………………………………… 西红花

撒黑木尼牙/撒吉木尼牙 …………………… 牵牛子

撒忽荅里 …………………………………… 芦荟

撒吉木你牙 ………………………………… 牵牛子

撒里乞水 …………………………………… 醋汁

撒那亦麦乞/撒纳亦马其 …………………… 番泻叶

| | |
|---|---|
| 撒荅 | 芸香 |
| 撒荅卜子 | 芸香子 |
| 赛的油 | 橄榄油 |
| 三额阿剌必 | 阿拉伯胶 |
| 桑吉木实乞 | 麝香 |
| 扫兀邻张/属令张/属兰章 | 秋水仙 |
| 沙哈木罕荅里/沙黑迷罕咱里 | 药西瓜油、野葫芦油 |
| 沙黑未烈知 | 大黄枝子 |
| 沙他剌只/沙亦他剌只/失荅那知/失他剌知 | 血根草 |
| 少尼子 | 黑种草子 |
| 失必提 | 莳萝 |
| 石黑 | 苦艾 |
| 书黎 | 释迦果、番荔枝 |
| 速枯 | 茵陈 |

速其 …… 是一种富含单宁酸的药物,它是收敛剂,止呕吐,原产于中国,是从庵摩勒中提取出来的

| | |
|---|---|
| 酸林檎 | 酸苹果 |
| 琐珊根 | 马蔺根 |
| 所烈子 | 秋水仙 |

## T

| | |
|---|---|
| 他福西牙 | 野芸香胶 |

他剌席西 …………………………………… 锁阳
苔儿木思面 ………………………………… 羽扁豆面
台里红 ……………………………………… 茵陈
棠球 ………………………………………… 山楂
讨必里 ……………………………………… 香料、作料(待考)
突鲁必的/突鲁迷昔 ………………………… 盒果藤根皮
秃鲁沙子 …………………………………… 酸石榴

# W

瓦丹 ………………………………………… 地椒
瓦黑失失 …………………………………… 苦艾
微列知 ……………………………………… 大黄
温速黎 ……………………………………… 胡葱
乌速突忽都西 ……………………………… 薰衣草
兀的八剌珊 ………………………………… 没药枝
兀沙吉 ……………………………………… 阿摩尼亚脂
兀失难 ……………………………………… 松萝

# X

西攀当 ……………………………………… 独行菜子

西撒的雨思/西撒里欲西 ………………………… 香菜
溪夫苔那知…………………………………… 薄荷金草
新摩而的叶…………………………………… 桃金娘叶

# Y

牙西珉油……………………………………… 丁香油
也儿麦你石 ………………………… 天青石(亚美尼亚石头)
以其黎黎……………………………………… 野苣蓿子
亦即黑而……………………………………… 青香茅
亦思秃忽都思………………………………… 薰衣草
亦乞里鲁木鲁枯……………………………… 香草木樨

# Z

咱儿那八的…………………………………… 郁金
咱法兰………………………………………… 西红花
咱刺顽的/齐刺弯/咱刺弯 …………………… 马兜铃
咱刺顽的圆者………………………………… 圆根马兜铃
扎兀失儿……………………………………… 格蓬酯
札而挈卜……………………………………… 紫衫
长咱刺顽的…………………………………… 长根马兜铃

折不牙刺 …………………………………… 欧烟堇
真体牙那 …………………………………… 欧龙胆
祖法 ………………………………………… 神香草

## 参考文献

[1] 靳萱,高如宏,乔建荣,杨森.浅析《回回药方》所载方剂的剂型分类及特点[J].辽宁中医杂志,2011(9):1861-1863.

[2] 张丽.李珣《海药本草》与伊斯兰文化对中医药学影响[J].实用中医内科杂志,2013,(14):5-6.

[3] 陈冬梅,王锋.回族医药典籍文献的整理研究与应用价值初探[J].图书馆理论与实践,2013(9):94-98.

[4] 周俭.《饮膳正要》的学术特点与贡献[J].河南中医学院学报,2007(2):77-78.

[5] 罗志平.秦汉时期古方剂量考证[J].国医论坛,1999(2):38-41.

[6] 周忠眉.中医方剂数据挖掘模式和算法研究[D].浙江大学博硕士学位论文,2006.

[7] 陈颖.古方剂量规范处理和分析方法研究[D].成都中医药大学,硕士学位论文,2006.

[8] 黄英杰.《伤寒论》用药剂量及其相关问题的研究[D].北京中医药大学,博士学位论文,2007.

[9] 国家计量总局.中国古代度量衡图集[M].北京:文物出版社,1981.

[10] 许国振.古今中药剂量换算的考证[J].中医文献杂志,2010(2):23-24.

[11] 许红峰,贾芸,徐慧.论《方剂学》剂量换算的统一性[J].广州中医药大学学报,2011(1):91-93.

[12] 古求知,柳长华.古方今用剂量问题探索[J].辽宁中医药

大学学报,2011(9):111-112.

[13] 程先宽,范吉平.古方医药之量变[J].中医杂志,2011(5):370-373.

[14] 宋佳.经方50味药物在明代13位医家中的用量规律研究[D].北京中药大学硕士学位论文,2011.

[15] 畅达,郭广义.《伤寒论》药物中非衡器计量的初探[J].中成药研究,1985(8):4.

[16] 程先宽.《伤寒杂病论》方剂剂量折算标准研究[D].北京:中医药大学,2006.

[17] 单于德.回族医学简史[M].银川:宁夏人民出版社,2005.

[18] 宋岘.回回药方考释[M].北京:中华书局,2000.

[19] 佚名.回回药方[M].北京:学苑出版社,1998.

[20] 李珣.海药本草[M].北京:人民卫生出版社,1997.

[21] 单于德.回族医学奥义[M].银川:宁夏人民出版社,2005.

[22] 国家中医药管理局《中华本草》编委会.维吾尔药卷[M].上海:上海科学技术出版社,2005.

[23] 杨丽娟,何婷,高如宏.回药少尼子的本草考证[J].西部中医药,2016,29(10):86-89.

[24] 杨丽娟,何婷,火明才,等.《回回药方》中茴香的本草考证[J].中华中医药,2017,32(3):3213-3216.

[25] 何婷,杨丽娟,杨森,等.回药乳香的本草考证[J].时珍国医国药,2016,1(27):167-168.

[26] 何婷,杨丽娟,徐静,等.回药阿魏的本草考证[J].中华中医药杂志,2017,32(3):25-28.